小儿推拿流派学术技能传承丛书

# 图解津沽小儿推拿

总 主 编　王金贵

副总主编　王立新　李华南

主　编　李华南　董　桦

中国健康传媒集团

中国医药科技出版社

## 内 容 提 要

　　本书是一本介绍津沽小儿推拿之长的专著，系统梳理了流派的发展脉络，全面展示了流派的理论特色，详尽介绍了流派的常用穴位及手法，清晰呈现了流派对小儿常见疾病的治疗。本书突出理论性，重视实用性，对小儿推拿的推广与应用有积极作用，可供中医儿科临床工作者、中医爱好者以及小儿父母参考使用。

**图书在版编目（CIP）数据**

　　图解津沽小儿推拿 / 李华南，董桦主编 . —北京：中国医药科技出版社，2022.3
（小儿推拿流派学术技能传承丛书）
　　ISBN 978-7-5214-2736-3

　　Ⅰ . ①图…　Ⅱ . ①李…②董…　Ⅲ . ①小儿疾病—推拿—图解　Ⅳ . ① R244.15-64

　　中国版本图书馆 CIP 数据核字（2021）第 207741 号

本书视频音像电子出版物专用书号：

ISBN 978-7-88728-278-1

美术编辑　陈君杞
版式设计　也　在

出版　**中国健康传媒集团** | 中国医药科技出版社
地址　北京市海淀区文慧园北路甲 22 号
邮编　100082
电话　发行：010-62227427　邮购：010-62236938
网址　www.cmstp.com
规格　710×1000mm $\frac{1}{16}$
印张　18 $\frac{1}{2}$
字数　322 千字
版次　2022 年 3 月第 1 版
印次　2022 年 3 月第 1 次印刷
印刷　三河市万龙印装有限公司
经销　全国各地新华书店
书号　ISBN 978-7-5214-2736-3
定价　69.00 元

获取新书信息、投稿、为图书纠错，请扫码联系我们。

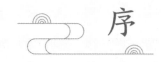

# 序

学术流派是中医学的突出特征之一，它的存在伴随着中医药数千年漫长的发展历史。在这期间涌现出了扁鹊、张仲景、孙思邈等一大批著名医家。他们在学术上各领风骚、独树一帜，形成了不同的学术流派。而中医学术流派的形成与发展、争鸣与渗透，促进了中医药学术传承发展、临床疗效稳步提高、理论体系不断完善，是中医药学术特色的重要体现形式。

小儿推拿作为中医药发展的重要分支，是在不断的医疗实践中发展起来的。其历史源远流长，在我国现存最早的医方著作《五十二病方》中便有用钱匕治疗小儿疾病的记载。至魏晋隋唐时期更出现了不少小儿推拿方面的记载，《备急千金要方》记载："小儿虽无病，早起常以膏摩囟上及手足心……治小儿腹热，除热……膏成，以摩心下。"《外台秘要》记载："小儿夜啼至明不安寐……亦以摩儿头及脊验。"明清时期，小儿推拿发展迅速，涌现出了一批小儿推拿名家。明代万全所著《幼科发挥》中记载："一小儿得真搐，予曰不治。彼家请一推拿法者掐之。"而同期出现的《小儿按摩经》更是标志着小儿推拿已趋成熟，开始独立发展。

中华人民共和国成立后，小儿推拿进入了一个全面发展的新时期，全国涌现了多个具有自身特色和风格的小儿推拿流派与学术团体，并据此形成了独特的理论、技艺和方法。近年来，在国家相关部门的重视下，儿童健康被纳入国家发展战略。

2019 年 10 月，全国中医药大会召开，《中共中央国务院关于促进中医药传承创新发展的意见》提出，要传承创新发展中医药，坚持中西医并重，打造中医药和西医药相互补充、协调发展的中国特色卫生健康发展模式。这为中医药的传承创新发展提供了遵循，小儿推拿流派的传承也必将迎来更大的发展。

在世界中医药学会联合会小儿推拿专业委员会、中国健康传媒集团中国医药科技出版社和天津中医药大学第一附属医院的大力支持下，我们组织国内知名小儿推拿流派编写了本套丛书，系统梳理了全国小儿推拿发展进程中的主链与脉络，理清了不同流派发展、演变、完善的轨迹。首批丛书甄选全国具有代表性的、传承三代以上的小儿推拿流派，包括孙重三小儿推拿、三字经派小儿推拿、湘西刘氏小儿推拿、天津津沽小儿推拿。未来，还会根据小儿推拿发展需要，继续拓展本套丛书的广度，纳入更多的流派。

本套丛书理论性、实用性、指导性都很强，语言通俗，图文并茂，并配有操作视频，适合基层医务人员和小儿推拿爱好者学习使用。希望这套丛书能够进一步推动小儿推拿百花齐放、百家争鸣的大好局面，为小儿推拿的繁荣发展作出贡献。同时，希望小儿推拿这一中医瑰宝"飞入寻常百姓家"，更好地为少年儿童的健康保驾护航，为健康中国建设做出贡献。

总主编　王金贵

2021 年 7 月

推拿，又称按摩，古称按跷、案杌。《素问·异法方宜论篇》曾记载："中央者，其地平以湿，天地所以生万物也众，其民食杂而不劳，故其病多痿厥寒热，其治宜导引按跷。"《圣济总录》言："可按可摩，时兼而用，通谓之按摩。"推拿的记载亘古至今，最早可以追溯到远古时期，作为人类医学的起源学科，推拿在维护人类身体健康、预防与治疗疾病方面起到了至关重要的作用。

小儿推拿学作为中医推拿学科的重要组成部分，随着中医儿科学理论体系的建立和推拿临床的广泛应用而逐步形成。小儿推拿学具有自身系统的理论体系和临床宝贵经验，是千百年来我国历代医家在长期临床实践中不断积累和总结的结果，为我国儿童的健康以及中华民族的繁衍昌盛做出了不可磨灭的贡献。

形成于天津地区的津沽小儿推拿流派，是国内颇具影响力的流派之一。天津简称津，意为天子渡过的地方，别名津沽、沽上，历来是中国北方经济、文化、医学等汇聚与交流的中心，特别是近代，作为中国北方开放的前沿和近代中国洋务运动的基地，吸引了大批社会各界精英人才。津沽小儿推拿疗法是植根于津沽，在中医理论指导下，以传统小儿推拿为基础，在发展过程中秉承了津沽前人小儿推拿经验，又融入了当地皮部推按、古法腹部按摩等技艺，吸纳民间简便验效方法所形成的小儿推拿特色流派。

津沽小儿推拿流派具有明确的发展脉络。创始人石汉卿是河南开封享有盛名的推拿大师，其自幼习武，跟随少林大师学习正骨推拿手法，精通"点穴""少林内功"等手法，同时，石老还常以推拿手法治疗小儿疾患，世人赞其"普渡慈航同拯苦海，杨枝甘露洒遍人间"。后世胡秀章先生（天津市中医药大学第一附属医院推拿科第一任科主任）拜师石汉卿门下，除学习伤科、脏腑推拿外，还获石老传授小儿推拿之法。后人隋卓琴、胡佩英等师从于胡老学习小儿推拿，王金贵等不但传承了前人衣钵，还吸收、借鉴了民间特色疗法，进一步提升了津沽小儿推拿的内涵与水平，形成了完整的代代薪传、各有发挥、至今已传承五代的经典流派。

津沽小儿推拿流派具有独特的学术理论体系，包括固护中州、腹部推拿，纲举目张、核心用穴，化繁为简、皮部推按等，其中，尤善用小儿腹部推拿。《婴童百问》云："夫哺露者，因乳哺不调，伤于脾胃，致令脾胃虚弱，渐不能食，血气减损，肌肉不荣。"津沽小儿推拿流派预防和治疗疾病的重点在于固护中州，即调理脾胃。同时，津沽小儿推拿流派遵循古训，在中医八纲、八法的总领下，将传统小儿推拿的近百个穴位化繁为简成常用的几十个穴位，并归纳为调脏、汗法、下法、温法、清法、和法、消法、补法几类常用穴，使这些核心特定穴拥有了类似方药中"君药"的作用，临证时只要辨证准确，选用若干恰当的核心特定穴，即可起到立竿见影的效果。津沽小儿推拿流派还善用皮部推按，《黄帝素问直解·皮部论》云："腑脏之气，亦通于皮，亦有分部，其腑脏之气，不与于皮，而生大病矣。"津沽小儿推拿流派用推按手法沿着十二皮部的循行区域进行刺激，通过复杂的经络网联系病变脏腑，从而利用外治手法达到皮部与相应脏腑间的呼应，调节病变脏腑，改善相应脏腑功能。

《图解津沽小儿推拿》是一部集津沽小儿推拿之长的专著，突出理论性，重视实用性。本书系统梳理了流派的发展脉络，全面展示了流派的理论特色，详尽介绍了流派的常用穴位及手法，清晰呈现了流派的常见病治疗手段。它的付梓印刷，将对小儿推拿的推广与应用、提高临床疗效发挥积极作用。

《周易·系辞上传》云:"乾以易知,坤以简能。易则易知,简则易从。易简而天下之理得矣。"本书凝聚了几代津沽小儿推拿流派传承人的心血,也希望借此书帮助更多的小儿推拿从业者及爱好者更好地了解与掌握小儿推拿。由于我们水平有限,纰漏之处在所难免,恳请广大读者朋友予以指正,万分感谢。

最后,感谢中国医药科技出版社的大力支持,感谢全体编者所付出的辛勤努力。

编　者
2021 年 7 月

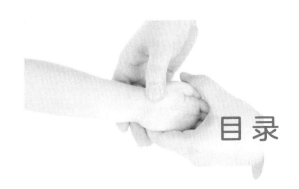

# 目录

## 特色技法篇

**28** | 第四章
流派技能特色

**30** | 第五章
流派手法

# 42 | 第六章
## 流派用穴

临床应用篇

110 | 第七章
常见病症推拿

266 | 第八章
常用保健推拿

275 | **附录**

# 基础知识篇

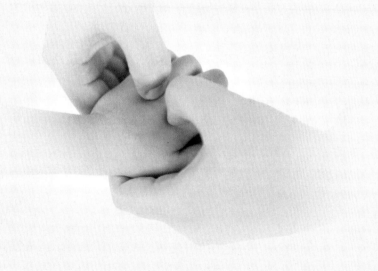

## 第一章　流派概述

小儿推拿作为中医学的特色疗法之一，在小儿防病保健方面发挥了巨大的作用。它区别于成人推拿，拥有一套独立、完整的理论、方法体系，是以中医理论为基础，采用不同的推拿手法作用于小儿特定体表区域，从而调节脏腑功能，达到防病治病目的的学科。小儿推拿的出现是伴随着推拿的出现而逐渐发展起来的。起初小儿推拿依附于整体推拿的发展，《诸病源候论》《备急千金要方》等经典著作中都不乏小儿推拿方面的内容，但并没有整体脱离成人推拿领域的范畴。至明隆庆五年，罢黜"按摩科"以后，推拿疗法从太医院转入民间，这一时期小儿推拿有了迅速的发展，出现了大量的专著，形成了独特的治疗体系。比较有代表性的是龚廷贤、杨继洲、姚国桢等明清大医家通过亲自操作、实践体验、总结撰述，编写了大量小儿推拿专著，这为小儿推拿学的发展奠定了坚实的基础。许多专著更是直接以"小儿推拿"冠名，其中最早以"小儿推拿"一词冠名的书籍当属《小儿推拿方脉活婴秘旨全书》，此书成书于明万历三十二年。自此，小儿推拿作为运用手法治疗儿科疾病的正式称谓，得到了广泛的认可，并迅速流传开来。

小儿推拿疗法操作简单，无副作用，无痛苦，适应证广，疗效确切，患儿易于接受，因此在中医临床中应用广泛。小儿推拿在其漫长的发生发展过程中形成了众多的理论、穴位和手法，但均离不开传统中医脏腑、八纲等辨证与手法配伍及特定穴相结合的方式，其理论渊源正如清代吴师机《理瀹骈文》中的一句经典名言所说，即："外治之理，即内治之理，外治之药，亦即内治之药，所异者法耳。"小儿推拿犹如中药处方配伍一样，通过"取类比象"的思维将特定穴术式都赋予"药之气味"，然后根据脏腑、八纲辨证配伍形成"用推即是用药"的"特定穴术式处方"。因此，小儿推拿发展离不开中医理论的指导，更不能脱离中医的脏腑辨证、八纲辨证等辨证观，脱离了这些中医理论的指导，便不能称为小儿推拿了。

小儿推拿流派是指因不同的师承而形成的以独特的研究旨趣、技艺、方法为基础的不同学术派别。小儿推拿流传于民间过程中，受到地域、人文特色等影响，形成了许多流派。津沽小儿推拿流派根植于津沽地区，吸纳了津沽民间的一些有效的特色手法，形成了完整的理论方法体系，并具有鲜明的津沽地方特色，因而称之为津沽小儿推拿流派。

# 第一节　流派传承

　　津沽小儿推拿流派植根于津沽地区，是在中医理论的指导下，以传统小儿特定穴推拿为基础，在发展过程中秉承前人经验，又融入了当地古法腹部按摩技艺，吸纳了民间简便验效方法所形成的小儿推拿特色流派。在历经五代人的共同努力下，该流派继承创新，形成了独具特色的核心特定穴、腹部推拿、皮部推按等理论方法，并应用于小儿疾病治疗中。

　　津沽小儿推拿流派作为地方流派，其形成发展仅百余年，但却形成了明确的发展脉络和独具特色的学术理论体系。津沽小儿推拿流派作为一个开放、包容的学术流派，其不仅有腹部推拿、皮部推按等津沽特色手法，还汲取了现代科研成果以及其他流派优势，以逐步丰富自身理论方法体系。这种模式使津沽小儿推拿流派的理论根基愈发牢固，促进了流派的人才梯队不断壮大，临床疗效稳步提升。截至目前，津沽小儿推拿流派已发展至第五代。

## 一、集众之长

　　石汉卿（生卒年不详），河南开封人，是当地享有盛名的推拿大师。其自幼习武，跟随少林大师学习正骨推拿手法。在伤科疾病治疗中，石老强调筋骨并重、内外兼治、动静互补，以经络、穴道、脏腑、部位为辨伤依据，以"少林寺秘传内外损伤方""点穴疗法""正骨"等为独特手法，并配合药物的外敷或内服，疗效卓著。同时，石老还深谙少林内功，指力深透，常以推拿手法治疗小儿疾患。其特别注重以意引气、以气导力，以持久、有力、均匀、柔和、渗透的功法调动患儿机体自身的修复功能，激发患儿的自愈能力，使得患儿能够在轻松舒适的状态下恢复身体状态。后世津沽小儿推拿流派传承，尤重视习练易筋经、少林内功，既练就了医者的功力，又借助医生正气驱导患儿邪气外出。此为津沽小儿推拿流派之源起。

## 二、汇聚贯通

　　胡秀章（1914—1984年），天津人，著名推拿专家。胡秀章先生先后师从推拿大家石汉卿和安纯如，以"手法微妙，着手成春"享誉京津。学艺期间，除学习伤科、脏腑推拿外，还获石汉卿老先生传授小儿推拿之法，并潜心钻研历代小儿推拿论著，撷取众家之长，形成了自己别具一格的手法和学术思想。

除了传承石汉卿的内功推拿疗法治疗小儿疾患外，胡老还特别强调小儿腹部推拿的应用。他认为脾为人体后天之本，气血生化之源，主运化水谷精微，小儿生长发育迅速，对营养物质的需求也较成人更多，小儿脏腑娇嫩，脾常不足，脾胃运化功能尚未健全，易为各种原因所伤。如小儿冷暖不知自调，饮食不知自节，常因失于调护，触冒寒凉或饮食不当，过食生冷而折损阳气，令脾胃受伤；若小儿先天禀赋不足，脾胃虚寒，则脾胃功能亦较正常小儿减弱。无论外感、饮食损伤脾胃还是素体脾胃虚寒，皆会导致脾胃功能减退，纳运失司而百病丛生，因此，胡老强调小儿尤要"固护中州，保护后天脾胃"。在传统小儿推拿基础上，他往往以深沉渗透的层按法、均匀柔和的摩法等腹部推拿手法防治消化系统疾病，恰如《理瀹骈文》提出："后天之本在脾，调中者摩腹。"清代《厘正按摩要术》也提出："急摩为泻，缓摩为补……摩腹，用掌心，团摩满腹上，治伤乳食。"这些均表明了小儿腹部推拿操作的有效性与必要性。

1938 年，胡老回津业医，运用推拿手法治疗脏腑病及小儿病，以"手法微妙，着手成春"在津沽一带享有盛名，深受医家、患者推崇。胡老自 1958 年参加天津中医学院工作，曾任天津市中医学会理事、天津市政协委员、天津中医学院副教授、按摩教研室主任、天津中医学院第一附属医院推拿科主任等职，除了编写《推拿学讲义》《腹部推拿学简编》等专著，还发表了多篇小儿推拿学术论文，组织编写了天津市第一部《小儿推拿》培训教材。胡老一生勤奋，而且积极培养推拿学的后继人才，亲传弟子百余人，遍及全国各地。

## 三、中流砥柱

隋卓琴（1936—2016 年），天津人，作为津沽小儿推拿流派第三代传承人，师从胡秀章老先生。隋老不但传承了胡老的小儿推拿衣钵，还进一步提升了津沽小儿推拿的内涵与水平。在小儿推拿临床中，她操作手法规范，每一术式都谨遵前人要领，特别是在小儿腹部推拿操作时，传统的一个摩法在她手下就变得不再简单，"不宜急，不宜缓，不宜轻，不宜重，以中和之意施之"是她对古人教诲的深刻理解。

隋老还注意与现代解剖结合，如在治疗小儿感冒时，她往往会在按揉小儿天突、膻中等穴基础上，加用推法施术于胸骨后的胸腺，以提高小儿免疫功能。同时，在治疗脑瘫患儿时，她也会在后背脊柱上施用叩法以促进脑发育不良患儿的神经支配。隋老在继承胡老小儿推拿精髓的同时又进一步丰富了其理论基础，为津沽小儿推拿流派的形成奠定了坚实的基础。

## 四、厚积薄发

王金贵（1965—），天津人，作为津沽小儿推拿流派第四代传承人，师承隋卓琴先生。王金贵教授在前人基础上，系统梳理与完善了津沽小儿推拿流派的传承脉络，同时凝练了流派理论体系与特色手法，让津沽小儿推拿流派得以完整呈现在世人面前，为流派的形成呕心沥血，功高居伟。

王金贵教授追随隋老系统收集整理了民间小儿推拿手法，同时借助现代科学技术平台，将各流派名家相关临床经验纳入数据库，采用关联规则、复杂系统熵聚类等方法进行挖掘分析，总结用穴规律，提出"核心特定穴"概念，形成指导临床医师的简化"推拿经方"，以减少不必要的手法操作，实现靶向明确、精准治疗。

同时，王金贵教授效法夏禹铸《推拿代药赋》"用推即是用药"的观点，形成了津沽小儿推拿流派独特的术式配伍理论。其将津沽小儿推拿核心特定穴以八纲、八法为总领，将核心特定穴分为调脏、汗法、下法、温法、清法、和法、消法、补法八类常用穴，是流派的独特观点。在治疗中，通过对患儿疾病进行辨证分型，准确判断治则治法，法方剂之君臣佐使，选择穴位处方配伍，发挥了津沽小儿推拿辨证准、选穴精、起效快的治疗优势，在临床中多能及时减轻小儿的病痛。

另外，王金贵教授还溯源名家手稿和经典藏书，从原始古医籍中逐步梳理出十二皮部与小儿推拿的相关性，并将两者核心思想匹配融合，结合多年临床经验，最终形成了皮部推按疗法，进一步丰富了小儿推拿的理论方法体系。

正是由于他对小儿推拿的不懈挖掘、整理与理论创新，以及他带领津沽小儿推拿团队近年取得的优异成绩，王金贵教授被遴选为全国中医药行业高等教育"十二五""十三五"规划教材《小儿推拿学》主编，组织全国小儿推拿专家开展小儿推拿教材编写工作。同时，他还执笔了原国家卫计委组织的全国妇幼医疗机构中医药适宜技术——小儿推拿技术的编写，并作为主讲专家进行巡回学术讲座，进一步提升并扩大了小儿推拿的社会影响力。

## 五、继承创新

津沽小儿推拿流派发展到以李华南、董桦、李桂华、赵娜等为主体的第五代，不但传承了前人的理论与实践，更提出了儿科病证"急则遣方用药，缓则小儿推拿"等系列诊疗方法,强调辨证求因,注重病因病机的分析,诊断多以脉诊和望诊相结合,治疗多以手法与方药相结合,整体审查,顺小儿禀性而治。

同时,他们还深入开展了小儿推拿理论及应用的研究。在王金贵院长带领下,他们获得了全国首个小儿推拿领域国家自然基金项目,初步探究了推拿特定穴对泄泻患儿胃肠动力特异性的效应机制,具有重要的学术价值和可观的应用前景。他们还运用关联规则和复杂系统熵聚类算法对小儿常见疾病推拿核心特定穴进行挖掘分析,将各流派相同疾病相关推拿处方纳入数据库,总结小儿常见疾病的常用穴应用规律,筛选小儿推拿核心特定穴,为临床治疗及预防小儿疾病提供优选的标准化治疗方案。津沽小儿推拿流派传承人正用实际行动践行着新时期中医药"传承精华,守正创新"的精神。

## 第二节　流派学术特色

相较国内有影响力的小儿推拿流派如山东地区的三字经小儿推拿流派、张汉臣小儿推拿流派和孙重三小儿推拿流派,北京地区的小儿捏脊流派和湖南地区的刘开运湘西小儿推拿流派,津沽地区的津沽小儿推拿流派经薪火相传,继承创新,不断完善,形成了有别于其他流派的津沽小儿推拿学术特色。

### 一、固护中州,腹部推拿

津沽小儿推拿流派认为小儿疾病的预防和治疗重点在于固护中州,即调理脾胃。"脾胃无伤,则根本常固矣。"腹部推拿是津沽脏腑推拿中的一大特色手法,起初应用于成人的功能性内科病治疗,由推拿名家胡秀章老先生传承安纯如思想理论将其应用于小儿疾病的治疗中,后又经王金贵教授进一步系统整理、改良,使其在临床中得到更广泛的应用。小儿腹部推拿的手法主要包括层按法、运腹法、摩腹法、旋揉法等,与成人手法相近,通过改良后又有小儿推拿自身的特点。其主要施术于腹部冲脉、任脉穴位以及胸腹部其他重要穴位等。脾胃是腹部推拿施术的主要脏腑,通过有规律的手法机械力直接刺激"有形之脏",充分调动胃肠动力,还可根据不同补泻手法和穴位处方,联动不同经脉,形成"功能网络",从而干预"无形之脏",将有形和无形整合,从而调节脾胃功能,促进气血精微物质生成、输布。腹部推拿不仅可以通过调理脏腑经络治疗小儿功能性疾病,也可以配合方药,促进药物成分吸收和转运至病灶,可谓"脾胃健运则药自救,脾胃既衰,不能运转药性以施变化"。

小儿的生理特点决定了其推拿的侧重点有别于成人。《灵枢》曰："脾胃者，仓廪之官，五味出焉。"《婴童百问》云："夫哺露者，因乳哺不调，伤于脾胃，致令脾胃虚弱，渐不能食，血气减损，肌肉不荣。"另外，小儿脏腑娇嫩，脾胃虚弱，医者若误用攻伐寒凉之法则易伤损脾阳，过用温燥之法则又耗伤胃阴，为疾病产生之根源，故《医权初编》云："治病当以脾胃为先。"《类经》云："治五脏以调脾胃。"小儿"脾常不足"，在众多医家的诊治思路中均占有重要的地位，因此固护中州的理念也在世代相传中，逐渐成为津沽小儿推拿的核心思想。

## 二、纲举目张，核心用穴

"脏腑柔弱，易虚易实，易寒易热"是小儿发病的特点。小儿易于感邪，容易发病，并且一旦发病，其病情转化又十分迅速，变化多端。若手法杂而不精，穴位繁而不专，往往不能直达病所，无法快速缓解小儿的病痛，且穴位选取过多、操作时间过长，往往还会使患儿情绪烦躁，不配合治疗，达不到预期的效果。津沽小儿推拿在临床治疗中不提倡复杂的大处方和长时间的治疗模式，而是针对小儿的发病特点，同时在明代周于蕃所著的《小儿推拿秘诀》基础上，通过对古代医学文献的追溯和挖掘，结合津沽小儿推拿几代传承人的临床经验，经过临床验证及现代统计方法分析后，最终科学地归纳出了一套临床常用、起效迅速、针对性强，并极具津沽特色的核心特定穴体系。

此外，津沽小儿推拿从临床实际出发，提出了极具实用性的"以八纲辨证为纲，以八法为治则"的学术思想。清代夏禹铸在其所著的《幼科铁镜》中提到："用推即是用药，不明何可乱推……病知表里虚实，推令重症能生；不谙推拿揉掐，乱用便添一死。"其明确指出了运用小儿推拿前要明确辨明疾病的八纲性质，不可胡乱施术。津沽小儿推拿遵循古训，将八纲辨证作为基本诊断纲领，并要求第一时间明确小儿疾病的病性、病位、病势等关键要素，从而指导小儿推拿的手法治疗。同时在治疗方面，津沽小儿推拿又以"八法"为核心治则，系统地将传统小儿推拿中的各种常用操作进行了总结归纳，分为调脏、汗、下、和、温、清、消、补八大类核心操作手法。针对疾病性质，选取相应的操作，在临床应用中十分便捷、准确。

## 三、化繁为简，皮部推按

皮部推按是津沽小儿推拿的另一大特色。皮部理论应用于成年人，主要是通过脏腑与经络之间的联系，来反应体内的脏腑病变。《黄帝素问直解·皮部论》

中指出："腑脏之气，亦通于皮，亦有分部，其腑脏之气，不与于皮，而生大病矣。"即人体是一个有机整体，身体各个部分之间串联形成一个关系链，当脏腑出现功能障碍时，也会在体表皮部表现出相应变化。津沽小儿推拿将皮部理论的作用进行了延伸，并不拘泥于将成年人的皮部视为脏腑病变的信号，而是侧重于十二皮部在治疗中的经络效应。同时，津沽小儿推拿认为小儿的十二皮部效同于成人的十二经脉的作用，通过经络辨证，归纳患儿临床表现所属经脉，以皮部推按治之。

　　津沽小儿推拿经过数十年经验总结和溯源归纳，利用推按手法沿着十二皮部的循行区域进行刺激，通过复杂的经络网联系病变脏腑，从而利用外治手法达到皮部与相应脏腑间的呼应，调节病变脏腑，精准治疗，最终改善相应脏腑功能。同时，皮部具有抵御外邪之效。皮部位于人体最为表浅的部位，可与外界直接接触，是保护人体、抵抗外邪的第一道屏障。《黄帝素问直解·皮部论》中指出："百病之生，先于皮毛。"当皮部的屏障功能失常，病邪就会通过皮部直接进入经脉，侵袭脏腑，引发疾病，而推拿手法刺激皮部，"自外而达内"，使机体产生一系列变化。皮部又是十二经脉之气散布的部位，与机体内脏腑一一对应。因此，津沽小儿推拿将皮部这一特殊系统与推拿手法相融会，并根据经络辨证，在十二皮部的循行路线上进行推按，整体调节小儿脏腑功能，从而提升皮部卫外、屏障能力，起到养生保健和未病先防的作用。

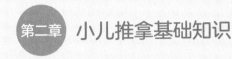
# 第二章　小儿推拿基础知识

　　小儿从出生到成年处于不断生长发育的过程中，无论形体结构、生理功能、病因病理、疾病演变都与成人有较大差别。而且，对于津沽小儿推拿来讲，小儿这些特征与辨证论治的准确性息息相关，正确掌握它们对于指导儿童保健与疾病防治具有重要意义。

## 第一节　小儿生理及病理特点

　　小儿与成人在形态学上有着较大的差别，因为小儿始终处在一个连续的动态生长发育过程中，直至成年形态结构才相对稳定，这是小儿特有的生理现象，是一个交织着量变和质变的复杂过程，并遵循着一定的规律。

### 一、小儿生理特点

#### （一）脏腑娇嫩，形气未充

　　脏腑，为五脏六腑；娇嫩，即娇气嫩弱，指小儿发育不成熟、不完善；形指形体结构，如四肢百骸、肌肉骨骼、精血津液等；气指各种生理功能活动，如肺气、脾气、肾气等；充指充实、旺盛、完善。脏腑娇嫩、形气未充是指小儿处于生长发育过程中，机体各个系统及器官均未发育完善，身体机能尚不成熟。

　　历代医家对小儿生理特点有较多的论述，如《灵枢·逆顺肥瘦》言："婴儿者，其肉脆，血少气弱。"《诸病源候论·养小儿候》言："小儿脏腑之气软弱，易虚易实。"《小儿药证直诀·变蒸》言："五脏六腑，成而未全……气乃全而未壮也。"《婴童百问》言："小儿一周之内，皮毛肌肉、筋骨脑髓、五脏六腑、荣卫血气皆未坚固。"《万氏家藏育婴秘诀·幼科发微赋》言："小儿血气未充……肠胃脆薄……神气怯弱。"这些论述充分阐明了小儿赖以生存的物质基础虽已形成，但五脏六腑尚未发育完善，身体的生理机能还未健全的特点。

　　小儿五脏六腑的形和气皆不充足，其中以肺、脾、肾三脏更为突出。明代医家万全在总结前人经验和临床实践基础上，提出"三不足，二有余"的学术观点，即小儿"肺常不足，脾常不足，肾常虚，肝常有余，心常有余"。肺主一身之气，"肺为娇脏，难调而易伤也"，脾为后天之本，"不足者，乃谷气之自然不足也"，肾为先天之本，"肾主虚者，此父母有生之后，禀气不足之谓也"，肝常有余，心常有余，"此有余为生长之气自然之有余"，"所谓有余不足者，非经云虚实之谓也"，均论述了小儿的生理特点。肺、脾、肾三者联系密切，如小儿肺脏娇嫩，卫外机能未固，腠理稀疏，易为邪气所犯，感邪为病，故小儿易出现鼻塞、流涕、咳嗽、咳喘等感冒症状；小儿时期脾胃运化功能尚未发育完善，而生长发育迅速，对营养物质需求较多，易为饮食所伤，故应摄入容易消化的食物，若喂养稍有不慎，则容易患积滞、呕吐、泄泻等疾病；小儿肾气不足，肾精未充，肾主骨及生殖功能，如出生后 4~10 个月乳牙萌出，6 岁左右换为恒牙，1~1.5 岁囟门闭合。小儿肝、心也未发育成熟。心主神明，主血脉，小儿心气未充，心神怯弱，常出现惊吓、思维行为能力差；肝主疏泄、主风，小儿经筋刚柔未济，故易发抽风、惊风等疾病。

形气未充又常常表现为五脏六腑的功能状况不够稳定、完善，某一脏轻微变化，就会引起其他脏腑的变化。比如小儿肾精不足，无以化生阴血，就容易导致肝血不足；如果肝血亏虚，就会导致小儿肾精不足，影响生长发育，即"精血同源"的关系。吴鞠通《温病条辨》中概括小儿生理特点，提出了"稚阴稚阳"学说，阴指小儿有形之物，如精、血、津液、血脉、脑髓、脏腑，阳指小儿的各项生理功能。所谓"稚阴稚阳"就是说小儿时期机体柔嫩，气血未盛，脾胃薄弱，肾气未充，无论是物质基础还是生理功能都是不成熟、不完善的，始终处在不断生长发育的过程中。

### （二）生机蓬勃，发育迅速

小儿机体无论从形态结构还是生理功能方面，都在不断地、迅速地发育成长。年龄越小，这种蓬勃的生机表现越明显。这种特性既能促进机体形态增长、功能完善，又可加快疾病康复。

《颅囟经·脉法》说："凡孩子三岁以下，呼为纯阳，元气未散。"将小儿这种生机蓬勃、发育迅速的生理特点概括为"纯阳"。这里的"纯阳"指小儿生机旺盛，好像旭日之初生，草木之方萌，蒸蒸日上，欣欣向荣。所谓元气未散，是指先天禀赋、真阴真阳不曾虚耗，能够保证促进生长发育的需要。历代医家对小儿"纯阳"之体的理解也不尽相同。《黄帝素问宣明论方·小儿门》说："大概小儿病在纯阳，热多冷少也。"指出小儿患病易从热化。《医学正传·小儿科》说："夫小儿八岁以前曰纯阳，盖其真水未旺，心火已炎。"《幼科要略》也说："襁褓小儿，体属纯阳，所患热病最多。"上述古籍大多从病理角度对"纯阳"进行了描述与解释，但是现代普遍认为小儿从出生到 1 岁生长发育最快，1 岁到 3 岁仍然以较快的速度成长，3 岁以后则体格增长逐渐减慢，所以，"纯阳"之体的特点是年龄越小，表现就越突出，从小儿生理特点方面去理解"纯阳之体"的含义，应该为生机蓬勃、发育迅速之意，并非为单纯的阳气有余、阳亢阴亏或有阳无阴。

## 二、小儿病理特点

### （一）发病容易，传变迅速

小儿时期脏腑娇嫩，形气未充，正气不足，为稚阴稚阳之体，发病容易、传变迅速这一病理特点正是由这些生理特点所决定的。《温病条辨·解儿难》说："脏腑薄，藩篱疏，易于传变；肌肤嫩，神气怯，易于感触。"小儿时期不仅容易感受外邪发病，患病后也同样容易发生传变。小儿时期的疾病多以肺、脾、肾疾病和外感时邪疾病为多见。由于小儿肺为娇脏，卫外功能未固，对环境、气候变化的适应能力以及对外邪的抗御能力较差，加之寒热欠调，护养不当，腠理疏松，致使肺系疾病在儿科最为常见。小儿脾胃的运化功能尚未完善，而饮食又不知自节，如喂养不当，造成受纳、腐熟、精微物质化生传输方面异常，就易患脾胃系疾病，如腹痛、积滞、厌食、泄泻等。肾藏精，主骨，为先天之本，肾直接关系到小儿骨骼、脑、发、耳、齿等发育，如肾精失充，易患五迟、五软、解颅、遗尿等疾病。小儿为稚阴稚阳之体，抵抗外邪的能力较弱，容易为邪所伤，所以小儿容易发生外感时邪疾病，特别是麻疹、水痘、手足口病等各种传染性疾病。

小儿患病后还易于传变，具体表现在寒热虚实之间的相互转化或同时并见，即易寒、易热、易虚、易实。易寒易热是指小儿患病时易于发生寒热转化，由于小儿为"纯阳之体"，如果表寒没有及时疏解，易转变为里热。易虚易实指小儿患病容易发生虚实转化。《素问·通评虚实论篇》说："邪气盛则实，精气夺则虚。"小儿一旦患病，邪气易实，正气易虚，实证可以迅速转化为虚证，或出现虚实同见、寒热错杂之证。如小儿泄泻，多会出现内伤乳食的实证，若发生暴泻久泻，则易出现伤阴或阴竭阳脱的虚证。小儿疾病传变迅速还表现在病位扩大传变方面，如一脏而及他脏，一经而及他经，于脏腑经络之间迅速传变。

### （二）脏气清灵，易趋康复

小儿患病与成人相比较，易于加重，也易于康复，多数疾病发展迅速，但其预后良好。因为小儿脏气清灵，生机蓬勃，机体对各种治疗方法均很敏感。同时，小儿病因相对单纯，较少受到情志影响，患病后只要诊断无误，及时处理，用法得当，护理适宜，病情好转情况也较成人更快。《景岳全书·小儿则》说："盖小儿之病……其脏气清灵，随拨随应，但能确得其本而撮取之，则一药可愈，非若男妇损伤、积痼痴顽者之比。"总而言之，对于小儿疾病做到诊断准确、治疗得当，如果出现危重症也要全力以赴，争取最好的治疗效果。

## 第二节　小儿生长发育特点

小儿生长发育是一个从低级到高级、从幼稚到成熟的过程。如运动发育的规律是先抬头，后抬胸，再会坐、立、行，从全掌抓握到手指捏取。又如牙，新生儿的口腔无牙，其形态结构与哺乳相适应，半岁以后开始长出乳牙，6 岁以后乳牙逐渐脱落，代之以恒牙，到了 17~21 岁才长出最后两对智牙，牙萌出的同时促进了鼻旁窦的形成，并改变了面部的外形。因此，可变动的形态是小儿在生长发育过程中的特点。

小儿生长发育过程中，机体整体或各系统器官及其组成部分的生长发育是在不平衡的状态下进行的，并表现出与年龄相关的规律性，有的激化，有的缓和，有的停滞不前甚至退缩，并呈阶段性改变。如体重、身长在整个发育过程中每年增加的速度不同，出生后第 1 年增加的速度最为突出，其后速度减慢，到青春期又突然加速增长，其后又逐渐减慢。但生殖器官的发育则完全不同，出生时男女生殖器官仅具有雏形，在出生后 10 年内几乎没有变化，其中个别器官如子宫甚至有明显的退缩现象，到青春期才迅速发育，从形态上开始出现一系列的改变，并出现第二性征而显示其成熟。因此，在生长发育过程中，各系统的发育随年龄变化，或同一年龄阶段各系统器官不平衡的发育状况，均显现出其年龄特征，这是小儿的一个基本特点。

小儿生长发育虽按一定规律发展，但也受遗传、环境的影响，存在较大的个体差异。各种先天因素，如种族，父母遗传，母亲的职业、年龄、体格、产次、营养状况和妊娠持续时间等，均会对出生时的体格产生影响；后天的生活环境，如地理、气候、营养、卫生、教育和健康状态等条件的不同，使体格差异进一步增大。因此，小儿的生长发育如囟门闭合时间、出牙和换牙的时间可在正常变动范围内偏迟或偏早，出牙的顺序也会不同等等，这些都属于个体差异，又如各脏器的形态结构、大小、位置和位置关系也会因人而异。因此，在生长发育过程中，不同的机体受不同的内外环境（条件）影响表现出机体的不同形态、类型及形成过程，是小儿的另一特点。

## 一、小儿体格生长

### （一）体重

体重是小儿各个器官、系统、体液的总重量，可以用来反映小儿生长发育与营养状况。新生儿的平均体重约为 3 千克，出生后 1 周内可出现生理性体重下降，与奶量摄取不足、丢失水分、排出胎粪等因素有关。出生后 3 个月的体重约为出生时的 2 倍，12 月龄时体重约为出生时的 3 倍。

### （二）身高（长）

身高是指小儿从头顶到脚底的距离，3 岁以内的小儿通常立位测量不够准确，所以采取仰卧位测量，称为身长；3 岁后用立位测量得出的值称为身高，这两种方法间的差距为 1~2 厘米。新生儿出生时的平均身长约为 50 厘米，出生后第 1 年生长最快，可达到 25 厘米，第 2 年增长速度稍慢，为 10~12 厘米。在青春期出现第二个生长高峰，持续 2~3 年。

### （三）囟门

囟门分为前囟与后囟。前囟是指额骨与顶骨间形成的菱形间隙，测量大小时以囟门对边中点的连线距离为准，出生时大小为 1~2 厘米，随着颅脑的发育而增大，6 个月时逐渐骨化变小，1~1.5 岁时闭合。后囟是指顶骨与枕骨间的缝隙，呈三角形，多数新生儿出生时即已闭合，其余也大多会在 2 个月左右时闭合。

### （四）头围

从双眉弓上缘，经枕骨结节环绕头一周的长度称为头围。出生时头围大小为 33~34 厘米，增长速度与身长和体重的增长速度相类似，第 1 年增长较快，1 岁时的头围约为 46 厘米，第 2 年增长速度较慢，2 岁时头围约为 48 厘米，15 岁左右接近成人，为 54~58 厘米。测量头围在小儿 2 岁以内最有价值。

### （五）胸围

从乳头下缘，经过肩胛角下缘平胸绕一周的长度即为胸围。胸围与肺和胸廓的发育有密切关系。出生时的胸围约为 32 厘米，1 岁时胸围与头围相等，约为 46 厘米，此后胸围逐渐增长至大于头围。

## （六）脊柱

脊柱的生长可以反映出脊椎骨的生长状态，出生后第 1 年脊柱的生长速度快于四肢，此后四肢的生长速度超过脊柱。新生儿的脊柱没有曲度，仅有轻度的后凸，3 个月左右抬头动作的形成可以出现颈椎前凸，6 个月学会坐时可以出现胸椎后凸，1 岁左右会走时可以出现腰椎前凸，直至 6~7 岁时脊柱的 3 个弯曲才会被韧带所固定。

## （七）牙齿

人一生有 20 颗乳牙，28~32 颗恒牙。出生后 4~10 个月时乳牙开始萌出，6 岁左右时第一颗恒磨牙开始萌出，6~12 岁时乳牙开始逐个被同位的恒牙所替换，其中第 1、2 前磨牙代替第 1、2 乳磨牙，12 岁时萌出第 2 恒磨牙，约 18 岁后萌出第 3 恒磨牙，也有终生不萌出第 3 恒磨牙者。

## （八）血压

小儿正常血压值可用下列公式进行计算。

收缩压（mmHg）=2 × 年龄（岁）+80

舒张压（mmHg）= 收缩压 ×2/3

## （九）呼吸、脉搏

呼吸和脉搏的检测应在小儿安静的状态下进行。各年龄分期的小儿呼吸与脉搏的正常值见下表 1-1。

表 1-1　各年龄分期的小儿呼吸与脉搏的正常值（次 / 分钟）

| 年龄 | 呼吸 | 脉搏 | 呼吸：脉搏 |
| --- | --- | --- | --- |
| 新生儿 | 45~40 | 140~120 | 1：3 |
| 婴儿 | 40~30 | 130~110 | 1：3~1：4 |
| 幼儿 | 30~25 | 120~100 | 1：3~1：4 |
| 学龄前 | 25~20 | 100~80 | 1：4 |
| 学龄 | 20~18 | 90~70 | 1：4 |

## 二、神经心理发育

### （一）感知发育

#### 1. 视觉

新生儿时已经有视觉感应功能，存在对光反射，但是只能看清 15~20 厘米内的物体；从 2 月龄起可注视光源，有头眼协调；6~7 月时可随物体上下移动目光；8 月龄时开始出现视觉深度；18 个月时能区别不同形状；6 岁时视深度已经发育充分。

#### 2. 听觉

新生儿出生时由于羊水潴留，鼓室没有空气，所以听力差，直至出生后 3~7 天，羊水被吸收，听觉才无障碍；3~4 个月时会寻找声源，有悦耳声音时会微笑；7~9 个月听到声音时已经会确定声源；14~16 个月时可以听懂自己的名字；到 4 岁时听觉已发育成熟。

#### 3. 味觉、嗅觉

新生儿时期的味觉发育已经非常成熟，4~5 个月时对味道轻微改变敏感。出生时嗅觉也基本发育成熟，3~4 个月时已经可以辨别不愉快的气味，7~8 个月时可以对芳香味道做出反应。

#### 4. 皮肤感觉

皮肤感觉包括触觉、痛觉、温度觉和深感觉。新生儿时期眼、口、手掌、足底等部位被触摸后会有反应，而躯干处反应则较为迟钝。温度觉在出生时已经很灵敏。

### （二）运动发育

#### 1. 平衡与大运动

平衡运动一般指抬头、坐、翻身、爬、站、走、跳等。一般小儿在 3 个月时抬头较稳；3~4 个月时会翻身；6 个月时双手可以撑住独坐；8 个月时能够坐稳；8~9 个月可以向前爬行；1 岁左右会走；2 岁时会跳；3 岁左右会跑。

#### 2. 细运动

3 月龄左右，握持反射消失后可以玩弄手里的小物体；6~7 个月可以出现换手、捏、敲等动作；9~10 个月可以用食指、拇指拾取细小物品；12~15 个月会用汤匙；18 月龄时能够搭积木块；2~3 岁时会用筷子；4 岁就可以独自穿衣。

### 3. 语言发育

语言的发育与听觉的成熟和大脑发育、发音器官的发育有密切关系。新生儿时期已经可以哭；3~4 个月会咿呀作语；6 个月可发出简单的 "ba""ma""a" 的音；1 岁时可以说出简单的词汇，例如 "爸爸""妈妈""不""抱抱""奶奶" 等；2 岁时能够进行简单的交谈；直至 6 岁时交谈顺畅，语句基本没有句法错误。

### 4. 性格发育

婴儿时期所有的生理需求都依靠成人，所以对亲人有足够的信赖感；幼儿时期已经学会走路，有一定的自主感；学龄前基本可以生活自理；学龄期开始重视学习；在青春期，体格生长及性发育逐渐成熟，此时情感波动较大，也容易发生较大的性格变化。性格一旦形成，就会相对稳定。

# 第三节　适应证和禁忌证

## 一、适应证

小儿推拿具有疏通经络、调整阴阳、促进气血运行、改善小儿脏腑功能以及增强机体抗病能力等作用。其适应证广泛，儿科绝大部分病症都可以应用，而且年龄越小，疗效越好。临床上，津沽小儿推拿疗法在调理脾胃、肺系疾病方面作用尤其突出，常用于治疗小儿疳积、消化不良、厌食、腹泻、呕吐、便秘、咳喘、感冒、发烧、咳嗽、气喘等病症，疗效显著。此外，对小儿肾与膀胱、心与脑等脏腑的病变，如遗尿、小儿疝气以及惊风、夜啼、癫痫、小儿麻痹症、小儿脑瘫等病症也广泛应用。近年来，津沽小儿推拿在新生儿疾病中的应用也日益引起人们的关注，并常常作为小儿保健的一种方法，广泛应用于医疗界及民间，强身健体，保护儿童健康。

## 二、禁忌证

津沽小儿推拿作为一种治疗手段，虽然应用范围颇广，但在某些情况下也存在慎用或禁用的情况，主要包括以下几个方面。

（1）局部皮肤有破损处，如创伤性出血、皮肤破损、溃疡、擦伤、烫伤、烧伤、裂伤及生有疮疖等，破损的局部不宜运用推拿手法。

（2）各种恶性肿瘤，严重的心、肝、肺、肾病症等应慎用推拿。

（3）某些感染性疾病，如蜂窝织炎、骨结核、骨髓炎、丹毒等局部不宜推拿。

（4）骨折的早期、脱位等病症局部不宜推拿。

（5）对一些出血性疾病，如血友病、血小板减少等疾病要注意手法的合理应用，不可盲目应用较重的手法。

（6）对危重患者应在积极应用其他治疗方法的同时进行推拿治疗。

（7）对于有些传染性疾病，一定要在严格控制疾病传播的情况下应用，同时应该严格遵守相关法规。

## 第四节　流派推拿注意事项

津沽小儿推拿具有鲜明的津沽地方特色，吸纳了津沽民间腹部按摩、皮部推按等特色手法，且根据小儿的生长发育的整体规律，对于手法施术有着明显年龄、时间等界限。因此，津沽小儿推拿操作的注意事项与其他小儿推拿流派有所不同。

### 一、年龄界限

津沽小儿推拿主要适用于 0~6 岁的小儿，其中 3 岁是津沽小儿推拿施术年龄的临界点，3 岁前选用特定穴推拿，3 岁后则加入小儿腹部按摩和皮部推按。但腹部按摩中的摩腹法没有特定年龄限定。

### 二、操作顺序

津沽小儿推拿施术强调经络与脏腑之间的关系，以及对有形之脏与无形之脏共同调节，因此，手法施术部位分布比较广泛，对施术顺序也有一定要求。一般操作首先施术于上肢部，然后依次至头面、胸腹、下肢、腰背部。此外，上肢操作一侧，左右均可，其他特殊部位或穴位双侧均要进行操作。

### 三、操作时间

小儿的生理特点决定了其推拿的侧重点有别于成人。小儿一般在 3 岁左右经络就会逐渐发育成形，因此手法的操作次数应根据小儿年龄进行合理调整。总的原则是手法的操作次数要随着年龄的增长而增加，如初生儿每穴操作时间为0.5~1 分钟，3 岁以上每穴操作时间则为 2~3 分钟。同时，操作总时长要根据小儿年龄、病情、体质及手法特性等因素进行综合考量，一般每次治疗总时长为

20 分钟，每日治疗 1 次，亦可根据疾病特征调整治疗次数，如高热等急性病可每日治疗 2 次。

## 四、腹部按摩注意事项

腹部按摩是胡秀章老先生根据小儿的体质和生理特点，将成人腹部推拿的部分手法进行改良后应用于小儿推拿中，因此，进行腹部按摩时，也要遵循成人腹部推拿施术时的注意事项。腹部按摩前，不得进餐与过多饮水，同时应排空小便，避免因饱腹或膀胱有尿液存留引起腹中不适。此外，对于医者，腹部按摩施术要配合小儿呼吸吐纳，手法力度适宜，先轻后重，避免小儿出现不适。

## 五、其他注意事项

津沽小儿推拿流派是一个海纳百川的"融合"流派，既有独特的地方特色，又汲取了其他流派的特色精华，因此津沽小儿推拿对于施术的年龄、时间、次数及特色手法腹部按摩施术均有特殊要求。对于其他小儿推拿施术的注意事项，则与其他小儿推拿流派大致相同。

（1）小儿推拿治疗前，最好有明确的诊断。如果家长不能肯定，一定先送医院就诊，以免延误治疗、耽误病情，小儿疾病传变迅速，请家长不要疏忽大意。

（2）进行小儿推拿应选择避风、避强光、安静的房间，室内要保持清洁卫生，温度适宜，保持空气流通。

（3）操作前医者应洗手，不能佩戴戒指、手镯等影响推拿的饰物。指甲不宜过长，应保持指甲边缘圆滑，以免损伤小儿肌肤。天气寒冷时，保证双手温暖，避免小儿受凉而加重病情。

（4）手法操作时应配合介质进行，如滑石粉、葱姜水、凉水等，其目的是润滑皮肤，防止擦破皮肤，同时作为药物介质可提高治疗效果。

（5）小儿过饥、过饱均不利于推拿疗效的发挥，最佳的小儿推拿时间是饭后 1 小时。

（6）在小儿哭闹时应先安抚小儿，待小儿情绪稳定后再进行推拿操作。推拿时应注意小儿体位，以使小儿舒适为宜，这样既能消除小儿恐惧感，又可便于操作。

（7）推拿后应嘱小儿家长注意小儿保暖、避风寒，忌食生冷。

# 第五节　常用介质

推拿介质是在施术过程中涂抹在医者手上或患儿特定部位上的润滑物质，不仅可以润滑患儿皮肤，便于医者手法施术的流畅，减少对患儿娇嫩皮肤的损伤，还可以通过手法施术促进介质中的有效成分渗透，从而提高疗效，相得益彰。

津沽小儿推拿疗法在临床中常用介质一般包括油类、滑石粉、清水、葱姜汁、薄荷水等。原则上，可根据小儿的年龄、体质、病症及气候进行合理选用，如新生儿的皮肤娇嫩，可选用油类介质，也可根据病证特点随证选用，如《厘正按摩要术》提及"内伤用麝香少许，和水推之，外感用葱姜煎水推之，抑或葱姜麝香并用，入水推之"，这正是随证选用介质的体现。同时，古人认为小儿推拿介质还可根据发病所处气候特点选用，用热远热，用寒远寒，如《小儿推拿广意》提及"春夏用热水，秋冬用葱姜水"，正是根据气候特点选用介质的体现。然而，现阶段随着医疗水平的不断提升，小儿推拿往往并不是小儿就医选择的唯一治疗手段，多配合药物进行综合治疗，疗法间可以优势互补。为了提升整体治疗效率，缩短患儿等候时间，一般津沽小儿推拿的介质常选用滑石粉或水，以方便操作。

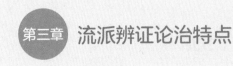

## 第三章　流派辨证论治特点

辨证论治是中医治疗的灵魂，对于小儿推拿来说尤为重要。津沽小儿推拿诊治强调辨证求因，注重病因病机的分析，同时在诊断时多采用指纹、脉诊和望诊，结合传统八纲辨证、脏腑辨证、经络辨证等整体审查，顺小儿禀性而治。

### 第一节　病因特点

由于小儿具有自身的生理特点，所以不同原因导致的发病的情况和疾病易感程度与成人有明显的差别。小儿病因以先天因素、外感因素和内伤因素居多。先天因素是儿科特有的病因，情志失调、意外伤害和其他因素也值得注意。在小儿群体中，不同年龄对不同病因的易感程度也不同，如年龄越小对六淫及疫疠之邪的易感程度越高，年龄越小因乳食而伤的情况亦越多。

#### 一、先天因素

先天因素即胎产因素，是指小儿出生之前作用于胎儿的致病因素。如患儿在母体孕育期间，因先天禀赋不足，致出生后出现智能低下、肢体萎软等发育障碍的情况，称为"胎弱"。父母的基因缺陷可导致小儿先天畸形、生理缺陷或代谢异常等。遗传病因是小儿先天因素中的主要病因，如《格致余论·慈幼论》言："儿之在胎，与母同体，得热则俱热，得寒则俱寒，病则俱病，安则俱安。"妊娠妇女饮食失调、情志不调、劳逸失度、感受外邪、房事不节等都可能对胎儿造成伤害而为病。

#### 二、外感因素

外感因素包括外感六淫之邪和疫疠之邪两方面。小儿为稚阴稚阳之体，脏腑娇嫩，冷暖不知自调，易被六淫邪气所伤。小儿肺常不足，卫外功能较成人为弱，易被风邪（风寒、风热）所伤，产生各种肺系疾病。小儿易被燥邪、暑邪所伤，形成肺胃阴津不足、气阴两伤证。小儿为纯阳之体，六气易从火化，伤于外邪之后以热性病证为多。疫疠是一类具有强烈传染性的病邪，其引发的疾病有起病急骤、病情较重、症状相似、易于流行的特点，小儿形气未充，御邪能力较弱，易感疫疠邪气。

### 三、内伤因素

小儿内伤因素多为乳食所伤，喂养应遵循有序、有时、有节，如喂养不当、初生缺乳、未能按时添加辅食、任意纵儿所好、饮食营养不均衡、饮食不洁均会导致脾胃病症。如过食寒凉易伤脾阳，过食辛热易伤胃阴，过食肥甘厚腻易致脾运受损，乳食偏少可致气血生化不足，乳食过多可导致脾胃受损，饮食不洁易引发胃肠疾病，如吐泻、腹痛、寄生虫病等。

## 第二节 四诊特点

四诊即望、闻、问、切，是中医诊断疾病的主要方法。小儿有其自身特点，不同于成人，且乳婴不会言语，就诊时常啼哭叫扰，故儿科诊病以望诊为主，闻、问、切为辅。

### 一、望诊

医生运用视觉，对小儿全身和局部的一切可见征象以及排出物等进行有目的的观察，以了解健康或疾病状态，称为望诊。望诊居四诊之首位。望诊的内容主要包括观察小儿的神、色、形、态、舌象、络脉、皮肤、五官九窍等情况和排泄物、分泌物以及分泌物的形、色、质、量等。望诊分为望神色、望形态、审苗窍、辨斑疹、察二便、看指纹。

#### 1. 望神色

指观察小儿的精神状态和面部气色。正常小儿二目精彩有神，表情生动活泼，面色红润有光泽，呼吸均匀调和。在望神色时，以面部望诊尤为重要，面部望诊主要有五色之别。面呈白色，多为寒证、虚证；面呈红色，多属热证；面呈黄色，多属体虚或有湿；面呈青色，主寒、主痛、主癖、主惊；面呈黑色，多为主寒、主痛，或内有水湿停饮。

#### 2. 望形态

是指通过观察患儿的形体和动态来推测疾病的变化。小儿形体的望诊包括望头颈、望躯干、望四肢、望肌肤、望毛发、望指（趾）甲。检查时应按顺序观察，凡筋骨强健有力、肌肉丰满润泽、毛发密黑光泽、姿态灵动活泼者，发育良好，为健康的表现。若头方发少、囟门闭迟，可见于五迟证；囟门凹陷、皮肤干燥，可见于婴幼儿泄泻、呕吐大伤津液。动态望诊，不同疾病常有不同姿态，如小儿喜伏卧者为食积或有虫，喜蜷卧而苦恼者多为腹痛等。

### 3. 审苗窍

苗窍即五官，为五脏的外候。详察目、舌、口唇、鼻、耳五官的变化，可了解其相关内脏的病变。如心火炽盛，可见舌赤糜烂；肺气壅盛，可见鼻翼扇动；肝火亢盛，可见目赤；脾虚寒则口唇淡白；肾气虚则耳鸣等。

（1）舌象：舌为心之苗，许多心的病症在舌部往往有所反映，且舌通过经络与许多脏腑相关联，所以脏腑的病变能从舌象上反映出来。望舌，临床主要观察舌体、舌质和舌苔这三个方面的变化。正常小儿舌体柔软，舌质淡红润泽，舌苔薄白。在疾病状态下，舌象常呈异常表现，如舌体嫩胖，舌边齿痕显著，多为脾肾阳虚；舌质淡白为气血虚亏；舌苔黄腻为湿热内蕴或乳食内停；热性病而见剥苔，多为阴伤津亏所致。另外，还应注意小儿伸舌的姿势。

（2）察目：正常小儿两目精彩有神，反之多为病态的表现。如睡时眼睛不能闭合，多属脾虚；若二目转动呆滞，或二目上窜，均为惊病之征。

（3）察鼻：流清涕伴鼻塞，为风寒感冒；流黄浊涕，为风热感冒，或感冒经久不愈；鼻翼扇动，为肺气闭塞所致。

（4）察口：主要观察唇、齿、咽及口腔黏膜。如唇色淡白是气血虚亏；牙齿逾期迟迟不出，多为肾气不足；咽痛、微红伴灰白色假膜而不易拭去者，多为白喉；二颊黏膜有白疱小点，周围红晕，为麻疹黏膜斑。

（5）察耳：小儿耳丰垂厚色润，是先天肾气充沛的表现，反之则属病态或肾气不足。

（6）察二阴：指前阴和后阴。前阴指生殖器和尿道，后阴指肛门。常见的疾病表现有男孩尿道口发红瘙痒，小便淋漓热痛，属湿热下注；女孩前阴红而湿者，亦为湿热下注的表现。

### 4. 辨斑疹

斑疹是温病过程中出现的皮疹，因斑与疹常伴随出现，统称斑疹。斑点大，成片，有触目之形，无碍手之质，压之不褪色；疹点小，成琐碎小粒，形如粟米，高出皮肤，抚之碍手。小儿发疹的疾病较多，如疹色暗红，先稀后密，先头胸后四肢，多见于麻疹；疹小淡红稀疏，发和收都快者，可见于风疹。

### 5. 察二便

大小便的变化，对诊断小儿疾病有一定意义。正常新生儿大便呈糊状，每天1~3次，色黄而干湿适中。反之则为疾病表现，如大便燥结，多为内有实热或阴虚内热；大便稀薄，夹有不消化食物，为内伤乳食；大便呈果酱色并伴阵发性哭吵，常为肠套叠。小便短赤者，多为热证或肾阴亏损；小便清长量多者，多为寒证或肾阳亏损。

### 6. 看指纹

察看指纹是中医对小儿疾病诊断的一种独特方法，主要用于3岁以内的小儿。指纹是指小儿食指掌面靠拇指一侧的一条青筋，按指节由近及远可分为风、气、命三关。正常小儿的指纹多数应该是淡紫隐隐而不显于风关之上，若发生疾病，指纹的浮沉、色泽、部位等都能随之而发生变化。指纹浮主表，沉主里；指纹红主寒，紫主热，青主燥，紫黑为热邪深伏，郁闭血络，病情危重；指纹现于风关，为病轻，现于气关，为病重，现于命关，则病情危重，如果透关射甲，则病重危殆。看指纹为一种辅助诊断方法，但临床如果出现指纹与症状不符合时可以遵循"舍纹从证"，以确保疾病诊断的正确性。

## 二、闻诊

闻诊是医生运用听觉和嗅觉来诊断疾病的方法。听主要是听小儿的啼哭、咳嗽、语言等声音，而嗅主要是嗅口气、大小便气味等。

### 1. 啼哭声

啼哭是小儿的一种"语言"。小儿会用不同的哭声表达饥饿、口渴、睡觉或尿布潮湿，当需求被满足时哭声也就停止了。如饥饿的哭声多绵长无力；哭叫拒食且伴流涎、烦躁，多为口疮。总之，小儿哭声以洪亮为实证，以微细而弱为虚证。

### 2. 咳嗽声

咳嗽轻扬，为外感风寒；咳声重浊，为外感风热；干咳无痰，多属肺燥；咳声重浊，连续不已，并有回声者，为顿咳。

### 3. 语言声

正常小儿语言以清晰响亮为佳。

### 4. 嗅气味

主要通过嗅口气以及大便、小便的气味来辨别疾病。如口气臭秽，嗳气酸腐，多为伤食；大便酸臭而稀，多为伤食；小便短赤，气味臊臭，为湿热下注；小便清长，常为脾肾阳虚。

### 三、问诊

问诊是采集小儿病情资料的一个重要方法。由于小儿年龄和表达的局限性，主要向家长或保育员询问，年长儿可自己陈述。

1. 问年龄：不同年龄的小儿往往有不同的疾病。如诊断脐风、胎黄等多见于 1 周内的新生儿，遗尿则发生在 3 岁以上的小儿，麻疹大多发生在出生后 6 个月的婴幼儿。

2. 问病情

（1）问寒热：寒热即指发热和怕冷而言。不同的表现可以反映不同的疾病。如恶寒发热无汗的，多为外感风寒；寒热往来，为邪在半表半里的少阳证；傍晚或午后低热并伴盗汗，称为潮热，系阴虚、湿热、胃肠实热引起。

（2）问汗：小儿的生理特点是较成人容易汗出，一般不属于病态。白天稍动即出且汗多者，为自汗，属气虚不固摄；夜间睡后汗出，为盗汗，属阴虚或气阴两虚；汗出如油，淋漓不止，属亡阳虚脱。

（3）问头痛：不同头痛反映了不同的病情。如恶寒发热头痛者为外感风寒；头痛呕吐，高热抽搐，为邪热入营。

（4）问二便：主要询问大便的次数、质地和形色，及小便的量和气味等。新生儿大便次数较多，每天 3~5 次是正常的。质地、次数、形色及量和气味改变就会反映出不同的疾病。如大便次数多且稀薄的，为脾不健运；大便次数多且赤白呈黏冻状，为湿热积滞；小便清长，为肾阳虚亏，下元不固。

（5）问饮食：包括纳食和饮水两个方面。正常小儿能按时按量乳食，若不思乳食，或进食不多，为脾胃虚弱；腹胀满，不思饮食，伴口臭，为伤食积滞；能食而便多不化，形体消瘦，见于积滞证。在饮水方面，若渴喜饮冷，则为热证；渴喜饮热，或口不渴，则为寒证。

（6）问胸腹：患儿胸腹部的感觉，在诊断时有一定意义。如胸胀满而频咳，为风邪束肺；心悸胸闷，头晕乏力，五心烦热，常为心之气阴不足；腹痛隐隐，能触及条索状包块，且以脐周为主，见于蛔虫病。

（7）问睡眠：小儿的正常睡眠是年龄越小，睡眠时间越长，但在临床上，有食积、虫积、受惊时容易影响睡眠，痰蒙清窍时容易导致嗜睡和昏睡。

3. 问个人史：包括生产、喂养、发育、预防接种史等。要问清是否足月、顺产，孕期母亲的营养和健康情况，以及喂养方式和辅食添加情况。

## 四、切诊

切诊包括脉诊和按诊两个方面，也是诊断儿科疾病的辅助手段之一。

**1. 脉诊**

小儿脉较成人简单，主要有浮、沉、迟、数、有力、无力这 6 种基本脉象，以辨别疾病的表里、寒热、虚实。浮脉轻按即能触，多见于表证；沉脉重按才能触及，多见于里证；迟脉脉搏迟缓，来去极慢，一息五六次以下，多见于寒证；数脉脉搏频速，来去急促，一息六七次以上，多见于热证。脉搏有力者为实证，无力者为虚证。

**2. 按诊**

包括按压和触摸头颈、四肢、皮肤、胸腹等。

（1）**头囟**：正常小儿前囟闭合时间是出生后 12~18 个月，后囟闭合时间是出生后 3~4 个月。囟门迟闭者，为肾气不足；囟门凹陷，常见于呕吐、泄泻等大量丢失水液的情况；囟门高凸，常见于脑积水等；囟门不能按时闭合，头缝开解，则为解颅。

（2）**四肢**：四肢厥冷，多属阳虚。四肢挛急抽动，为惊风之征。

（3）**皮肤**：从皮肤的状况了解寒、热、汗的情况。如肌肤冷汗多者，多为阳气不足；肌肤热无汗者，多为实热；高热所致手足心灼热，为阴虚内热。

（4）**胸腹**：胸胁处触及串珠，多见于佝偻病；若左胁肋下按之有痞块，属脾大；右胁肋下按之有痞块，属肝大。正常小儿腹部柔软温和。腹痛喜温喜按，按之痛减为虚痛；按之胀痛加剧，为里实腹痛；脐周疼痛，有条索状包块，多属蛔虫病；形瘦，腹胀青筋显露，多为疳积。

## 第三节　辨证特点

津沽小儿推拿流派以八纲辨证为主，结合脏腑、经络辨证，指导运用核心特定穴推拿、小儿腹部推拿、皮部推按等方法治疗小儿疾病，同时根据"八纲辨证为纲，八法为治则"形成"用推即是用药"的"特定穴术式处方"，以内治用药之理指导外治施术之法。

### 一、八纲辨证

八纲辨证的总纲是阴阳、表里、寒热、虚实八个纲领。阴阳是辨别病性的总纲领；表里是辨别疾病病位的纲领；寒热是辨别疾病性质的纲领；虚实是辨别人体正邪强弱的纲领。八纲辨证用于各类儿科病症之中，诸如各种外感热病和内伤杂病治疗方法的选择，如解表治里、祛寒清热、补虚泻实、调和阴阳等，都需要在八纲辨证的基础上确定。

## 二、脏腑辨证

脏腑辨证是运用藏象学说理论，对患儿的病症表现加以归纳，以辨明病变所在脏腑及其性质的辨证方法。脏腑辨证以五脏、六腑、奇恒之腑的生理功能、病理特点为临床分析辨证的依据。脏腑辨证主要用于内伤杂病辨证，也常用于外感病中作为辅助辨证方法。钱乙在辨证方面首创儿科五脏辨证体系，在《小儿药证直诀》一书中提出"心主惊、肝主风、脾主困、肺主喘、肾主虚"的辨证纲领，成为中医儿科辨证学中重要的方法。

津沽小儿推拿流派在八纲辨证理论基础上结合脏腑辨证，提出了"以脏腑辨证为依据，以生克制化为治则"的理念，认为人体以五脏为中心，小儿推拿调脏之要在于调"五经"。"五经"即为本流派调脏之核心特定穴，即脾土、肝木、心火、肺金、肾水。小儿脏腑柔弱，成而未全，全而未壮，具有"肝有余，脾常不足，肾常虚，心常有余"的特点，故而脾土、肾水宜补不宜泻，肝木、心火宜泻不宜补，而肺经可泻可补。

## 三、经络辨证

经络辨证是以经络及其所联系脏腑的生理病理为基础，辨析经络及其相关脏腑在病理情况下的临床表现，从而辨别病症的所在部位、病因病机及其性质特征等，为治疗提供依据。津沽小儿推拿流派认为小儿经络须逐步发育健全，在经络未全之时，小儿十二皮部的作用效同于成人的十二经脉，发挥着十二经脉的作用，与相应脏腑构成内外联系网络。本流派通过对古医籍的溯源整理及临床经验总结，将皮部理论与推拿手法相融会，根据经络辨证，通过经脉所主病症以及经脉循行所过之处的病症将疾病划分归属，利用推按手法刺激相应皮部及穴位，进行有针对性的干预，形成"手法—皮部—脏腑"的有机整体，从而在提升皮部卫外屏障能力的同时，沟通相关经络脏腑，调节小儿脏腑之间的功能平衡，达到预防保健和治疗疾病的目的。

# 特色技法篇

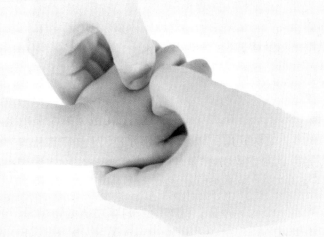

## 第四章　流派技能特色

作为地方流派，津沽小儿推拿流派在其百年形成发展史中，除了理论的传承创新外，还形成了特色鲜明的技能技法。

### 一、核心特定穴

津沽小儿推拿流派在秉承传统小儿推拿穴位基础上，以明代周于蕃所著《小儿推拿秘诀》中"主治歌诀"为准绳，继承其学术思想，采取有别于现代小儿推拿选穴十多个、花哨繁琐的手法，而多采用穴位、手法结合的术式配伍原则，精准治疗。津沽小儿推拿流派通过对古医籍的追溯挖掘，并结合现代科学研究，形成了独具特色的小儿核心特定穴理论。

津沽小儿推拿流派对小儿常见疾病推拿穴位进行挖掘分析，总结小儿常见疾病常用穴应用规律，筛选小儿推拿核心特定穴，科学提炼古今小儿临床文献中应用频次较高的特定穴，化繁为简，形成临床治疗的核心特定穴组方，配合少量辅穴，减少无用功，纲举目张，为临床治疗、预防小儿疾病提供优选治疗方案，提高了临床疗效。

津沽小儿推拿流派的核心特定穴以八法为总领，分为调脏、汗法、下法、温法、清法、和法、消法、补法常用穴。这些核心特定穴均是能够在某一方面起到关键作用、效专力宏的穴位，其在穴位处方配伍中能发挥相当于中药配伍中君药的作用，或者可起到立竿见影、"急则治其标"的作用。临床只要辨证准确，选用恰当的核心特定穴，就能达到良好的治疗效果。

脾土、肝木、心火、肺金、肾水即为调脏之核心特定穴，一般向心方向推为补、离心方向推为泻，但肾水的操作与之相反，而来回推是平补平泻，称之为清。二扇门、黄蜂入洞、膊阳池为津沽小儿推拿汗法之核心特定穴。大肠、后溪、七节骨为津沽小儿推拿下法的核心特定穴。三关、一窝风、外劳宫为温法的核心特定穴。清法常用的核心特定穴为天河水、六腑、内劳宫。手阴阳和脊为和法常用的核心特定穴。消法主要以肚角、内八卦、四横纹、五指节为核心特定穴。补法核心特定穴为二人上马和手背。这些或为津沽小儿推拿流派首创，或为津沽小儿推拿流派首次提出，极具天津地区小儿推拿特色。

## 二、津沽特有技法

### （一）腹部推拿

小儿 3 岁后经络逐渐形成，特定穴的临床效果随着小儿逐渐成长发育而渐渐消退，经络穴位的功效逐渐显现，而且这个年龄段的小儿更易配合医者进行腹部推拿操作。津沽小儿推拿流派更贴合小儿生长发育特点，应用也更加细腻而全面。在津沽小儿推拿临证中，除采用小儿特定穴推拿外，小儿腹部推拿的应用也极为普遍，二者结合相得益彰，不但增强了核心特定穴的功效，而且突出了腹部推拿的独特疗效，治疗疾患事半功倍，使得小儿推拿的应用范围从普遍的 6 岁前后延展至 12 岁上下，且效果显著。

津沽小儿腹部推拿秉承古法腹部按摩"三脘定三焦"的核心理论，通过特定手法作用于任脉上的穴位，以达到补虚泻实、调和阴阳的目的。任脉的上脘、中脘、下脘穴合称三脘穴，分别对应并作用于上、中、下三焦而调理五脏。通过腹部推拿手法施术于任脉上的三脘穴，可调节气血，促进三焦气化，对五脏六腑的功能及气血津液的生成、输布、运行产生重要影响。小儿腹部推拿常用手法包括层按法、旋揉法、摩腹法及运腹法。

### （二）皮部推按

皮部推按是津沽小儿推拿流派另一大特色技法，适用于不同年龄的小儿。人体体表皮肤按中医十二经脉及其所属络脉的循行分布划分成十二个区域，称为十二皮部。十二皮部是围绕经脉周围以片状或条状分布的，在经脉形成前也可发挥作用，适用于推拿治疗。《古今医统大全》云："按摩者，开关利气之道，自外而达内者也。"津沽小儿推拿手法作用于皮部，通过脏腑经络辨证，针对性选择某经的皮部进行刺激，精准治疗，能够更好地起到调理脏腑、防病治病的作用。皮部推按即循着经络皮部走向施以推法，并针对穴位进行按揉，其理论朴素至简，对于小儿疾患有很好的疗效，同时可起到良好的防病作用。皮部推按的基本操作包括推经与按穴。

## 第五章　流派手法

　　手法是小儿推拿起效的关键因素之一，手法的选择与应用直接影响着小儿推拿的疗效。津沽小儿推拿流派手法简单，易于操作，方便掌握，其手法包括两部分，分别为常用手法和特色手法。常用手法为八种最基本手法，即推、拿、揉、掐、捏、运、挤、摇，以轻快、柔和、平稳、着实为特点。常用手法多用于对小儿特定穴位的操作，基于"虚者补之，实则泻之""治实证，手法宜重；治虚证，手法宜轻"等治疗的基本原则，临床操作上往往根据辨证结果，通过改变手法的力度、频率、作用方向以及刺激时间，从而达到治疗效果。

　　随着年龄的增长，小儿特定穴作用逐渐衰减，同时经络系统逐渐成形，一般情况下 3 岁后经络生长趋于完善。根据这种规律，基于地区特点，并在实践中探索，津沽小儿推拿流派创立其特色手法，主要包括小儿腹部推拿和皮部推按。

　　津沽小儿腹部推拿基于河北、津沽一代形成的津沽脏腑推拿"三脘定三焦"核心理论，同时通过运用特定手法对任脉等腹部经脉穴位进行刺激，固护中州，调畅三焦，调理五脏，畅达气机，激发经气，实现对后天之本脾胃的调补、对气血运行的调节，进而达到防治小儿疾病的目的。但小儿腹部推拿操作时需要注意小儿不可憋气，以免出现气滞或气结的现象。在操作的整个过程中施术手法要流畅、平稳，之前还应诊察小儿有无咳嗽气喘、呼吸困难、感冒等症状，特别是小儿腹部有无胀满、压痛、肿块，肝脾是否肿大等，有上述情况者不宜施术，以防出现不良反应或加重病情。

　　皮部推按是津沽小儿推拿流派的另一大特色手法。皮部是经脉功能活动反映于体表的部位，也是络脉之气散布之所在，其分布以十二经脉在体表的分布范围为依据。十二皮部为机体的最浅表部位，有赖于十二经脉的气血濡养，具有保护机体、抵御外邪的作用。《素问·皮部论篇》曰："皮者，脉之部也。邪客于皮则腠理开，开则邪入，客于络脉，络脉满则注于经脉，经脉满则入舍于腑脏也。"由此可知，皮部与机体内脏腑相关联，脏腑经络的病变能够反映到皮部。《古今医统大全》曾云："按摩者，开关利气之道，自外而达内者也。"因此通过脏腑经络辨证，针对性选择某经的皮部进行刺激，治疗相应脏腑和经络疾患。津沽小儿推拿流派在应用皮部推按的临床实践中，既取其在疾病预防方面的优势，又取其在治疗中的广泛应用作用。皮部推按替代传统穴位点揉，方便医者操作，又不失其经，强化经络刺激。

在津沽小儿推拿临证中，津沽小儿推拿常将常用手法和特色手法相结合，使二者相得益彰，治疗疾患事半功倍。

## 第一节　常用手法

### 一、推法

以拇指或食、中两指的螺纹面着力，附着在患儿体表一定的穴位或部位上，做直线或曲线移动，称为推法。推法根据操作方向、轨迹的不同可分为直推法、分推法。

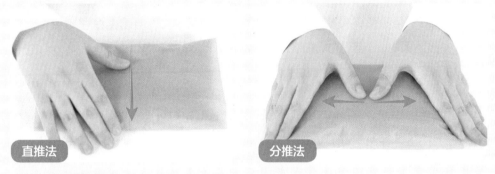

直推法　　　　　　　　　　　　　　分推法

【动作要领】

（1）**直推法**：术者将拇指螺纹面或桡侧缘，或食、中两指并拢伸直，并将食、中两指螺纹面紧贴于穴位或部位上，单方向地沿直线推动，不可歪斜。动作要轻快连续，一拂而过，如帚拂尘状，以推后皮肤不发红为度。

（2）**分推法**：术者将双手拇指螺纹面或桡侧缘着力于穴位或部位上，两侧对称用力，速度均一，自穴位或部位的中间向两旁做直线或曲线推动，如"←·→"或"↙·↘"状。

【适用部位】直推法常用于五经穴、上肢、脊柱；分推法常用于手腕、面部、腹部。

【注意事项】操作时应注意推拿的力度，遵循"皮动肉也动"的原则。操作时务必使用介质（如滑石粉、凉水等），随蘸随推，不可将小儿皮肤推破。根据病情的虚实注意推法的操作方向，重推具有泻热的功效。

## 二、拿法

以手指相对夹捏住某一部位或穴位处的肌肉，捏而提起，称为拿法。

【动作要领】术者拇指与食、中二指相对用力，稍用力内收，将治疗部位夹持，捏而提起，一紧一松地交替操作。操作时以观察患儿面部表情改变为度，如拿肚角时患儿出现痛苦的表情应立即停止操作。

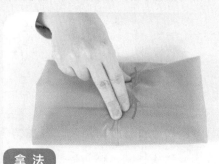

拿 法

【适用部位】用于颈项、腹部、四肢等部位。

【注意事项】操作时应注意以指腹相对用力拿起皮下组织而不能仅夹持皮肤，不可以指甲抠掐。操作时不能突然用力或使用暴力，更不能拿住不放。因拿法的力度较重，故操作次数不宜过多，且多用于治疗结束之时。

## 三、揉法

以手指的指端或螺纹面、手掌掌面着力做环旋运动，并带动皮下组织一起揉动，称为揉法。揉法根据着力部位的不同可分为指揉法和掌揉法。

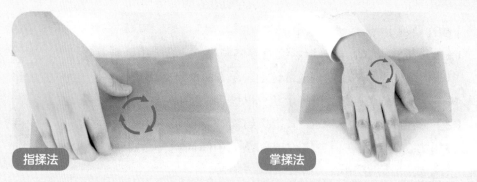

指揉法                                    掌揉法

【动作要领】术者将手指螺纹面（指揉法）或手掌掌面（掌揉法）紧紧吸定于一定的治疗部位或穴位上，腕部放松，做轻柔和缓的顺时针或逆时针方向的环旋运动，不摩擦皮肤，仅带动该处的皮下组织一起揉动。操作常以皮肤透热为度。

【适用部位】适用于全身各部位或穴位。指揉法多用于点状穴位如肺俞、脾俞、胃俞、肾俞等，掌揉法多用于腹部、腰背部、四肢部。

【注意事项】操作时应注意沉肩、垂肘、腕部放松，遵循"皮不动肉动"的原则，应吸定皮肤，不能用力下压，带动皮下组织一起运动，不应与小儿皮肤发生摩擦。

## 四、掐法

拇指爪甲切掐小儿的穴位或部位，称为掐法。

【动作要领】术者手握空拳，拇指伸直，其余四指分附于施术部位周围以助力。拇指指甲吸定穴位上，垂直快速用力掐压。操作时通常以观察到皮肤改变或患儿面部表情改变为度，如掐小天心时以患儿额头微微汗出为度。

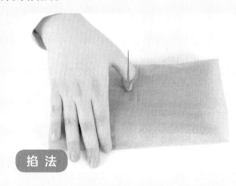

掐 法

【适用部位】常用于头面部和手足部点状穴位。

【注意事项】操作时应快进快出，垂直向下逐渐用力。掐法属于泻法，多用于急症、实证、热证，用力重，刺激强，操作时间短，切忌不可掐破皮肤。掐后多配合揉法，且本法多用于治疗结束之时。古时多以掐后患儿不作声为"不治"，故小儿哭闹应结束治疗。

## 五、捏法

双手的拇指与食、中两指或拇指与食指桡侧中节相对用力，夹持小儿的肌肤，做一紧一松沿直线向前捻动的动作，称为捏法。在小儿推拿中，本手法主要用于脊柱，因此，捏法又常被称为捏脊法。

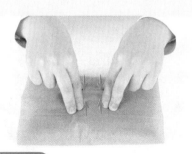

捏法（1）

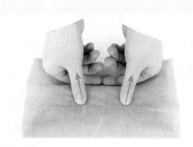

捏法（2）

【动作要领】术者将拇指和食、中指或拇指与其余4指指面置于治疗部位，将其皮肤夹持并提起后向前进行捻搓，随即放松，一捏一放，沿直线反复施术。操作时常常以治疗部位颜色改变为度，如捏脊时常以患儿背部皮肤潮红为度。

【适用部位】用于脊柱。

【注意事项】操作时不可用指甲端抠掐以及出现拧转的动作。为减少小儿抵抗以及缓解皮肤的紧张度，操作方向通常为由下到上，力度应由轻到重，待患儿适应以后可适当加重力度，力度深时可能会听到皮肤与筋膜剥离的响声。为调整脏腑功能，可在相应的背俞穴（如肾俞、脾俞、肺俞）上配合拿法、揉法等，以增加刺激力度。

## 六、运法

以手指螺纹面在小儿体表做环形或弧形推动，称为运法。运法是因小儿特定穴特性的不同而产生的有别于成人推拿的特殊手法。

【动作要领】术者将拇指或食、中指的螺纹面着力于小儿体表，在小儿体表一定的穴位或部位上做由此及彼的弧形或环形推动。手法宜轻不宜滞，操作时常以皮肤透热为度。

运 法

【适用部位】常用于手部。

【注意事项】操作时不可突然转折、中断、停止，轨迹应流畅；遵循"皮动肉不动"的原则，不能带动着力部位的皮下组织，故用力宜轻不宜重，速度宜缓不宜急，仅需轻轻摩擦皮肤。必要时，可以配合施用滑石粉、润滑油为介质，避免损伤患儿皮肤。

## 七、挤法

双手拇、食二指对称置于穴位四周，同时用力向穴位中央推挤，称为挤法，又称为"挤痧法"。

【动作要领】术者将双手拇指和食指对称置于穴位四周，四指在穴位周围正方形的四个角上，沿正方形的对

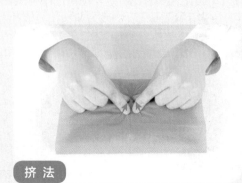

挤 法

角线方向对称用力并向穴位中央推挤。操作常以皮肤发红或出痧为度，如治疗发热、中暑等。

【适用部位】常用于大椎穴、肺俞穴、板门穴等。

【注意事项】操作时要推挤皮下组织，而不应只与皮肤表面发生摩擦；应四指对称同时用力，力度由轻到重。该法透发作用较好，但有时小儿不能耐受较重的手法，此时可让小儿的家长以啜痧代替（用嘴紧贴该穴啜吸出痧）。

## 八、摇法

将小儿肢体关节做被动性的环形旋转运动，称为摇法。

【动作要领】术者一手托握住小儿需摇动关节的近端肢体，另一手握住小儿需摇动关节的远端肢体，做缓和的顺时针或逆时针方向的环形旋转运动。操作时应以改善操作部位活动障碍为度，如治疗脑瘫、五迟、五软等。

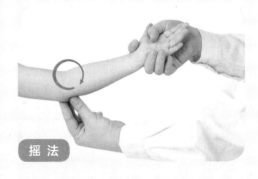

摇　法

【适用部位】适用于肩、肘、腕、踝等关节。

【注意事项】操作时需注意双手要协调一致，摇动的速度宜缓，范围应由小至大，且在该关节生理活动范围内，力量要逐渐由轻到重，频率应由慢到快，切忌使用暴力。

## 第二节　特色手法

### 一、小儿腹部推拿

小儿腹部推拿法是津沽小儿推拿的特色之一，它传承了津沽脏腑推拿固护中州、调畅三焦的特色，以调和阴阳、疏通气血为特点，重点手法包括层按法、旋揉法、摩腹法、运腹法。

（一）层按法

左手大鱼际附着于小儿腹部并吸定腹部的特定部位或穴位上，右手小鱼际置于左手第1掌骨背侧，双手随小儿呼吸徐徐下降或者上

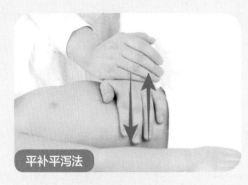

平补平泻法

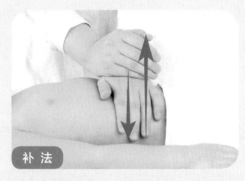

补法

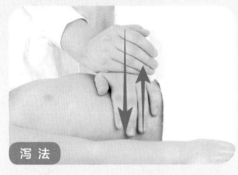

泻法

升，做不同深浅层面、力度、速度及停留时间的按压，称为层按法。

【动作要领】小儿仰卧，施术者位于其左侧，左手大鱼际置于小儿腹部并吸定其特定部位或穴位，并将右手小鱼际着力于左手第1掌骨背侧，两手的按压要随小儿呼吸而下按上升，要徐徐下降或上抬。

根据层按法施术的不同深浅层面、力度、速度及停留时间产生不同补泻效果，分为平补平泻法、补法、泻法。层按法按压深度决定了手法的补泻功效，施术者手掌随小儿呼气着力下按，力量由轻到重，随小儿吸气缓缓上抬，以施术者手下触及的腹主动脉搏动强弱为参照标准。

其中，平补平泻法是施术者手掌向下按压至间接感到腹主动脉搏动最明显处，此处称之为平补平泻层，保持此按压深度层面1~2分钟后随小儿吸气逐渐减轻按压并轻缓上提结束手法。补法是施术者手掌向下按压至平补平泻层，保持此按压深度层面，停留一定时间后随小儿吸气逐渐减轻按压力度并轻缓上提，手下感到腹主动脉搏动逐渐减弱至仅有微弱的搏动，在此按压深度层面保持1~2分钟后缓缓上抬结束手法。泻法是施术者手掌向下按压至平补平泻层后继续下按，直至仅间接感到腹主动脉微弱搏动，保持此按压深度层面1~2分钟后缓缓上抬结束手法。

【适用部位】层按法主要作用于任脉位于腹部的穴位和伏冲之脉。

【注意事项】本手法多以3岁以上患儿为施术对象。操作时施术者须站于患儿左侧，若站于右侧，两手按压的角度偏于斜向上，易导致胃气上逆，引发恶心、呕吐等不适，故为顺应"胃气主降"的功能特点，施术者应站于患儿左侧操作。施术者还应注意，操作时左手平直，左肘略屈，右手自然微屈，右肘微屈，便于发力，以肩带力，保持力度平稳、均匀。

【津沽特色】小儿时期，五脏六腑的形态、气血相对不足，尤以肺、脾、肾三脏更为突出。层按法基于津沽脏腑推拿的"三脘定三焦"理论调节五脏六腑之功能。"三脘定三焦"理论按照五脏位置将其分属三焦，即心肺为上焦、肝脾为中焦、肾为下焦，并将三焦对应任脉上的上、中、下脘穴。层按法作为津沽小儿腹部推拿的核心手法，主要作用于任脉位于腹部的上、中、下脘三穴位，进一步刺激深层的伏冲之脉，既可调节水谷之海，改善脾胃功能，促进水谷精微的消化、吸收、输布，又可调节十二经脉之海，畅达气血，使之运行于五脏六腑、经脉、骨骸。如针对心肺疾病，可以层按上脘穴，针对脾胃系疾病则可层按中脘穴。

津沽小儿推拿中的腹部推拿以经脉气血畅通为用，其中补法通过引导伏冲之脉激发调动全身经脉气血功能，既可荣养五脏，不温不燥，又可温补脾肾，健脾益肺，使气血循环往复，补而不滞。泻法是通过冲脉为十二经脉之海的整体调节作用治疗气机郁滞疾患，有通脉调气、解郁散结之效，因气郁日久而化火，故泻法又具泻脏腑之热的作用。平补平泻法多可调和诸经及脏腑之阴阳气血，使之平衡，补虚泻实之力较为柔和。

## （二）旋揉法

单手掌指关节及指间关节屈曲，握拳，虚掌叩于小儿腹部特定部位，做环转施力按压的循环揉动，称为旋揉法。

【动作要领】小儿仰卧，施术者站于其左侧，单手（左或右）掌指关节及指间关节屈曲，呈虚掌握拳式，叩于小儿腹部特定部位，并有一定按压力，按掌根部、小鱼际、小指、无名指、中指、食指远端指间关节背侧、拇指桡侧、大鱼际的顺序，以腕关节婉转回旋带动发力，单手（左或右）

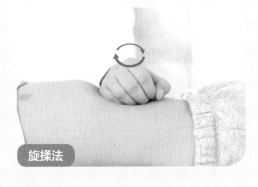

旋揉法

环转施力按压，循环揉动（右手为逆时针方向，左手为顺时针方向）。

【适用部位】中脘穴、关元穴、全腹。

【注意事项】本手法多以3岁以上患儿为施术对象。操作时动作应把握

"稳、圆、连、慢"四字要领，手法作用在固定部位或穴位时，要有一定的按压力。在旋揉腹部治疗便秘、腹泻时，施以顺时针泻法，沿盲肠→升结肠→横结肠→降结肠→乙状结肠的轨迹方向操作。治疗泄泻时，无论虚实，皆辅以旋揉逆时针补法，沿乙状结肠→降结肠→横结肠→升结肠→盲肠轨迹方向操作。补法操作以逆时针旋转、频率缓而不速、小幅度、小力度为主；泻法操作以顺时针旋转、频率介于缓急之间、大幅度、力度稍重为主。

【津沽特色】《医宗金鉴·幼科心法要诀》言："夫乳与食，小儿资以养生者也。胃主受纳，脾主运化，乳贵有时，食贵有节，可免积滞之患。"可见小儿疾患多与脾胃失调关系密切，故小儿疾患的治疗应以固护脾胃为本，同时更要辨明虚实。旋揉法作用在腹部，直接作用于有形脏腑，手法的直接刺激影响脏腑功能，改善胃肠道运转排输，且能够有效地调控胃肠道的消化、吸收、传导等。同时，腹部亦是"五脏六腑之宫城，阴阳气血之发源"，旋揉腹部能够很好地调阴阳、和气血，促进小儿机体健康。另外，揉腹也是津沽小儿推拿在小儿保健中的常用手法，其常与摩腹合用，可以很好地预防脾胃功能不良导致的疾病。

### （三）摩腹法

右手掌指关节、指间关节平直并固定于小儿腹部特定部位，以食指、中指、无名指掌面着力，围绕受术部位逐步扩展到整个腹部，做小幅度摩擦旋转，称为摩腹法。

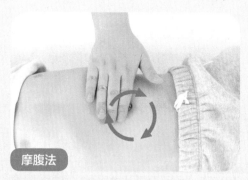

摩腹法

【动作要领】小儿仰卧，施术者站于小儿的左侧，右手掌指关节、指间关节平直，并附着于小儿腹部特定部位，以食指、中指、无名指掌面接触皮肤，围绕受术部位做小幅度摩擦旋转，依施术部位需要逐步扩大摩擦范围，直至扩展到整个腹部。操作时顺、逆时针方向皆可，无严格的补泻，以腹部皮肤微热为佳。

【适用部位】全腹。

【注意事项】本手法轻柔缓和，适用于各年龄段患儿。操作时应保持"皮动肉不动"，即只在腹部体表轻缓摩动，不带动皮下组织，不可向下按压，易形成揉法；手法宜轻柔流畅、灵活不滞，速度均匀。

【津沽特色】摩腹法是津沽小儿推拿的特色手法，其不但可以健运脾胃，而且具有一定的防病保健作用。《黄帝内经》言脾胃是后天之本，补益脾胃是改善体质的关键和前提，摩腹和捏脊可以增强脾胃功能。《备急千金要方》中更是记述了"摩腹数百遍，可以无百病"。摩腹能通和上下，分理阴阳，去旧生新，充实五脏，祛外感之诸邪，消内生之百痰。经常摩神阙，能刺激肝肾之气，达到祛病的目的。

小儿生长发育依赖于脾胃后天生化之气血与先天肾精，五脏阴阳濡养依赖小儿脾胃的形成与功能完善。小儿本为稚阴稚阳之体，《温病条辨·解儿难》曾言小儿"稚阳未充""稚阴未长"，故小儿患病表现为发病容易，传变迅速，易形成寒热虚实错综复杂之证，即"易寒易热、易虚易实"。针对寒证、虚证等施以摩腹法，取"温者通之"之理，对腹部各经脉穴位刺激可以促进气血流动，恢复胃肠的功能，使其传导有常，故其具有保健和治疗的双重功效。

（四）运腹法

右手拇指伸直，食、中二指并拢，分别置于腹部正中线两侧的特定部位上，并呈水平放置，在受术部位所在水平面带动腹部组织做弧形推送及回带动作，称为运腹法。

【动作要领】小儿仰卧，施术者站于其左侧，右手拇指与食、中指分置于腹部正中任脉线两侧的特定部位上，呈水平放置，拇指伸直，食、中二指并拢，上臂主动用力，使腕关节背伸，拇指螺纹面在受术部位所在水平面带动腹部组织做弧形推送，推至右腹侧，

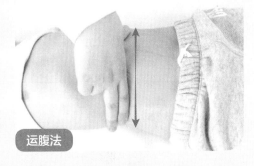

运腹法

继而上臂回收，使腕关节屈曲，对侧的食、中二指掌面在受术部位所在水平面带动腹部组织做弧形回带，反复操作。

【适用部位】腹部神阙穴水平线以及建里穴水平线，即沿神阙——肓俞——天枢——大横——带脉穴连线以及建里——石关——关门——腹哀穴连线的两条水平线。

【注意事项】本手法多以 3 岁以上患儿为施术对象。操作时，推送与回带旨在带动腹部组织及肠腑的运动，施术过程中腕关节屈伸灵活，频率宜慢。因成人手掌较大，小儿腹部较小，故施术者拇指及食指的长度即可达到小儿腹部的宽

度，恰好叩放于腹部中线两侧，且操作时拇指与食、中指均不超过腹中线，用力时更加精准。在治疗实证时，手法上宜重推送轻回带，频率稍快，深度较大，以大幅度、重力度为主，治疗虚证则反之。

【津沽特色】小儿"脾常不足"，肠胃嫩弱，极易损伤。津沽小儿腹部推拿的运腹法主要是对胃肠的运动消化产生影响，其刺激神阙穴一线时，在操作的过程中，经过了任脉与两侧的多条经脉，兼顾全面，对两侧大横穴加重刺激，可激发脾经气血，加强脾运化、受纳之功。刺激建里穴一线，在脾气主升、胃气主降形成枢纽时，可使全身的气机调畅运行，中焦健运。同时，也可直接刺激有形脏腑之胃肠，助胃肠腐熟、传化饮食，使胃肠内积滞下行，小肠泌别清浊，大肠传导有力。

同时，神阙——肓俞——天枢——大横——带脉穴一线与人体带脉相伴相行，带脉有约束、调节腰腹部纵行经脉的作用。在津沽小儿推拿防病保健中，运腹部神阙——肓俞——天枢——大横——带脉穴一线较常用，能够很好地调节经脉气血运行。

## 二、皮部推按

皮部推按由推经和按穴两部分构成，推经即以拇指的螺纹面，或整个拇指掌面，或拇指掌面联合大鱼际及食指掌面着力于小儿体表特定皮部，沿经脉走行做单方向线性推动，推动时若遇到穴位则停止循推，并在穴位处以拇指进行按揉，即为按穴。按穴后继续循经推进，直至推至循行的最后一个穴位。

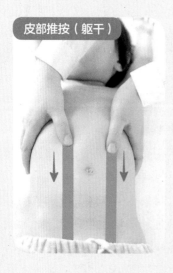

皮部推按（躯干）

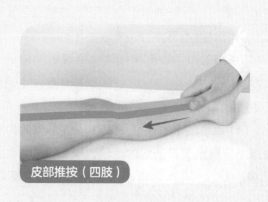

皮部推按（四肢）

【动作要领】

（1）**上肢部皮部操作**：小儿取仰卧位或坐位，施术者一手持小儿手，使掌心向上或向下，托小儿手臂，另一手拇指伸直，其余4指略外展，腕关节伸直，拇指螺纹面或拇指掌面着力，以肘部屈伸带动拇指在体表皮部推动。在具体穴位施以按揉时，若穴位位于指端，如少商、少冲、商阳等，则以拇指侧缘按揉。

（2）**下肢部皮部操作**：小儿取仰卧位，施术者拇指伸直，其余4指略外展，腕关节屈曲，拇指掌面或拇指掌面桡侧缘联合大鱼际同时着力，以肘部屈伸带动手掌在体表皮部推动。

（3）**躯干部皮部操作**：小儿取仰卧位或俯卧位，施术者双手拇指掌面桡侧缘联合大鱼际同时着力于腹部或背部两侧皮部对称区域推动。

【适用部位】适用于上肢、下肢或躯干的整条经络的完整皮部，也可以是某经皮部的某一段。

【注意事项】本手法多以3岁以上患儿为施术对象。下肢部皮部推按时应注意，推按足三阴经（足厥阴肝经、足少阴肾经、足太阴脾经）时着力部位为拇指掌面，推按足三阳经（足少阳胆经、足阳明胃经、足太阳膀胱经）时多以拇指掌面联合大鱼际同时着力。躯干部皮部推按时应注意，同侧经脉皮部同时推按。

【津沽特色】皮部是指体表的皮肤按经络的分布部位分区。十二经脉及其所属络脉在体表有一定的分布范围，与之相应，全身的皮肤也就划分为十二个部分，称十二皮部，正如《素问·皮部论篇》所说："欲知皮部，以经脉为纪。"因此，皮部就是十二经脉及其所属络脉在体表的分区，也是十二经脉之气散布之所在。

津沽小儿推拿的皮部推按主要作用于十二经脉皮部，通过刺激其经络及穴位以达到调和经脉气血的目的，促进气血充养脏腑，从而改善脏腑、经络功能，配合特定穴推拿可起到更好的治疗效果。皮部推按还可用于小儿保健，其力量相对较轻，作用类似于抚触疗法。首先，双手同时以手掌推上肢部手三阴、三阳经皮部；其次，同时推下肢足三阴、三阳经皮部；最后，针对胸腹部、后背部的皮部进行刺激。特别是针对某一脏器疾病时，可以针对该经皮部进行多次推拿，能够起到很好的激发经气、预防疾病的作用。

## 第六章　流派用穴

津沽小儿推拿用穴精、取穴少，且从临床实际出发，重视"以八纲辨证为纲，以八法为治则"学术思想。清代夏禹铸在其所著的《幼科铁镜》中提到："用推即是用药，不明何可乱推……病知表里虚实，推令重症能生；不谙推拿揉掐，乱用便添一死。"明确指出了运用小儿推拿前要明确辨明疾病的八纲性质，不可胡乱施术。津沽小儿推拿遵循古训，将八纲辨证作为基本诊断纲领，并要求第一时间明确小儿疾病的病性、病位、病势等关键要素，从而指导小儿推拿的手法治疗。同时，在治疗方面，津沽小儿推拿又以八法为核心治则，系统地将传统小儿推拿穴位按照其属性分为调脏、汗、下、和、温、清、消、补八大类。针对疾病性质，选取相应的核心特定穴配合常用穴，在临床应用中十分便捷、准确。

### 第一节　流派用穴特征与规律

津沽小儿推拿流派立足于临床，历经几代人的传承与发挥，凝练、总结出以八纲辨证为纲，以八法为治则，精选核心特定穴的治疗方法是本流派的最主要特点，为临床选穴、处方的主要指导思想，使津沽流派形成了独具特色的用穴特征与诊治规律，在小儿推拿各流派中独树一帜。

#### 一、流派用穴特征

##### （一）核心用穴，取穴精少

津沽小儿推拿流派以选用核心特定穴为最大特色，善用核心特定穴来治疗疾病。所谓核心特定穴是指在治疗方面具有关键作用、效专力宏的穴位，在整个穴位处方配伍中犹如中药配伍中君药的作用。同时，津沽小儿推拿在八纲、八法的总领下，将核心特定穴归纳为调脏法、汗法、下法、温法、清法、和法、消法、补法八类常用穴，将传统小儿推拿的近百个穴位化繁为简成常用的几十个穴位，且将中医八纲辨证与治疗八法相融合，使这些核心特定穴又附有类似于中药的"药性"，临证时只要辨证准确，选用若干恰当的核心特定穴，即可起到立竿见影的效果。因此，津沽小儿推拿流派选穴具有取穴精少、起效迅速、针对性强的特点，有利于临床治疗中把握治疗时机，减少患儿病痛。

### （二）八纲辨证，穴如经方

八纲辨证是通过阴、阳、表、里、寒、热、虚、实八个纲领，首先将疾病错综复杂的临床表现进行高度概括，以便在第一时间快速分析，明确疾病的病性、病位、病势等关键要素，抓住疾病的主要矛盾，据此确定取穴的主次关系，指导推拿的手法治疗，这也是津沽小儿推拿流派用穴要领之一。清代夏禹铸在《幼科铁镜》中指出："用推即是用药，不明何可乱推？"小儿推拿施术犹如用药一般，亦讲究穴位术式的"气味""君臣佐使"配伍，绝不可胡乱施治。津沽小儿推拿在八纲辨证基础上以"八法"为核心治则，将传统的各种穴位操作进行总结归纳，划分为调脏、汗、下、和、温、清、消、补八大类治法，在临床治疗时，首先根据疾病的根本病机确定治法，选取相应治法的核心操作，再根据具体证候确立配伍穴位，最终形成极具临床实用性的特色穴位操作配伍术式处方，使得穴位处方如同经方一般，谨守病机，配伍得当。

### （三）五经为主，善调脾胃

津沽小儿推拿在八纲辨证理论基础上结合脏腑辨证，提出"以脏腑辨证为依据，以生克制化为治则"的理念，认为人体以五脏为中心，通过调整五脏功能达到治病防病的目的。早在《小儿按摩经》中就曾记载"五经纹动脏腑气"，其中"五经纹"即"五经穴"。津沽小儿推拿流派在治疗上主张调"五经"为先，依据病位选取调脏核心特定穴脾土、肝木、心火、肺金、肾水以调节相应的脏腑，补本脏腑之虚，泻本脏腑之实。同时，依据脏腑五行生克制化理论进行配伍应用，即"虚则补其母""实则泻其子"，正如《幼科推拿秘书》中载："诸病从火起，人最平者肝也，肝火盛则伤脾。退肝家之热，又必以补脾土为要。"在阴阳五行学说指导下，运用"五经穴"治疗其他脏腑疾病。

同时，津沽小儿推拿在调治五脏中尤重脾胃，主张固护中州，强调因小儿形气未充，脏腑薄弱，脾胃最易损伤，故在治疗中多用脾土穴及与脾胃相关的特定穴。此外，津沽小儿推拿擅用腹部穴位结合津沽特色腹部推拿手法调节脾胃，以使气机恢复正常。

## 二、流派用穴要点

### （一）谨守病机，核心选穴

津沽小儿推拿流派制定穴位处方，首先根据患儿的症状，通过表里阴阳寒热虚实、气血津液、脏腑辨证辨明病机，确定治疗法则，明确整体治疗方法属于调脏法、汗法、下法、温法、清法、和法、消法、补法中的何种治法，从而选取相应治法中适宜的核心特定穴，即针对主要病因病机在治疗中起主要作用的穴位作为主穴。如针对需要祛除表邪、开郁泄热的疾病，应选用汗法，选用汗法核心特定穴二扇门、黄蜂入洞、膊阳池穴为君穴，以达到开泄腠理、调和营卫、发汗祛邪、解除表邪的目的。

### （二）辨证取穴，配穴精妙

小儿推拿作为中医的一种外治方法，辨证施治尤为重要，重视"理、法、方、穴"的结合，正所谓"用推即是用药"，津沽小儿推拿流派穴位处方一般由6~8个穴位组成，依照药方君、臣、佐、使的思想配伍而成。在疾病总体治则指导下选取"君穴"后，再根据具体证型配伍穴位，如配以针对兼证及能够辅助"君穴"起治疗作用的"臣穴"强化治疗效果，佐以针对某些临床症状或平衡处方"药性"的"佐穴""使穴"，最终形成效力专宏的"推拿经方"。

### （三）固护中州，腹部用穴

津沽小儿推拿在临证时，除选用核心特定穴外，还特别注重腹部穴位的选用。因脾胃居于腹中，小儿腹部推拿通过对腹部经脉穴位的刺激，能够调和脏腑，畅达气机，激发经气，调节周身气血而起到防治疾病的作用。结合津沽小儿推拿流派"三脘定三焦"的核心理论，以上脘、中脘、下脘分别对应上、中、下三焦，依据中医藏象学说，上焦包括心、肺，中焦包括脾、胃、肝、胆，下焦包括肾、大肠、小肠、膀胱，通过将适宜手法作用于三脘穴，即可调节三焦气化功能，对脏腑功能及气血津液产生重要影响，从而达到治疗疾病的目的。

小儿五脏之中"脾常不足"，而脾胃又为后天之本，在营卫气血生化中至关重要，因此，津沽小儿推拿流派多选用腹部任脉的上脘、中脘、下脘及建里、关元穴，以调理脾胃，梳理气机，治疗腹胀、腹痛、厌食、便秘等症。

## 第二节　核心特定穴

小儿推拿特定穴数量近百，而津沽小儿推拿核心特定穴是基于前人经验总结及文献的整理挖掘，并通过现代临床科研方法加以验证，进而从众多小儿推拿特定穴中精选出的核心特定穴，仅几十个穴位，虽数量不多，但其以阴阳、五行、脏腑、经络等学说为理论指导，通过正确辨证选用若干个穴位即能起到良好的治疗效果。临床用于调脏、汗法、下法、温法、清法、和法、消法、补法的核心特定穴如下。

## 一、常用于调脏的核心特定穴

### 1. 脾土

【位置】拇指掌面桡侧缘。

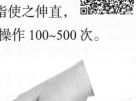

【操作】补脾土：操作者以一手拇、食二指捏小儿拇指使之伸直，另一手拇指端循小儿拇指桡侧缘，自指尖推向指根。一般操作 100~500 次。

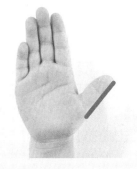

脾土

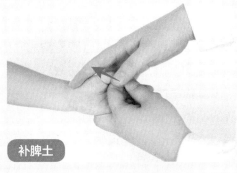

补脾土

清脾土：操作者以一手拇、食二指捏小儿拇指使之伸直，另一手拇指端循小儿拇指桡侧缘，先由指根推向指尖，再由指尖推向指根，如此反复。一般操作 100~500 次。

备注：调脏之核心特定穴分为脾土、肝木、心火、肺金、肾水，一般向心方向推为补、离心方向推为泻，

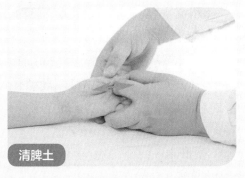

清脾土

但肾水的操作与之相反；来回推是平补平泻，称之为清，清中侧重补则增加补的次数，侧重泻则增加泻的次数。因小儿脏腑柔弱，成而未全，全而未壮，具有"肝有余，脾常不足，肾常虚，心常有余"的特点，故而脾土、肾水宜补不宜泻，肝木、心火宜泻不宜补，而肺经可泻可补。

【功效】补脾土：健运脾胃，补益气血，利湿化痰。清脾土：和胃消食。

【主治】补脾土：多用于脾胃虚弱所致的食欲不振、消化不良、腹泻、痢

疾、形体消瘦、气血不足等。清脾土：主要用于饮食停滞，脾胃不和引起的胃脘痞闷、恶心呕吐。

【配穴应用】因小儿脾常不足，临床上治疗脾系病症以补脾土、清脾土为基础，一般无泻法。若体格健壮、邪气盛实者需用泻法时，则以泻大肠代之。同时，再根据寒热虚实配以不同穴位，诸如脾胃虚弱，可补脾土与摩腹、揉足三里等合用；食滞不消，可清脾土与运内八卦、揉板门、分腹阴阳等合用；脾胃虚寒，宜补脾土与揉外劳宫、推上三关等合用；湿盛，清脾土多与推后溪、运内八卦等合用。

【开宗明义】小儿处于生长发育旺盛时期，对精微物质需求迫切，但其脾胃薄弱，脾主运化功能尚未健全，若饮食过量，或过食肥甘厚味，或寒温失调，极易致饮食积滞、生痰生湿、郁而化热等证。

脾土的核心功效是调理脾胃。《素问·灵兰秘典论篇》曰："脾胃者，仓廪之官，谓为水谷之所聚也。"脾胃功能旺盛，则能腐熟水谷，使之转化为精微物质，从而起到补益周身气血之功效。《素问·经脉别论篇》曰："饮入于胃，游溢精气，上输于脾。脾气散精，上归于肺，通调水道，下输膀胱。"脾胃具有运化水液的功能，脾胃功能失常则痰饮水湿自生，而脾"喜燥恶湿"，水湿产生之后反来"困脾"，故而健运脾胃还可达到化湿之效，且临床对于脾生湿、湿困脾的病症，往往健脾与利湿同治，正所谓"治湿不理脾，非其治也"。

【引文】《小儿推拿秘诀》："唇白气血虚，补脾土为主。""补脾土，饮食不消，食后作饱胀满用之。"

《小儿推拿广意》："脾土，补之省人事，清之进饮食。"

《针灸大成·保婴神术》："肝经有病儿多闷，推动脾土病即除。脾经有病食不进，推动脾土效必应。""胆经有病口作苦，好将妙法推脾土。大肠有病泄泻多，脾土大肠久搓摩。"

2. 肝木

【位置】食指末节螺纹面。

【操作】泻肝木：操作者以一手持小儿食指固定，另一手拇指端  沿小儿食指末节螺纹面推向指尖方向。一般操作 100~500 次。

清肝木：操作者以一手持小儿食指固定，另一手拇指端先自食指尖向指根方向直推食指螺纹面，再沿小儿食指末节螺纹面推向指尖，如此反复。一般操作 100~500 次。

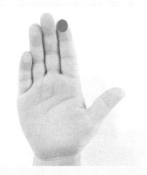

肝 木

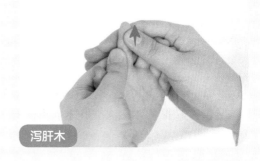

泻肝木

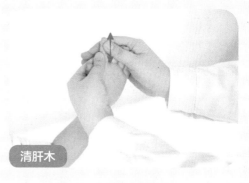

清肝木

【功效】平肝泻火，解郁除烦，息风镇惊。

【主治】多用于肝气郁滞、肝火上炎所致的发热、目赤肿痛、烦躁不安、惊风、夜啼、抽搐、癫痫等实证。

【配穴应用】肝木宜泻不宜补，在临证时多用于治疗肝经实证，操作时手法要稍重，不宜操作时间太长。如治疗惊风、抽搐、昏闭，与掐端正、老龙、十宣合用，手法宜从重从快；镇惊除烦，宜配以泻心火，以防肝风过甚煽动心火，使心火肝风同化，因此实热动风有余之证，一般肝心同泻，如治疗目赤肿痛、五心烦热等，多与泻心火、掐揉小天心、退六腑等合用。

【开宗明义】小儿生长发育迅速，如草木萌芽，生机旺盛，全赖肝木的生发条达之气，且小儿阳常有余，风邪易袭阳位，若肝受风邪侵袭使两阳相加，又或肝气生发过极，则易使阴阳失于调和，从而导致肝火上炎、肝阳上亢、肝气横逆等肝实证的病理变化，表现为头痛眩晕、急躁易怒、面红目赤、惊风抽搐等症，因此肝木宜泻而不宜补。泻肝木的核心功效即是平肝泻火，同时可平降亢逆，具有息风镇惊的功效。《素问·脏气法时论篇》言肝苦急，以甘缓之，以酸泄之，以辛散之。小儿肝常有余，脾常不足，风木旺必克脾胃，因此临证时须注意配合补脾土，先实其土，后泻其木，以固护脾胃。

肝木一般用泻法，不宜用补法，若须补肝木要以补肾水代之，因肾为肝之母，如《育婴家秘》云："肝乃肾之子，虚则补其母也。"肾水可滋养肝木，为滋肾养肝法，且在泻肝木的同时可兼用补肾水，即泻肝木与补肾水操作次数为3：1，以免单用泻法伐其生气。此外，需注意肝无病不可妄加补泻，以免"泻则伐其生气，补则助其长也"。

【引文】《小儿推拿广意》："肝木，推侧虎口，止赤白痢、水泄、退肝胆之火。""肝经有病患闭目，推展脾土效最速。"

《幼科推拿秘书》："推肝木，肝木在食指，肝属木，木生火，肝火动，人眼目昏闭，法宜清。"

《厘正按摩要术》："推肝木。肝木即食指端。蘸汤，侧推之直入虎口，能和气生血。"

### 3. 心火

【位置】中指末节螺纹面。

【操作】泻心火：操作者先以一手持小儿中指固定，另一手拇指端沿小儿中指末节螺纹面推向指尖方向。一般操作 100~500 次。

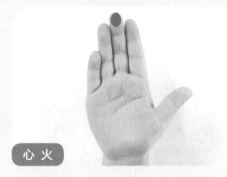

心火

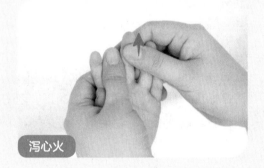

泻心火

清心火：操作者先以一手持小儿中指固定，另一手拇指端先沿中指指尖向指根方向直推中指螺纹面，再沿小儿中指末节螺纹面推向指尖方向，如此反复。一般操作 100~500 次。

【功效】清心泻火，安神定惊，发汗退热，通利小便。

【主治】多用于心火旺盛所致的高热、神昏、面赤口疮、烦躁不眠、小便短赤、夜啼、抽搐等症。

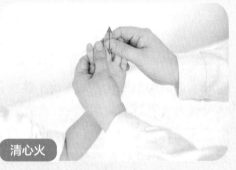

清心火

【配穴应用】临床上治疗心系病症以泻心火为基础，再根据寒热虚实的不同辨证配伍穴位。如治疗高热、面赤口疮等实证热证，多与退下六腑、清天河水、推后溪等合用；若治疗慢惊风、夜啼等心神不宁诸证，宜养心安神，多与补脾土、揉小天心合用。此外，因小儿心肝常有余，临床常见心肝火旺，"实则泻其子"，即通过泻心火可治疗肝火旺盛之证，心肝同泻。

【开宗明义】《小儿药证直诀·五脏所主》载："心主惊，实则叫哭发热，饮水而摇；虚则卧而悸动不安。"小儿心与小肠病变主要为心主血的功能异常和心主神志的功能失调。又小儿为纯阳之体，心气相对充盛有余，易入里化热，引动心火，故多见面赤口疮、小便短赤、高热等心火旺盛之证，同时，心主热，热盛则生风，故又多见神昏、惊惕、抽搐等风火相煽之证，临证治疗时多以泻心火为主，清心泻火是泻心火的核心功效。《育婴家秘》曰："心为神舍易生惊。"因此泻心火还可在清泻心火的基础上起到安神定惊的作用。心藏神，人体的意识、思维、情感均由心神主宰，心火旺则神乱，卧不安。需特别注意，心经不可妄加补法，恐生心火，若小儿体弱、心气虚者，则可通过补脾土代以补心。

此外，泻心火还长于发汗退热，如《小儿推拿秘诀》记载："在掐心经与劳宫，热汗立至何愁雪。"其所退仍是心火，是以"汗而散之"以发散体内火郁，在手法操作时宜适当加重手法力量。清心火则主要是平补平泻，调和气血，避免外邪侵袭。

【引文】《推拿仙术》："四肢乱舞，掐五指节，清心经为主。"

《小儿推拿广意》："心火，推之退热发汗，掐之通利小便。"

《保赤推拿法》："推掐心经穴法，心经，即中指尖。向上推至中指尽处小横纹，行气通窍，向下掐之能发汗。"

《厘正按摩要术》："推心火。心火即中指端，蘸汤推之，能发汗退热。若掐之，亦能利小便。"

4. 肺金

【位置】无名指末节螺纹面。

【操作】泻肺金：操作者先以一手持小儿无名指固定，另一手拇指端沿小儿无名指末节螺纹面推向指尖方向。一般操作 100~500 次。

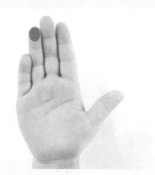

肺 金

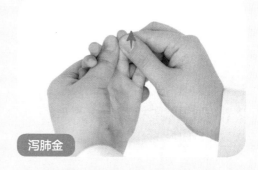

泻肺金

补肺金：操作者以一手固定小儿无名指，另一手拇指端在小儿无名指末节螺纹面推向指根方向。一般操作 100~500 次。

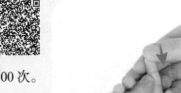

**补肺金**

清肺金：操作者以一手固定小儿无名指，另一手拇指端在小儿无名指末节螺纹面，先由指根推向指尖，再由指尖推向指根，如此反复。一般操作 100~500 次。

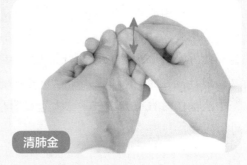

**清肺金**

【功效】泻肺金：清热宣肺，止咳平喘，顺气化痰，宣通鼻窍，泻热通便。补肺金：补益肺气。

【主治】泻肺金常用于治疗感冒咳嗽、气喘痰鸣等肺经实热证；补肺金多用于治疗肺虚喘咳、自汗盗汗、汗出气短等肺经虚寒证。

【配穴应用】临床上治疗肺系病症以调理肺经为基础，肺经实热者用清肺金，治疗如感冒、痰咳、发热，与清天河水、退六腑等合用；肺经虚寒者用补肺金，多配合补脾土，通过"虚则补其母"间接补肺金，以培土生金。治疗喘急、呼吸不畅多以泻肺金配合运内八卦，以宽胸顺气化痰；治疗热秘、痢疾、里急后重等可与退下六腑、揉阳池穴合用，行气通滞，起到"提壶揭盖"的作用。

【开宗明义】《小儿药证直诀·五脏所主》载："肺主喘，实则闷乱喘促，有饮水者，有不饮水者；虚则哽气，长出气。"小儿肺病多见呼吸功能异常，肺气宣肃功能不利及通调水道功能失职的咳嗽、喘促、大便秘结等，都可用肺金穴治疗。肺金可泻可补，补肺金可用于肺气虚所致的咳喘、自汗等虚证，泻肺金具有清热宣肺的功效，可用于治疗感受外邪引起的咳喘、发热等实证。然临证时肺金多补泻同用，称为清肺金，根据病症虚实以操作次数多的手法为主要治疗，操作次数比例约为 3∶1。

同时，中医认为"脾为生痰之源，肺为贮痰之器"，小儿肺系疾病中常见的慢性咳嗽多因小儿脾胃虚弱，不能够运化水液，从而生痰，贮藏于肺，阻碍肺的正常功能，遇寒凉则发，因此，在此类疾病的治疗中，除了清肺金外，还需要配合补脾土来祛除生痰之源，这样才能标本兼治。

【引文】《针灸大成·保婴神术》："咳嗽频频受风寒，先要汗出沾手边，次掐肺经横纹内，干位须要运周环。"

《小儿推拿方脉活婴秘旨全书》："肺受风寒咳嗽多，可把肺经久按摩。"

《小儿推拿秘诀》："鼻流清水推肺经为主。""口吐白涎，有痰，推肺经为主。"

《幼科推拿秘书》："肺金在无名指，属气，止咳化痰。性主温和，风寒入肺固嗽，伤热亦嗽，热宜清，寒亦宜清；惟虚宜补，而清之后亦宜补。凡小儿咳嗽痰喘必推此。"

《厘正按摩要术》："推肺金。肺金即无名指端。蘸汤推之，性主温通，能止咳化痰。"

5. 肾水

【位置】小指末节螺纹面。

【操作】补肾水：操作者先以一手持小儿小指固定，另一手拇指端沿小儿小指末节螺纹面推向指尖方向。一般操作 100~500 次。

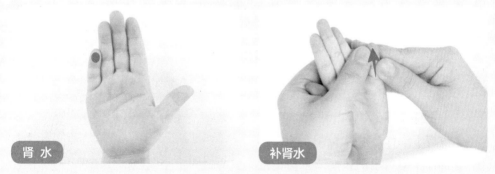

肾 水　　　　　补肾水

【功效】补肾水：补肾益气，温补下元，益智聪明，纳气平喘。

【主治】多用于先天不足、久病体虚所致的发育迟缓、五迟五软、遗尿、久泻、喘息、水肿等。

【配穴应用】临床主要以治疗肾系疾病或先天发育相关疾病为主。如治疗先天不足，可以与擦命门、捏脊合用，以温补下元，充养髓窍；虚汗、喘息可以与补肺经、揉肾俞合用，补益肾气，纳气平喘；阴虚发热可以配合揉涌泉、揉二人上马等，滋阴补肾；阴虚风动则与泻肝木、清天河水等协同应用，育阴潜阳，滋水涵木。

【开宗明义】肾为先天之本，小儿生长发育有赖于肾之精气的充养，因而肾主虚无实，其病变多以发育迟缓、五迟五软等先天禀赋不足及久病体虚之虚证多见。肾水为补肾气、益肾精之要穴，用于治疗发育障碍等虚弱性病症。本穴宜补不宜泻，若需用泻法时，则多以推后溪代之。补肾水的核心功效是补肾益气、温补下元，《幼科铁镜》中云："小指补肾，焉差杜仲地黄。"《类证治裁》中说："肺为气之主，肾为气之根。肺主气出，肾主纳气。"若肾气虚衰，则摄纳无权，出现呼吸表浅、动则气喘等"肾不纳气"的症状，而补肾水则可纳气平喘，使呼吸之清气下达于肾。《素问·阴阳应象大论篇》说："肾生骨髓。"《灵枢·海论》中说："脑为髓之海。"肾精不足则髓海失充，因而脑失所养，而补肾水可以起到益精填髓、促进脑发育的作用。

补肾水操作时间宜长，力量宜轻，以达到补益肾元的功效。临床上治疗肾系病症以补肾水为基础，根据不同证型配伍穴位，分别起到温肾阳、填肾精、降虚火、滋肾阴的作用。如配以揉外劳宫、摩腹、运丹田以温补肾阳；与揉二人上马、推后溪、清天河水合用滋补肾阴，清降虚火；与补脾土、擦命门等合用以补益肾气。

【引文】《幼科推拿秘书·推拿手法》："五经者，五指头之经络也。心经在中指，肝经在食指，脾经在大拇指，肺经在无名指，肾经在小指。运者以我食指运小儿五指头肉上，此法能治大小便结，开咽喉胸膈中闷塞，以及肚响腹胀、气吼泄泻诸症。"

《小儿按摩经》："肾经有病小便涩，推动肾水即救得。"

## 二、常用于汗法的核心特定穴

### 1. 二扇门

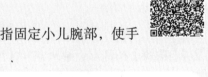

【位置】手背中指根本节两侧凹陷处。

【操作】掐二扇门：操作者两手食、中两指固定小儿腕部，使手掌向下，无名指托其手掌，然后用两拇指甲掐之，掐 3~5 次。

揉二扇门：拇指指端以顺逆时针方向按揉 100~300 次。亦可先掐继而揉之，称为掐揉二扇门。

【功效】发汗透表，退热平喘。

【主治】多用于外感发热、高热无汗，还可用于肺热喘咳等症。

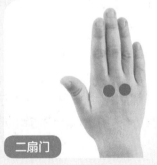

二扇门

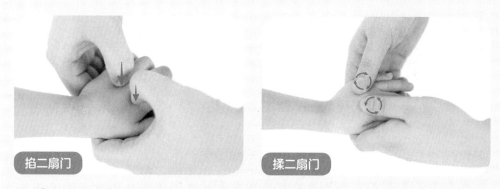

掐二扇门　　　　　　　　　揉二扇门

【配穴应用】二扇门为汗法代表，操作时须稍用力，频率稍快。此穴能开腠理之门，以发汗逐邪，对于邪在表须汗出而散邪者疗效佳，如治疗外感风寒所致发热、咳喘等症，多与开天门、推坎宫、揉太阳等合用；体虚外感多与揉肾顶、补脾土、补肾水等配合应用，以固表，防发汗太过。临床用于发汗治疗时常与黄蜂入洞、揉膊阳池穴合用。

【开宗明义】二扇门能"发脏腑之汗"，《素问·生气通天论篇》有云："体若燔炭，汗出而散。"意为发热很重，只要汗出，发热即可退去，而二扇门穴可用于急发汗、强发汗，因此对于高热、神昏等症能退热镇惊，迅速透汗。但正因为其发汗力度较大，而小儿脏腑娇嫩，形气未充，因此应用时须特别注意，必须根据患儿体质、季节、环境等情况酌情配伍应用，不能一味发汗，以免伤及正气，正如《小儿推拿方脉活婴秘旨全书》云："一扇门，二扇门，在中指两旁夹界下半寸是穴，治热不退，汗不来。掐此，即汗如雨，不宜太多。"正是汗出透彻便止之意。

【引文】《小儿推拿方脉活婴秘旨全书》："扇门发汗热宜通。"

《小儿推拿秘诀·阴掌穴法》："掐二扇门，两手揉掐，平中指为界，凡发汗用之。"

《小儿推拿广意》："二扇门，掐之属火，发脏腑之热，能出汗。"

《幼科推拿秘书》："心经一掐外劳宫，三关之上慢从容（从容者、慢缓则周到有力、取汗要法），汗若不来揉二扇，黄蜂入洞有奇功。"

2. 黄蜂入洞

【位置】两鼻孔下。

【操作】一手轻扶小儿头部，使小儿头部相对固定，另一手食、中两指的指端着力，紧贴在小儿两鼻孔下缘处，以腕关节主动运动，带动着力部位做反复、不间断的揉动，一般揉动 50~100 次。

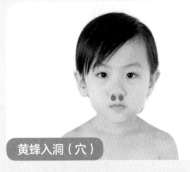

黄蜂入洞（穴）

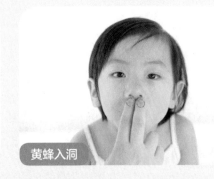

黄蜂入洞

【功效】发汗解表，通利鼻窍。

【主治】多用于外感风寒，症见发热无汗、鼻塞流涕、呼吸不畅等。

【配穴应用】用于风寒发热无汗，多与推三关、揉二扇门合用；用于外感风寒、咳嗽，可配伍推三关、揉肺俞、揉外劳宫、揉膊阳池等；宣通鼻窍，常合清肺金合用。

【开宗明义】本穴发汗之力弱于二扇门，多用于缓发汗，适用于体质偏弱者。《幼科铁镜》云："黄蜂入洞，超出防风羌活。"《幼科推拿秘书》曰："黄蜂入洞，此寒重取汗之奇法也。"临床多用于治疗外感风寒、发热无汗、感冒后鼻塞及急慢性鼻炎、呼吸不畅等，但须谨记本穴性大热，适用于鼻流清涕，若鼻涕黄浊，则须与清天河水、退下六腑等寒性穴位配合应用。此外，此穴还可用来预防外感、鼻塞、流清涕等。

【引文】《小儿推拿方脉活婴秘旨全书》："一掐心经二劳宫，推推三关汗即通，如若不来加二扇，黄蜂入洞助其功。"

《幼科推拿秘书》："凡要取汗，推三关，揉二扇门，黄蜂入洞为妙。"

《幼科铁镜》："黄蜂入洞，超出防风羌活。"

《厘正按摩要术》："周于蕃曰：凡小儿寒热互作，鼻流清涕，或昏迷不醒，一切急慢惊风等证，须用葱姜煎汤，以左手托病者头后，用右手大指面蘸汤，摩洗两鼻孔三十六次，谓之洗井灶，以通脏腑之气。"

3. 膊阳池

【位置】腕背横纹上3寸，尺、桡骨之间。

【操作】掐膊阳池：操作者一手握小儿手，另一手拇指甲掐穴处，掐3~5次。

揉膊阳池：用拇指端或中指端顺时针方向揉动100~500次。或可先掐继而揉之，称为掐揉膊阳池。一般掐3~5次，继而揉之。

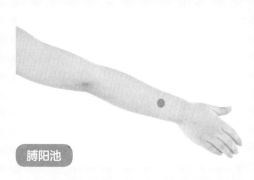

膊阳池

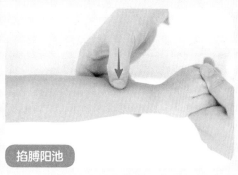

掐膊阳池

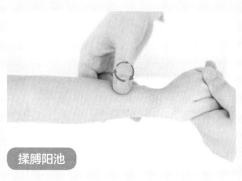

揉膊阳池

【功效】疏风解表，解肌发汗，通降二便。

【主治】常用于外感风邪所致的头痛、身痛、无汗、咳喘等，也可用于大便秘结、小便赤涩。

【配穴应用】膊阳池穴用于发汗多与揉二扇门、黄蜂入洞合用；用于风寒感冒、头身疼痛、咳喘等，多与其他解表类手法同用，如开天门、推坎宫、揉太阳、掐揉耳后高骨、推三关等；用于大便秘结，或食积导致的大便不通畅，多与推大肠、运八卦、摩腹、推下七节骨等配伍应用。

【开宗明义】本穴并非成人手少阳三焦经之阳池穴，其相当于成人腧穴的支沟穴，如《推拿抉微》载："查针灸之所谓阳池穴，即夏英白之所谓一窝风。夏英白之所谓阳池，即针灸之所谓支沟。"该穴可以发汗，治疗头痛、大小便不通等症，具有能降、能通、能行的特性，正如《厘正按摩要术》载："掐阳池。阳池在手背一窝风之后。清补肾水，治大小便闭，眼翻白。掐后以揉法继之。治头痛风寒无汗，为表散之法。"《小儿推拿方脉活婴秘旨全书》曰："单掐阳池头痛止。"可见膊阳池穴在治疗头痛方面独擅，临证时可不拘泥于操作时间及次数，以见效为度。

【引文】《小儿按摩经》："掐膊阳池，止头痛，清补肾水，大小便闭塞或赤黄，眼翻白又能发汗。"

《小儿推拿方脉活婴秘旨全书》："板门专治气发攻，扇门发汗热宜通，一窝风能治肚痛，阳池专一治头疼。"

《幼科推拿秘书》："治小儿风寒感冒头疼，以取汗为主，盖风与寒．皆随汗散也，法宜分阴阳、运八卦、推三关、揉二扇门、掐阳池、黄蜂入洞。"

## 三、常用于下法的核心特定穴

### 1. 大肠

【位置】在食指桡侧缘，自食指尖至虎口呈一直线。

【操作】泻大肠：操作者以一手托小儿手使掌侧置，虎口向上，另一手以拇指桡侧着力，自虎口推向指尖。一般操作100~500次。

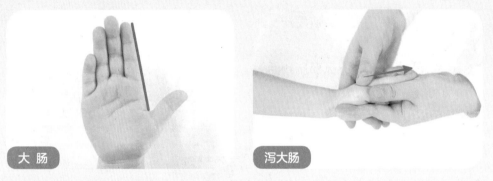

大　肠　　　　　　　　　　泻大肠

【功效】畅中焦，除湿热，泻肺热。

【主治】常用于湿热、积滞滞留肠道所致的身热腹痛、大便秘结、痢下赤白。

【配穴应用】大肠穴多用于治疗小儿消化系统疾病，如厌食、便秘等。用于治疗湿热滞留肠道、身热腹痛、痢下赤白等症，多配合清天河水、分阴阳、清脾土、清肺金等。实秘者可以泻大肠配合退下六腑、推下七节骨共同为主要操作，具有通腑泻热、泻下通便作用。胎黄病治疗中以泻大肠为主，常配合推后溪、推下七节骨，使水湿之邪从大小便而解。

【开宗明义】《小儿推拿直录》有云："推之退大肠之火。"《保赤推拿法》云："儿有积滞，从虎口侧推到大肠经，能使儿泻。"可知泻大肠能清热、除湿、导滞、泻肝胆之火。配合清天河水、退下六腑、泻肺金等治疗湿热滞留肠道之症效果较好。临床用泻大肠治疗热泻、便秘有热者，操作宜用力，才能收到较好的效果。小儿脾常不足，易食积生热，肺与大肠相表里，滞留肠道的邪热易引发肺系疾患，如感冒、发烧、肺炎等，因此，肠道有湿热且易患肺部疾患的小儿可用泻大肠配合补脾土、揉板门、揉腹。泻大肠可用以替代泻脾土，由于小儿脾常不足，脾土操作宜补不宜泻，若体格健壮、邪气盛实者须用泻法时，常以泻大肠代替泻脾土。

大肠穴在临床中除泻大肠用于下法外，补大肠还有涩肠固脱、温中止泻的作用，其操作与泻大肠方向相反。操作方法为术者一手持小儿食指以固定，另一手以拇指螺纹面由小儿食指尖推向虎口 100~500 次。

【引文】《小儿推拿方脉活婴秘旨全书》："大肠侧推到虎口，止泻止痢。"

《新刻幼科百效全书》："大肠经赤红色，主泻痢，青色主膨胀。""一掐大肠经，侧推到虎口，推上为补，治小儿泄泻，退下主泻。"

《幼科推拿秘书》："大肠穴，在小儿食指外旁……向外正推泻肝火，左向里推补大肠。"

《保赤推拿法》："虎口侧推到大肠经法：儿有积滞，从虎口穴侧推到大肠经，能使儿泻。"

### 2. 后溪

【位置】轻握拳，第 5 掌指关节后外侧横纹尽头。

【操作】推后溪：操作者一手将小儿小指固定，另一手以拇指螺纹面自该穴推向指尖方向。一般操作 50 次。

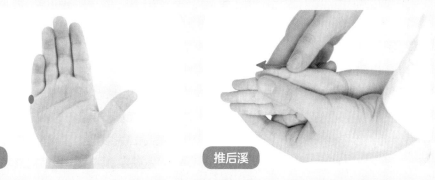

后 溪　　　　　　　　　　　推后溪

【功效】清利下焦，泌别清浊，清心除热。

【主治】常用于汗证、癃闭、小便短赤、尿痛、腹泻、夜啼、胎黄等症。

【配穴应用】后溪穴为祛湿、利水要穴，在临床上可用于治疗心经移热小肠导致的小便短赤不利，多配合清天河水、揉小天心。同时，针对婴幼儿湿疹效果明显，治疗时常可配合泻大肠增强祛湿功效。另外，后溪对于泄泻还有一定作用，推后溪利小便实大便，故多用于治疗寒湿泻。

【开宗明义】《推拿抉微》曰："此穴在手背小指尽处靠外旁，向上推，能清小便闭赤，向下推能补肾虚。"推后溪能够通利小便，清利湿热，操作时注意频率应稍快，稍用力。

【引文】《幼科铁镜》："后溪推上，不减猪苓泽泻。"

### 3. 七节骨

【位置】腰部，第4腰椎至尾椎呈一直线。

【操作】推下七节骨：以拇指螺纹面桡侧或食、中两指螺纹面着力，自上而下直推。一般操作100~300次。

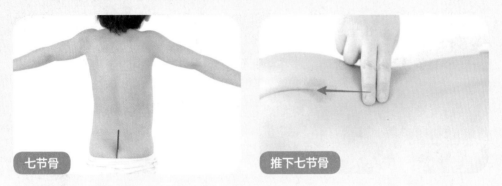

七节骨

推下七节骨

【功效】泻热通便。

【主治】常用于便秘、伤食等症。

【配穴应用】推下七节骨能导滞通便，可用于便秘、伤食泄泻、口臭等，多与泻大肠合用。同时，揉七节骨与补脾经、揉龟尾、摩腹并称为止泻四法，治疗各型泄泻都有较好作用。

【开宗明义】《幼科推拿秘书》云："七节骨……若痢疾，必先从七节骨往下擦之龟尾，以去肠中热毒，次日方自下而上也。"推下七节骨具有泻下作用，多用于治疗实热便秘、伤食、痢疾等病症。气虚所致的虚秘，虽便秘也不可多用推下七节骨，以防伤及脾阳。实热证所致的泄泻，虽泻也应选用推下七节骨以退热泻邪，邪出泻自止。若腹泻属虚寒者，不可用本法，以免滑脱。临证时须切记，不可见泻止泻、见秘通便，须辨清寒热虚实，分别论治。本穴操作时还可以蘸取凉水作为介质，以加强手法的泻热力量。另外，推下七节骨多用于实热证，临床还有一操作为推上七节骨，其以拇指螺纹面桡侧或食、中两指螺纹面着力，自下而上做直推法，该法与推下七节骨作用相反，具有温阳止泻的作用。推下七节骨操作时宜力度重、时间短、频率快，并注意与应用于虚证的推上七节骨（与推下七节骨操作方向相反）的力度轻柔、时间长、频率缓相区别。

【引文】《小儿推拿广意》："便秘者，烧酒在肾俞推上龟尾……泄泻亦要逆推，使气升而泄可止也。"

《幼科推拿秘书》："赤白痢，因血气两伤，有热有寒，宜调和为主，法宜分阴阳、运八卦、侧推大肠到虎口、补脾土、补肾水、揉脐及龟尾、擦七节骨。"“七节骨水泻，从龟尾向上擦如数，立刻即止；若痢疾，必先从七节骨往下擦之龟尾，以去肠中热毒，次日方自下而上也。"

### 四、常用于温法的核心特定穴

**1. 三关**

【位置】前臂桡侧缘，自腕横纹至肘横纹成一直线。

【操作】推上三关：操作者一手握持固定小儿手部，另一手食、中二指并拢，自腕横纹桡侧推向肘横纹桡侧，一般操作 100~500 次。

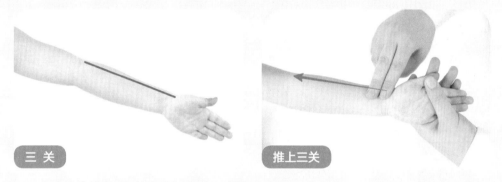

三 关　　　　　　　　　　　推上三关

【功效】温阳散寒，发汗解表，补气行气。

【主治】常用于阳气不足所致的四肢厥冷、食欲不振、吐泻等里寒证，也可用于风寒感冒或疹出不透等表寒证。

【配穴应用】推上三关性温热，主治一切虚寒病证，对非虚寒病证宜慎用。临床上治气血虚弱、阳气不足所致的食欲不振、疳积、吐泻等症，多与补脾土、补肾水、揉丹田、捏脊、摩腹等合用。对风寒感冒、怕冷无汗或疹出不畅等症，多与清肺经、开天门、掐揉二扇门等合用。此外，本穴对疹毒内陷、黄疸、阴疸等证亦有疗效。临床上治疗外感风寒感冒、咳嗽及疹出不透等，常与泻肺金、掐二扇门等合用。

【开宗明义】《厘正按摩要术》曰："推三关，蘸葱姜汤，由阳池推至曲池。主温性，病寒者多推之。"《小儿推拿秘诀》记载："人间发汗如何说，只在三关用手诀。"三关能温阳散寒，发汗解表，常与泻肺金、掐二扇门等配合应用以治疗外感风寒感冒、咳嗽及疹出不透等，此外，本穴还能温补下元，如《小儿按摩经》曰："肚痛多因寒气攻，多推三关运横纹，脐中可揉数十下，天门虎口法皆同。"故常与补肾水、摩关元配合应用治疗命门火衰、下元虚冷等证。另外，推上三关还能补气行气，常与补脾土等配合用于治疗气血虚弱、病后体虚等证。

津沽小儿推拿流派认为小儿为纯阳之体，生长发育旺盛，其阳气相对偏亢，加之小儿心肝有余，故易患热病，耗伤阴津，因此在治疗上不宜过用此穴，避免升散、温热太过。在临床治疗时，本穴常常与退下六腑合用，以调节寒热、阴阳，一般推上三关与退下六腑的操作数量比为 3∶1，补中有清。

【引文】《小儿按摩经》："肚痛多因寒气攻，多推三关运横纹，脐中可揉数十下，天门虎口法皆同。"

《小儿推拿秘旨》："三关出汗行经络，发汗行气是为先。"

《小儿推拿广意》："推上三关，推之通血气，发汗。"

《幼科推拿秘书》："男子左手，从鱼际推到曲池，女子从曲池推往鱼际在右手，皆大补之剂，大热之药也。"

《幼科铁镜》："男左手直骨背面为三关，属气分，推上，气行阳动，故为热为补。"

《厘正按摩要术》："推三关，蘸葱姜汤，由阳池推至曲池。主温性，病寒者多推之。"

### 2. 一窝风

【位置】手背腕横纹正中凹陷处。

【操作】揉一窝风：操作者用一手固定小儿手，使小儿掌面向下，另一手拇指或中指指端揉穴处，揉 100~300 次。

掐一窝风：操作者以一手拇指或食指掐之，掐 3~5 次。掐一窝风常与揉一窝风配合，称为掐揉一窝风，掐 3~5 次，揉 100~300 次。

【功效】温中行气，发散风寒，宣通表里，活血止痛。

【主治】常用于受寒所引起的腹痛、食积不化等症，也可用于风寒表证。

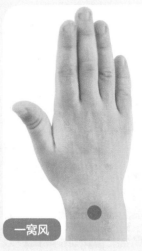

一窝风

【配穴应用】本穴为止腹痛要穴，可与拿肚角、摩腹合用。临床上治疗受寒引起的腹痛，常与拿肚角、摩中脘配合应用；治疗风寒感冒、寒痹等，多与推上三关、揉外劳宫等配合应用。

【开宗明义】《小儿推拿方脉活婴秘旨全书》云："一窝风，在掌根尽处腕中，治肚痛极效，急慢惊风。又一窝风，掐往中指尖，主泻。"一窝风是温法之代表穴，其温通力较强，是治疗腹痛的要穴，常与拿肚角、摩中脘配合应用以治疗受寒引起的腹痛。一窝风还可以发散风寒，宣通表里，治疗外感风寒或寒滞经络引起的痹痛，如常与推上三关、揉外劳宫等配合以治疗风寒感冒、寒痹等证。在治疗神志疾病时，多作为配穴使用，可与掐十宣、掐老龙、揉百会等合用。

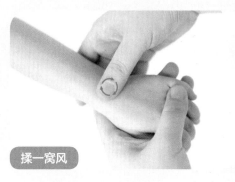

揉一窝风

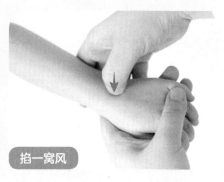

掐一窝风

【引文】《小儿按摩经》："掐一窝风，治肚疼，唇白眼白，一哭一死者，除风去热。"

《小儿推拿秘诀》："一窝风掐肚痛绝。"

《万育仙书》："掐一窝风，治久病腹疼，并慢惊及发汗。"

《小儿推拿广意》："一窝风，掐之止肚痛，发汗祛风热。"

《推拿抉微》："此穴在手背根尽处腕中，掐之治肚痛、唇白、急慢惊风。又掐此穴，兼掐中指尖，能使小儿吐。"

3. 外劳宫

【位置】在手背，与内劳宫相对，位于第3、4掌骨间凹陷中。

【操作】揉外劳宫：以一手固定小儿手，以另一手拇指揉之。一般操作 100~300 次。

掐外劳宫：用拇指指甲掐之，掐
3~5 次。

【功效】温阳散寒，温固下元，补虚退热。

【主治】常用于外感风寒所致的鼻塞流涕、恶寒肢冷、寒哮等，脏腑积寒所致的完谷不化、寒痢腹痛，还可用于治疗阳虚发热。

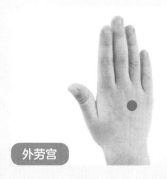

外劳宫

【配穴应用】临床上治疗外感风寒、鼻塞流涕，常与开天门、推坎宫、揉太阳、揉耳后高骨、推三关等合用。治疗脏腑积寒所致的完谷不化、寒痢腹痛，则常与推三关、补脾土、补肾经、揉脐、揉一窝风、推上七节骨等合用。

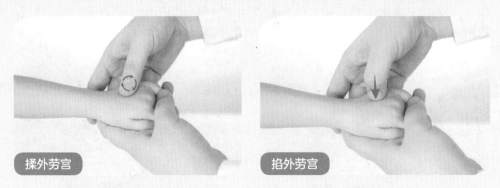

揉外劳宫　　　　　　　　　　掐外劳宫

【开宗明义】外劳宫为补元阳之主穴，其穴性温热，能内达外散，并且该穴温通之中又有收敛之力，不至温散太过，因而外寒、内寒之证均可选用。常与推上三关合用治疗风寒头痛、腹痛、肠鸣泄泻、完谷不化、大便色青等症。

《小儿推拿秘诀》中歌云："若是遍身热不退，外劳宫掐揉多些。""寒者热之，热者寒之"，为何已"身热"还要用"外劳宫"热上加热？小儿为稚阴稚阳之体，脏腑柔弱，易虚易实，易寒易热，肝常有余，脾常不足，多因饮食不节，寒温失调，损伤脾胃阳气，使之运化无权，出现完谷不化之腹泻及不思饮食等症。若腹泻日久，更伤脾阳，虚阳外越则发热，此时若以寒性穴位治疗，则更伤阳气，损及元阳，以致"遍身热不退"，当以"甘温除热"，因而选用外劳宫以温补阳气。

【引文】《小儿按摩经》："掐外劳宫，和脏腑之热气，遍身潮热，肚起青筋揉之效。"

《小儿推拿方脉活婴秘旨全书》："外劳宫止泻用之，拿此又可止头痛。""外劳宫，在指下，正对掌心是穴，治粪白不变，五谷不消，肚腹泄泻"。

《万育仙书》："掐外劳宫……掐而揉之……去痢疾。"

《幼科铁镜》："头疼肚痛外劳宫，揉外劳宫即见功。"

《保赤推拿法》："掐外劳宫穴法……脏腑积有寒风热气，皆能和解，又治遍身潮热，肚起青筋，粪白不变，五谷不消，肚腹膨胀。"

## 五、常用于清法的核心特定穴

### 1. 天河水

【位置】在前臂正面，腕横纹中点至肘窝一直线。

【操作】清天河水：操作者以一手持小儿手，使掌心向上，另一手食、中指指面自腕横纹中点向上推至肘窝。一般操作100~500次。

打马过天河：操作者以一手的中指或拇指指面揉内劳宫30~50次，然后用食、中二指由腕横纹起沿天河水一起一落拍打至肘窝，一般操作10~20次。

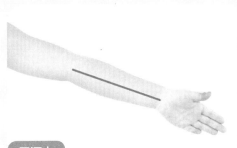

天河水

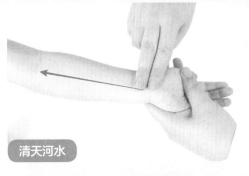

清天河水

【功效】清天河水：清热解表，透疹除烦，清泻胃火。打马过天河：清热镇惊。

【主治】清天河水：常用于外感、发热、恶风、汗出、潮热、盗汗、五心烦热、热哮、湿疹、夜啼等。打马过天河：常用于治疗高热、烦躁、神昏、抽搐等症。

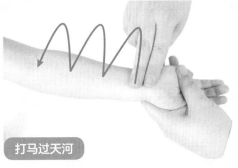

打马过天河

【配穴应用】清天河水临床上治疗外感、发热、恶风、汗出等外感风热者，常与开天门、推坎宫、揉太阳等合用；治疗五心烦热等，多与清心火、清肝木、揉二人上马、掐揉总筋、揉小天心等合用。打马过天河治疗实热、高热，多与退六腑、推脊等合用。

【开宗明义】《小儿按摩经》有穴位效用的相关描述，如："心经有热作痰迷，天河水过作洪池。""掐总筋，过天河水，能清心经。"天河水治疗各种热证，无论实热、虚热均适宜，其作用较平和，清热而不伤阴，因其又有透发作用，宜治疗外感热病，亦可治疗身热酸胀及脾胃积热等胃肠热盛证，正如《幼科铁镜》所述："天河引水，还同芩柏连翘。"打马过天河清热之力较清天河水更强，因其性大凉，操作次数不宜过多。《幼科推拿秘书》说天河水从小天心坎宫外一直到肘弯曲池，指出了天河水的源头流向和汇归。后天八卦中的坎宫在自然界主水，在人体内主肾，离宫在自然界中主火，在人体中主心，肾水和心火阴阳平衡才能保证人体的健康，清天河和打马过天河即是通过调整源头坎宫之水，以保证坎宫之水作用的发挥，从而达到清热之目的。

【引文】《小儿推拿方脉活婴秘旨全书》："心经热盛定痴迷，天河推过到洪池。"

《秘传推拿妙诀》："口渴是虚火，推天河水为主。""临晚啼哭，心经有热，清天河水为主。"

《小儿推拿秘诀》："口出臭气心经热，只要天河水清澈。上入洪池下入掌，万病之中都去得。"

《万育仙书》："天河水在总筋下中心，明目，去五心潮热，除口中疳疮。"

《小儿推拿广意》："天河水，推之清心经烦热，如吐宜多运。"

《幼科推拿秘书》："清天河，天河穴在膀膊中，从坎宫小天心处一直到手弯曲池……取凉退热，并治淋疴昏睡，一切火证俱妙。"

**2. 六腑**

【位置】在前臂尺骨下缘，自肘尖至腕横纹尺侧头一直线。

【操作】退下六腑：令小儿侧置其掌，手心向内，操作者以一手持小儿手，食指在下伸直，托小儿前臂，再以另一手食、中二指自肘尖推至腕横纹尺侧头。一般操作 100~500 次。

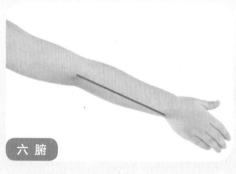
六 腑

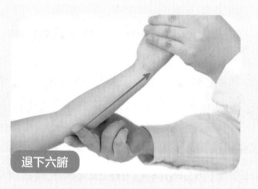
退下六腑

【功效】通腑泄热，凉血解毒。

【主治】常用于治疗高热惊厥、壮热烦渴、咽痛、痄腮、便秘、疹痘不消等邪入营血、脏腑郁热积滞、肿毒等病证。

【配穴应用】六腑在临床上主要用于退热、解毒消肿、清心豁痰时，多与清天河水、水底捞月相须为用。用于泻湿浊、消积导滞，治疗实热便秘、湿热泄泻时，常与泻大肠、揉板门、推下七节骨等配合应用。

【开宗明义】退下六腑长于通腑泄热，《幼科推拿秘书》有云："六腑穴，在膀之下，上对三关。退者，从肘肘处向外推至大横纹头，属凉，专治脏腑热，大便结，遍身潮热，人事昏沉，三焦火病，此为要着。"《小儿推拿秘诀》歌云："退下六腑冷如铁。"对于急性热证、高烧不退、痫证、咽喉肿痛，宜多推本穴，津沽小儿推拿常以本穴与清天河水、水底捞月相须为用，起到退热、解毒消肿、清心豁痰的作用。然此穴也非一味寒凉，同时有壮水制火、滋阴潜阳的作用，也可用于清虚热。推本穴能够通腑气，泻脏腑热，常配泻大肠以泻湿浊、消积导滞，用于治疗实热便秘、湿热泄泻。据古籍记载："退六腑为清凉散，男左六腑为八味顺气散。"推本穴还有降气化痰、行气通滞的作用，操作时手法宜稍重，治疗气机逆乱、痰涎壅滞、神志不清等。

小儿稚阴稚阳，易虚易实，易寒易热，若过用大寒、大热的手法则易伤阴、伤阳。《幼科铁镜》作者夏禹铸认为除大热大寒之证外，推上三关与退下六腑总是应结合使用，以使水火不偏，取水火相济之义。津沽小儿推拿流派遵以上原则，亦常将退下六腑与推上三关联合应用，以平衡阴阳，防止大凉大热损伤小儿正气，若以泻热为主，退下六腑与推上三关比例为 3∶1。

【引文】《小儿推拿方脉活婴秘旨全书》："六腑专治脏腑热，遍身潮热大便结，人事昏沉总可推，去病犹如汤泼雪。"

《小儿推拿秘诀》："口中插舌，乃心经有热，退六腑、水里捞明月、清天河为主。""饮食俱进，人事瘦弱，有盛火，退六腑、清天河水为主""鼻流鲜血，五心热，退六腑，清天河，捞明月，清心为主。"

《幼科推拿秘书》："六腑穴，在膀之下，上对三关，退者，从肘肘处向外推至大横纹头，属凉，专治脏腑热，大便结，遍身潮热，人事昏沉，三焦火病，此为要着。若女子，则从大横纹头向里推至曲池以取凉，在右手，医家须小心记之，不可误用，男女惟此不同耳。"

《幼科铁镜》："男左手直骨正面为六腑，属血分，退下则血行阴动，故为寒为凉。"

3. 内劳宫

【位置】掌心中，屈指时中指端与无名指端之间中点。

【操作】揉内劳宫：操作者一手持小儿手部以固定，另一手以拇指端或中指端揉之。一般操作 100~300 次。

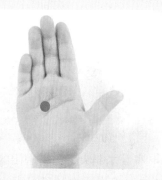

内劳宫

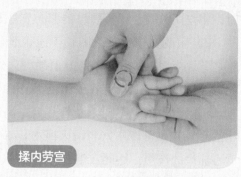

揉内劳宫

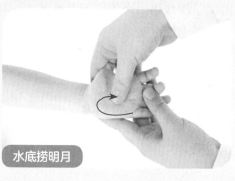

水底捞明月

水底捞明月：操作者一手持小儿手部以固定，用拇指或中指指腹自小指根运推，经小天心进入手掌内劳宫止，一般运 10~30 次。

【功效】揉内劳宫：清热除烦，息风凉血，镇惊安神。水底捞明月：清营退热。

【主治】揉内劳宫：主要用于因热而致的五心烦热、口舌生疮、烦渴、齿龈糜烂、便血、惊风、抽搐、夜啼等，有调治作用。水底捞明月：多用于高热神昏、热入营血、烦躁不安等。

【配穴应用】内劳宫在临床上主要用于治疗心经有热所致的五心烦热、口舌生疮、烦渴等症，多与清心火、清小肠、掐揉小天心、清天河水等合用。

【开宗明义】《小儿按摩经》曰："揉劳宫，动心中之火热，发汗用之，不可轻动。"内劳宫穴性寒凉，一切实热证均可用之，为清热、除烦的效穴，多配清天河水、清心火等，操作时在内劳宫滴一滴凉水，用口吹之，则清热力更强。《小儿推拿秘诀》中歌云："掐在心经与劳宫，热汗立至何愁雪。"可见此穴的清热之功。《幼科铁镜》云："水底捞月，便是黄连犀角。"可见本法有清心、泻火、退热之功，主治一切高热神昏、热入营血之证，亦有镇惊安神之效，主治烦躁不安。内劳宫穴与水底捞明月由于穴性寒凉，易损阳气，尤易伐伤脾胃之阳，故不宜久用。凡脏腑素阳气虚弱，大便溏泄，胃纳不佳者，气虚、血虚发热者，表邪未解，阳气被郁而发热者，以及真寒假热证均为所忌。

【引文】《小儿按摩经》："揉劳宫，动心中之火热，发汗用之，不可轻动。""运劳宫，屈中指运儿劳宫也，右运凉，左运汗"。

《小儿推拿秘诀》："不问大热与小炎，更有水底捞明月。"

《万育仙书》:"运内劳宫,屈中指运之,能动五脏六腑之气,左运汗,右运凉。"

《小儿推拿广意》:"内劳宫,属火,揉之发汗。"

《幼科推拿秘书》:"点内劳……退心热甚效。"

《小儿推拿辑要》:"一擦心经,二揉劳宫,推上三关,发热出汗,用之引开毛发孔窍。"

### 4. 小天心

【位置】手掌根,大小鱼际交接处。

【操作】揉小天心:操作者以一手托住小儿手,固定其4指,以另一手拇指或中指端揉该穴。一般操作100~150次。

掐小天心:以拇指甲掐3~5次。

捣小天心:用指尖或屈曲的指间关节捣10~30次。

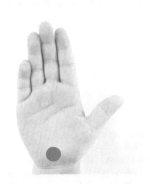

小天心

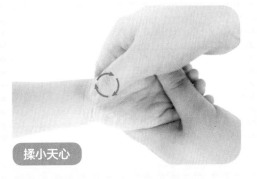

揉小天心

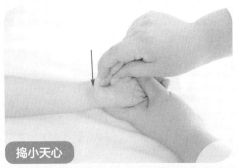

捣小天心

【功效】清心安神,利尿明目。

【主治】常用于心经有热导致的目赤肿痛、口舌生疮、小便短赤、惊风夜啼、抽搐不安等。

【配穴应用】小天心穴主要用于心经有热而致的目赤肿痛、口舌生疮、烦躁不安、手足心烦热,或心经有热,移热至小肠所致的小便短赤等症,常与清小肠经、清天河水通用。临床上用于除热镇惊、开心窍,多配合掐十宣;用于镇惊除烦、息内风,多配合泻肝木。

【开宗明义】小天心位于心包经经络循行上,大陵穴上方,《灵枢·经脉》曰:"是主脉所生病者,烦心,心痛,掌中热。"主要用于心经有热而导致的目赤肿痛、口舌生疮、烦躁不安或心经有热下移小肠所致小便短赤等，揉小天心能清热、镇惊、利尿、明目，同时又可镇惊安神，可用于惊风抽搐、夜啼、惊惕不安等证。揉小天心多配合掐十宣以除热镇惊，开心窍；掐（捣）小天心配合泻肝木可镇惊除烦，息内风。

【引文】《小儿按摩经》："掐小天心，天吊惊风，眼翻白偏左右，及肾水不通用之。""小天心能生肾水，肾水虚少须用意"。

《小儿推拿方脉活婴秘旨全书》："揉此以清肾水之火，眼翻上下，掐之甚妙。若绕天心，则已在分阴阳之内矣。"

《小儿推拿秘诀》："眼翻白，偏左右，拿二人上马，掐小天心为主。"

《小儿推拿广意》："小天心，揉之清肾水。"

《幼科铁镜》："儿眼翻上者，将大指甲在小天心向掌心下掐，即平。儿眼翻下者，将大指甲在小天心向总筋上掐即平。""眼翻即掐小天心，望上须将下掐平。若是双眸低看地，天心上掐即回睛。"

《推拿抉微》："涂蔚生曰，小天心即针灸之所谓大陵穴，属心包络，故能治风。然当系因热生风。"

## 六、常用于和法的核心特定穴

### 1. 手阴阳

【位置】仰掌，掌后腕横纹。近拇指端称阳池，近小指端称阴池。

【操作】手分阴阳：操作者用两拇指自掌后横纹中间向两旁分推到阴池、阳池，又称分推大横纹。一般操作 30~50 次。

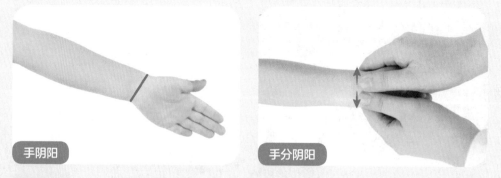

手阴阳　　　　　　　　　　手分阴阳

合阴阳：自两侧向总筋合推。一般操作 30~50 次。

【功效】平衡阴阳，调理寒热，调和气血。

【主治】常用以治疗寒热往来、烦躁不安、夜啼、遗尿、腹泻、呕吐等症。

【配穴应用】临床上常用以治疗心系病症，如小儿夜啼，以手分阴阳为基础穴之一，常配伍泻肝木、泻肺金、掐五指节，再根据寒热虚实配以不同穴位，诸如脾寒夜啼，与补脾土、拿肚角等合用；心热夜啼，与泻心火、揉内劳宫、掐五指节等合用；惊恐夜啼，宜与揉小天心、掐五指节等合用。

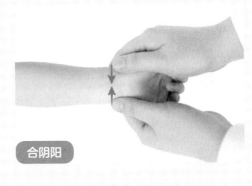

合阴阳

【开宗明义】《小儿推拿秘诀》曰："再推阴阳分寒热。"手分阴阳可以平衡阴阳，调理寒热，调和气血，其应用范围广泛，实热证可多分阴池，虚寒证可多分阳池。《厘正按摩要术》曰："法治寒热往来。将儿手掌向上，医用两手托住，将两大指于掌后中间，往外阴阳二穴分。阳穴宜重分，阴穴宜轻分，无论何法，均须用此。但寒证宜多分阳，热证宜多分阴，又不可不讲也。"临床上治疗汗证也常用手分阴阳平衡阴阳，而针对小儿尿频症，则以手分阴阳调和阴阳寒热。

【引文】《幼科推拿秘书》："阴阳者，手掌下，右阴池穴，左阳池穴也。"

《小儿推拿秘诀》曰："再推阴阳分寒热。"

《厘正按摩要术》曰："法治寒热往来。将儿手掌向上，医用两手托住，将两大指于掌后中间，往外阴阳二穴分。阳穴宜重分，阴穴宜轻分，无论何法，均须用此。但寒证宜多分阳，热证宜多分阴，又不可不讲也。"

## 2. 脊

【位置】后背正中，整个脊柱。

【操作】捏脊：操作者以捏法自下而上捏之。一般捏 3~5 遍。

推脊：操作者以食、中两指掌面着力，自上而下在脊柱上做直推。一般操作 100~300 次。

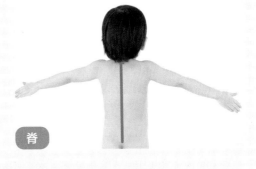

脊

【功效】捏脊：调阴阳，理气血，和脏腑，培元气。推脊：清热。

【主治】捏脊：常用于治疗疳积、厌食、腹泻、呕吐、便秘、咳喘、夜啼等症。推脊：常用于治疗感冒发热。

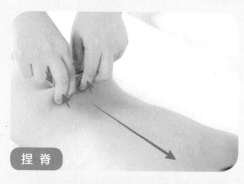

捏脊

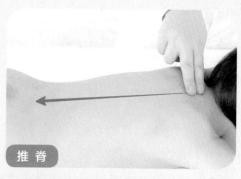

推脊

【配穴应用】捏脊在临床中既可保健，亦可治病，其效如中药的"甘草"，有调和诸药、总收之意。多在疾病缓解期、恢复期佐以捏脊，以和营养血，缓急平喘，并可配合补脾土、按揉足三里等。临床上治疗脾系病症以捏脊为基础治疗穴，如厌食病症中食滞胃脘，脾胃气虚，胃阴不足，肝气犯胃等，可根据证型配伍不同的穴位以调和气血。

【开宗明义】捏脊主要是刺激督脉，督脉贯脊属脑络肾，统率阳气，因此可以调理阴阳，培补元气。捏脊还可以作用于膀胱经，对五脏六腑的背俞穴有较大的刺激作用，因此可以调和脏腑、调理气血，通过调阴阳、理气血、和脏腑、通经络、培元气来调整五脏六腑的功能及气血的正常运行，从而达到祛病强身的目的。如临床治疗小儿五迟五软时，常以捏脊加补脾土、补肾水为基础治疗穴，再根据不同证型如肝肾亏虚、心脾两虚、痰瘀阻滞等选配穴位。经常给健康小儿捏脊，既可以提高小儿的抗病能力，还可使小儿变得更加聪明伶俐。津沽小儿推拿和法通过捏脊以调和脏腑，治疗肝脾、胃肠、肝胃不和之证。

【引文】《肘后备急方》："拈取其脊骨皮，深取痛引之，从龟尾至顶乃止。未愈更为之。"

《小儿推拿秘诀》："伤寒骨节疼痛，从此用指一路旋推至龟尾。"

《厘正按摩要术》："推骨节，由项下大椎，直推至龟尾，须蘸葱姜汤推之，治伤寒骨节疼痛。"

## 七、常用于消法的核心特定穴

### 1. 肚角

【位置】平卧，腹部脐之两旁，肋骨直下。

【操作】拿肚角：小儿仰卧，操作者用拇、食、中3指深拿，每次一般操作3~5次。

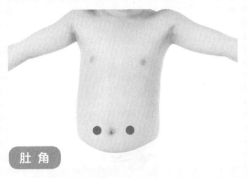

肚角

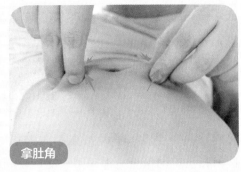

拿肚角

【功效】健脾和胃，理气消滞，缓急止痛。

【主治】常用于治疗各种原因导致的腹痛，以伤食痛、寒痛更宜。

【配穴应用】临床上治疗脾系病症常用拿肚角，如治泄泻一病，无论何种证型均可施以拿肚角以行气宽中止泻，便秘，无论是实是虚，均须以拿肚角行气配合穴位通便。治疗腹痛除拿肚角外，还须根据寒热虚实配以不同穴位，如治寒性腹痛，与补脾土、揉一窝风、揉外劳宫等合用；治伤食性腹痛，与补脾土、泻大肠、揉板门等合用；治虚寒腹痛，与补脾土、揉外劳宫、推上三关、运腹等合用。

【开宗明义】肚角穴是治疗气滞证及腹痛等症状的要穴，《小儿推拿秘诀》曰："按拿肚角用功夫，能除积滞和气血。"拿本穴能够去除食积，和解气血，疏通经络。作为津沽小儿推拿之消法核心特定穴，肚角为带脉与胆经的交会穴，拿肚角可行气导滞，为消食消积、通大便、止腹痛的要法。拿法刺激强度相对比较大，一般拿 3~5 次即可，每次时间不宜长。为了防止小儿哭闹影响治疗，拿肚角一般在其他手法完成后进行。

【引文】《小儿推拿秘诀》："肚角穴止泄，止腹痛，往上推止泄，往下推止痛。"

《小儿推拿广意》："肚角止涌泄。"

《小儿推拿直录》："肚角穴属大肠能止泻。"

《厘正按摩要术》："按肚角，肚角在脐之旁，用右手掌心按之，治腹痛，亦止泄泻。"

### 2. 内八卦

【位置】手掌面，以掌心（劳宫穴）为圆心，以圆心至中指根横纹内 2/3 和外 1/3 交界点为半径做圆，八卦

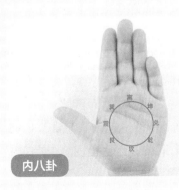

内八卦

穴即在此圆上。对小天心者为坎,对中指者为离,在拇指侧离至坎半圆的中心为震,在小指侧半圆中心为兑。共 8 个方位:乾、坎、艮、震、巽、离、坤、兑。

【操作】顺运内八卦:  操作者以一手握小儿 4 指,使掌心向上,同时拇指按住离宫,另一手食、中两指夹小儿拇指,以拇指自乾向坎至兑为一圈,周而复始地旋运。一般操作 100~500 次。

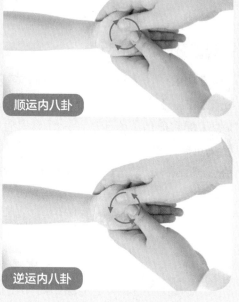

顺运内八卦

逆运内八卦:从艮宫起以逆时针的方向旋运至震宫止为一圈,周而复始地旋运。一般操作 100~500 次。

逆运内八卦

【功效】顺运内八卦:宽胸理气,止咳化痰。逆运内八卦:行气消食。

【主治】顺运内八卦:常用于咳嗽、胸闷气喘、腹胀。逆运内八卦:常用于乳食内伤、呕吐、痰喘。

【配穴应用】临床上用顺运内八卦治疗肺系病症。如治疗哮喘,以清肺金、顺运内八卦、揉五指节为基础治疗穴,再根据寒热虚实配以不同穴位,诸如发作期的寒喘,与揉外劳宫、推上三关等合用。咳嗽则以清肺金、顺运内八卦为基础治疗穴,亦通过寒热虚实辨证加以配穴。

逆运内八卦常用于治疗脾系病症。为治疗呕吐要穴,针对积滞呕吐、胃热呕吐、胃寒呕吐、夹惊呕吐,配合推按胃经皮部(腹部段)、摩建里等以和胃降逆,也可作为配穴参与治疗积滞型厌食,以加强消食化滞之功。

【开宗明义】临床上根据病证虚实寒热分别施以顺、逆运之操作。《小儿推拿秘诀》云:"凡运八卦开胸膈。"内八卦善理气宽胸,其顺运偏于理气化痰,逆运偏于降逆止呕。顺运内八卦常与掐四横纹、泻肺金、补肺金配伍操作,治疗咳嗽气喘、胸闷痰多;逆运内八卦与揉板门、揉腹合用,治疗呕吐、腹胀、泄泻等症。

【引文】《小儿推拿秘诀》:"凡运八卦开胸膈。"

《幼科推拿秘书》:"八卦在手掌上,中指根下是离宫,属心火,此宫不宜运动,恐运动心火,运法必用我大指覆按之。"

### 3. 四横纹

【位置】掌面食、中、无名、小指近侧指间关节横纹处。

【操作】掐四横纹:掌面朝上,操作者一手固定小儿4指,另一手用拇指指甲逐个掐本穴1~3次。

推四横纹:操作者以一手将小儿4指并拢、固定,用另一手拇指螺旋面从小儿食指推向小指。一般操作100~300次。

四横纹

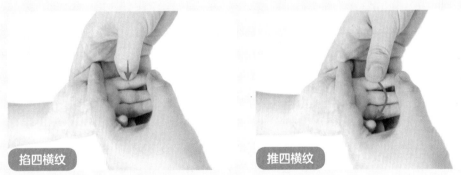

掐四横纹　　　　　　推四横纹

【功效】掐四横纹:退热除烦,消散瘀结,消疳除积。推四横纹:调中气,和气血,除胀满。

【主治】掐四横纹常用于治疗疳积、腹胀、厌食、消化不良、五迟五软、湿疹等。推四横纹常用于治疗胸闷痰喘、气血不和等。

【配穴应用】临床上治疗脾系病症中厌食以推四横纹、捏脊、运腹、补脾土为主,再根据寒热虚实配以不同穴位,诸如治疗食滞胃脘,与补脾土、泻大肠等合用,治疗脾胃气虚,与摩关元、运腹等合用,治疗胃阴不足,与揉二人上马、揉手背等合用,治疗肝气犯胃,多与泻肝木、推按肝经皮部(腹部段)等合用。以推四横纹配穴治疗伤食型腹痛可增强消食导滞之功。

【开宗明义】四横纹最早出自《小儿按摩经》,原文云:"四横纹和上下气,吼气腹疼皆可止。"《小儿推拿秘诀》亦云:"四横纹掐和气血。"掐、推四横纹均有理中行气、化积消胀、退热除烦的作用，可以治疗胸闷痰喘、腹胀、厌食、咳喘、发热、烦躁、肠胃湿热、肚腹疼痛等。另外四横纹为治疗疳积要穴，除掐四横纹外，亦可用三棱针点刺出血治疗。

【引文】《小儿按摩经》："四横纹和上下气，吼气腹疼皆可止。"

《小儿推拿秘诀》："四横纹掐和气血。"

《幼科推拿秘书》："四横纹，在食中无名小指指根下横纹，一名小横纹……盖因脏腑有热，口眼歪斜，嘴唇破烂，掐此退热除烦，且止肚痛。"

### 4. 五指节

【位置】掌背5指近侧指间关节。

【操作】掐五指节：操作者一手握住小儿手部，使其掌面向下，另一手拇指指甲依次掐5指近侧指间关节。一般掐3~5次。

揉五指节：操作者一手握住小儿手部，使其掌面向下，另一手拇指指甲依次揉5指近侧指间关节。一般操作30~50次。

掐揉五指节：一般用拇指指甲由小指或拇指依次掐之，继以揉之，各掐3~5次，揉30~50次。

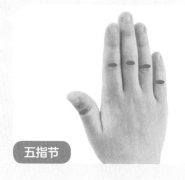
五指节

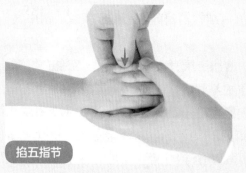
掐五指节

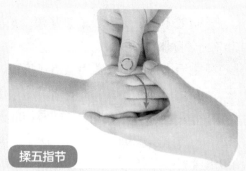
揉五指节

【功效】掐五指节：镇惊安神。揉五指节：燥湿祛风。

【主治】掐五指节：主要用于惊吓不安、夜啼、睡卧不安、惊风等。揉五指节：主要用于胸闷、痰喘、咳嗽等。

【配穴应用】临床上治疗肺系病症时，以揉五指节加清肺金、顺运内八卦为基础豁痰祛风，再根据寒热虚实配以不同穴位，如寒喘与揉外劳宫、推上三关、推揉膻中、推揉肺俞等合用。在心系病症治疗中，掐五指节有镇静安神作用，配合泻肝木、泻肺金、手分阴阳，可和解阴阳、调节心神。在治疗急惊风中惊恐痉厥时，掐五指节也是不可缺少的配穴。

【开宗明义】掐、揉五指节作用稍不同，《幼科铁镜》云："五指节上轮揉，乃祛风之苍术。"苍术可燥湿健脾，祛风散寒，由此可知揉五指节重在健脾燥湿，还兼有祛风的作用。掐五指节重在安神，但临床多掐后揉，既可安神，又可祛风，同时掐揉五指节还有益智功效，因此可作为日常保健手法。

【引文】《幼科铁镜》："五指节上轮揉，乃祛风之苍术。"

《小儿推拿秘诀》："小儿若是受惊吓，五指节掐莫停歇。"

《幼科推拿秘书》："掌背后五指节掐之，祛风化痰，苏醒人事，通关膈闭塞。"

## 八、常用于补法的核心特定穴

### 1. 二人上马

【位置】手背第 4、5 掌指关节后凹陷中。

【操作】揉二人上马：以一手托住小儿手，使掌心向下，以另一手拇指或中指揉之。一般操作 100~500 次。

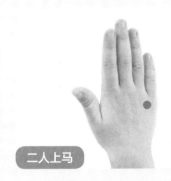

二人上马

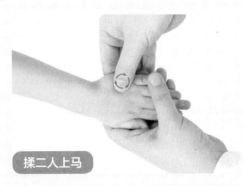

揉二人上马

【功效】补肾滋阴，利水通淋。

【主治】常用于肾阴不足所致的虚热、潮热烦躁、哮喘、遗尿、小便赤涩等。

【配穴应用】二人上马为补阴要穴，治疗肺系阴虚病证以二人上马为常用穴，再根据具体症状配以不同穴位。如治疗哮喘病属肺肾阴虚者，应以补肾养阴为原则，以揉二人上马、推揉肺俞为主穴，揉二人上马为补肾滋阴的代表手法，与推揉肺俞合用可滋补肺肾之阴治疗虚喘。脾系病症如胃热呕吐，属胃阴不足者，治疗佐以揉二人上马养阴和胃。肾系疾病如肾气不足型遗尿，配以揉二人上马以滋补肾阴。

【开宗明义】二人上马是滋阴补肾的要穴，专以补阴虚，还可利水通淋。二人上马出自《小儿按摩经》。《小儿推拿方脉活婴秘旨全书》曰："二人上马，在小指下里侧，对兑边是穴，治小便赤涩，清补肾水。"该穴与补阳虚之推上三关合用，一阴一阳，调和阴阳，补益气血。揉二人上马、清天河水共用可滋阴降火，清虚热；揉二人上马与补肾水、补脾土等配伍应用可滋肾阴，壮肾阳，培补先天、后天之本，用于治疗先天不足、后天失养、脏腑虚弱或功能低下等证。

【引文】《小儿推拿方脉活婴秘旨全书》："二人上马，在小指下里侧，对兑边是穴，治小便赤涩，清补肾水。"

《幼科推拿秘书》："掐之，清补肾水，治小肠诸气，最效。"

2. 手背

【位置】小儿手背处。

【操作】揉手背：以一手托住小儿手，使掌心向下，以另一手掌面揉之。一般操作 100~500 次。

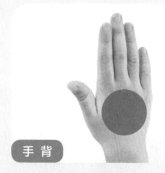

手 背

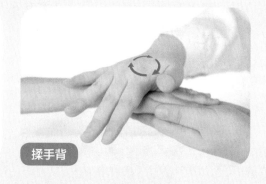

揉手背

【功效】养血柔肝。

【主治】常用于肝血不足所致双目干涩、夜惊多梦等症。

【配穴应用】揉手背主要用于治疗血虚、阴亏、肝旺之证。如作为配穴治疗胃阴不足型厌食，以养血柔阴；治疗惊恐痉厥型急惊风，以养血滋阴；治疗土虚木乘型及阴虚风动型慢惊风，以养血柔肝，舒筋止痉；治疗肝肾亏虚型近视，以养肝血，柔肝阴。

【开宗明义】小儿生理特点为肝心有余，脾肾常不足。津沽小儿推拿流派针对小儿这一生理特点，操作上注重补血揉手背，改善小儿肝旺血少症状。夏禹铸在《幼科铁镜》中提出："重揉手背，同乎白芍川芎。"白芍补虚兼泻肝火，使新血能生，川芎行气补血，因而重揉手背能起到养血柔肝的作用。

【引文】《幼科铁镜》："重揉手背，同乎白芍川芎。"

## 第三节　常用配穴

### 一、上肢部

**1. 十宣**（鬼城、指端、手十指头、十王）

【位置】十指尖指甲内赤白肉际处。

【操作】掐十宣：操作者以一手握小儿手，以另一手指甲逐指掐之。每指 3~5 次。

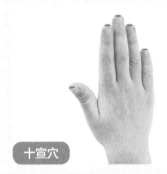

十宣穴

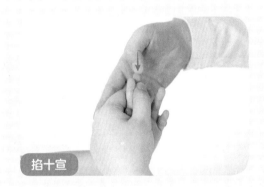

掐十宣

【功效】清热，醒神，开窍。

【主治】常用于治疗高热、惊风、抽搐、烦躁不安等症。

【开宗明义】十宣穴为经外奇穴，出自《备急千金要方》，原文云："邪病大唤，骂詈走，灸十指端去爪一分，一名鬼城。"《厘正按摩要术》云："十王在五指甲侧，能退热。"十宣是退热要穴，具有清热开窍的作用。十指为手阴阳经交会之处，小儿心肝有余，临床小儿高热极易引起惊厥，掐十宣有很好的退热、调和阴阳的作用。临床亦可采用十宣放血，以通经活血，开窍启闭。

【引文】《小儿推拿广意》："五指甲伦为十王穴。""十王穴，掐之则能退热。"

《厘正按摩要术》："掐十王。十王在五指甲侧，能退热。""十指尖为十王穴。"

《推拿指南》："此法能退热，十王穴在五指甲两侧，用右大指甲掐之，男左女右。"

《针灸孔穴及其疗法便览》："十宣，奇穴……三棱针或粗针刺出血。主治一切急性病之失神、吐泻、扁桃体炎、高血压，兼针人中、大椎、鸠尾穴治癫狂。"

### 2. 板门

【位置】手掌大鱼际处。

【操作】揉板门：操作者以一手持小儿手以固定，以另一手拇指端揉小儿大鱼际处，一般操作50~100次。

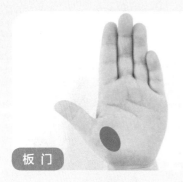

板 门

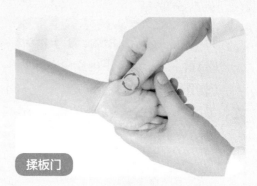

揉板门

【功效】健脾和胃，消食化滞。

【主治】常用于乳食停滞、食欲不振、腹胀、腹泻、呕吐、便秘、鼻炎等。

【开宗明义】板门穴被誉为"脾胃之门"，是小儿推拿治疗消化系统疾病的常用穴，最早记载于《小儿按摩经》，原文云："板门推向横门掐，止泻；横门推向板门掐，止吐。""揉板门，除气促气攻，气吼气痛，呕胀用之。"《幼科推拿秘书》曰："板门穴，在大指下，高起一块平肉如板处，属胃脘。"揉板门可运达上下之气，健脾和胃，有助小儿气血生化。推板门在呕吐和泄泻都可以使用，只是推拿的方向不同。揉板门治疗中焦气机不畅效果较佳。

【引文】《小儿按摩经》："板门推向横门掐，止泻；横门推向板门掐，止吐。""揉板门，除气促气攻，气吼气痛，呕胀用之。""板门穴，往外推之，退热，除百病；往内推之，治四肢掣跳。"

《小儿推拿方脉活婴秘旨全书》："板门，在大指节下五分，治气促，气攻，板门推向横纹，主吐；横纹推向板门，主泻。"

《幼科推拿秘书》："板门穴，在大指下，高起一块平肉如板处，属胃脘。"

《小儿推拿广意》："板门穴，揉之除气吼、肚胀。""推板门止小肠之寒气。"

《推拿抉微》："从横门推到板门能止儿吐。""从板门推到横门穴，能止儿泻。""在儿板门穴揉之，治气攻气吼气痛呕胀。"

### 3. 精宁、威灵

【位置】精宁：手背第4、5掌骨歧缝间。威灵：手背第2、3掌骨歧缝间。

【操作】掐精威、威灵：操作者以双手食、中二指夹持小儿手腕，两手拇指端分别掐揉精宁、威灵二穴。一般掐1揉3，操作5次。

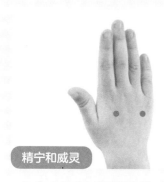

精宁和威灵

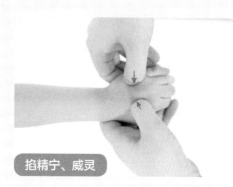

掐精宁、威灵

【功效】镇惊醒神，开窍化痰，行气散结。

【主治】常用于治疗高热神昏、急惊风、慢惊风、头痛等症。

【开宗明义】《小儿推拿方脉活婴秘旨全书》云："威灵穴……遇卒死症，摇掐即醒。精宁穴……治痰壅，气促，气攻。"威灵醒神作用较强，常用于治疗神昏等急症，急则治标用之。精宁善消坚破结，化痰，故易耗气血，故虚者慎用。临床精宁、威灵应根据病情，合理应用。《小儿推拿广意》云："小儿手不能屈伸者，风也，宜威灵穴揉之。"临床亦可用威灵穴治疗小儿手指活动不利。

【引文】《小儿按摩经》："掐精宁穴，气吼痰喘，干呕痞积用之。""掐威灵穴，治急惊暴死。"

《小儿推拿方脉活婴秘旨全书》："精宁穴在四指、五指夹界下半寸，治痰壅，气促，气攻。""威灵穴在虎口下，两傍歧，有圆骨处。遇卒死症，摇掐即醒。"

《小儿推拿广意》："精宁，掐之能治风哮，消痰食痞积。威灵，掐之能救急惊卒死，揉之即苏醒。""掐精宁，治气喘，口歪眼偏，哭不出声，口渴。""威灵穴救卒暴死，精宁穴治咳啰逆。""小儿手不能屈伸者，风也，宜威灵穴揉之。"

《小儿推拿直录》："精灵，掐而揉之，消痰痞积，胸隔气喘。"

《保赤推拿法》："掐精灵穴法，此穴在手背无名指小指夹界上半寸，掐之治痰喘、气吼、干呕、痞积。"

《厘正按摩要术》："揉威灵，治卒亡。"

《秘传推拿妙诀》："干呕，掐精宁穴为主。"

### 4. 胃经

【位置】拇指掌面近掌端第1节或大鱼际桡侧缘赤白肉际由掌根至拇指根呈一直线。

【操作】泻胃经：操作者一手持小儿拇指以固定，另一手以拇指螺纹面沿小儿大鱼际桡侧缘从掌根向拇指根方向直推。一般操作 100~500 次。

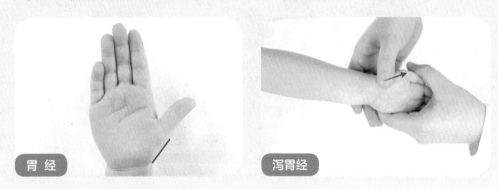

胃 经　　　　　　　泻胃经

【功效】清胃，降逆，通腑。

【主治】常用于消化不良，腹胀纳呆等脾胃虚弱证，或用于便秘、脘腹胀满等实证。

【开宗明义】"胃以降为顺"，泻胃经能清脾胃湿热，泻胃火，和胃降逆，用于治疗胃气不和、胃肠积热所引起的恶心呕吐、呃逆、脘腹胀满、便秘、纳呆、发热烦渴等症，临床多与泻大肠、退六腑、推天柱骨、揉天枢、推下七节骨合用。也可治疗胃火上逆引起的牙痛、衄血等症。"六腑者，传化物而不藏，故实而不能满也。"胃乃六腑之一，实证居多，又小儿脾常不足，运化功能不足，多食积，故临床少用补胃经，如需补以补脾经代之。

【引文】《厘正按摩要术》："大指端脾，二节胃。"

### 5. 小肠

【位置】小指尺侧缘，指尖至指根呈一条直线。

【操作】泻小肠：操作者一手持小儿小指以固定，另一手以拇指指端由小儿指根推向指尖。一般操作 100~500 次。

补小肠：由小儿指尖推向指根。一般操作 100~500 次。

【功效】泻小肠：清热利尿，分清别浊。补小肠：温补下焦，缩尿。

【主治】常用于多尿、湿疹、泄泻等。

【开宗明义】泻小肠可治疗下焦湿热证，如小便短赤不利、尿闭、水泻等。心与小肠相表里，"心合于小肠"，若心经有热，热移小肠引起小便不利，可以与清天河水合用以加强清热利尿效果。补小肠可治疗下焦虚寒引起的遗尿、多尿，可与关元、补肾经合用。

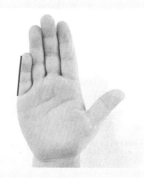

小　肠

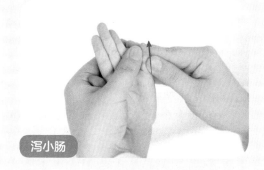

泻小肠

【引文】《幼科推拿秘书》："小肠穴，在小拇指外边。"

《小儿推拿学概要》："本穴治小儿泄泻最效，不但能利小便，同时能分清降浊。"

《推拿三字经》："小便闭，清膀胱，补肾水，清小肠（小肠心之府，心气一动，肺气一行，化物出事）。"

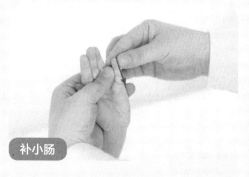

补小肠

6. 肾顶

【位置】小指顶端。

【操作】揉肾顶：操作者一手持小儿小指以固定，另一手中指或拇指端按揉该穴。一般操作 100~500 次。

【功效】固表止汗。

【主治】常用于治疗自汗、盗汗或大汗淋漓不止等症。

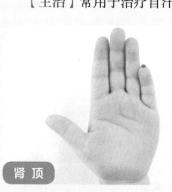

肾　顶

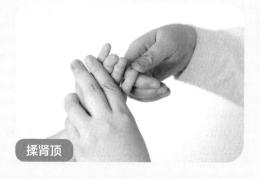

揉肾顶

【开宗明义】按揉肾顶穴有固表止汗、收敛元气的作用，同时也可补肾壮骨，治肾虚骨弱、解颅等。肾脏为先天之本，临床上往往通过"补先天而实后天"，因此津沽小儿推拿常将此穴与肾经穴配合使用，联合腰骶部横擦，共同发挥调理脏腑的作用，以扶正培元，调理脾胃，通经活络。

【引文】《小儿推拿学概要》："功用收敛元气，固表止汗。"

《医学衷中参西录》："多汗加揉肾顶。"

### 7. 掌小横纹

【位置】小指尺侧，指根与掌横纹间横纹处。

【操作】揉掌小横纹：操作者一手持小儿手以固定，另一手中指或拇指端按揉该穴。一般操作 100~500 次。

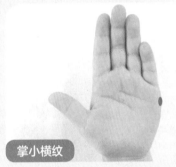

掌小横纹

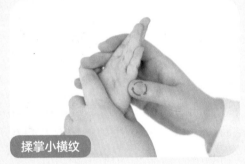

揉掌小横纹

【功效】化痰止咳，开胸散结，疏肝解郁。

【主治】常用于治疗咳嗽、痰喘、五迟五软等症。

【开宗明义】《小儿推拿广意》曰："小横纹，掐之退热除烦，治口唇破烂。"掌小横纹除用于治疗咳嗽、痰喘等症，还有清热作用，推、掐本穴治疗脾胃热结、口唇破烂及腹胀等症效佳。

【引文】《小儿推拿广意》："小横纹与肾水节。往上而推为之凉。往下而推为之热。""小横纹，掐之退热除烦，治口唇破烂。"

《小儿推拿学概要》："本穴为治喘咳、口舌生疮等症的效穴，肝区疼痛时，揉之亦有效果。"

### 8. 肘肘

【位置】在肘关节尺骨鹰嘴突处。

【操作】摇肘肘：操作者一手固定小儿臂肘，另一手拇、食 2 指叉入虎口，同时用中指按小鱼际中心，屈小儿之手，上下摇之。摇 20~30 次。

【功效】通经活血，顺气化痰。

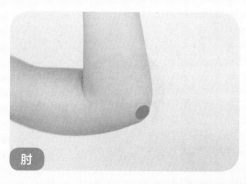

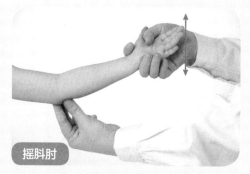

肘

摇肘肘

【主治】常用于治疗脘腹痞满、胀痛等症。治疗痞积时与补脾土、掐揉四横纹同用。本穴一般不单用。

【开宗明义】《小儿按摩经》云："天门虎口揉肘肘，生血顺气皆妙手。""肘肘走气，以一手托儿肘肘运转，男左女右，一手捉儿手摇动，治痞。"肘肘具有明显的理气顺气作用，临床上治疗中上焦气机不畅诸证疗效甚佳。《小儿推拿广意》曰："推拿手部次第，一推虎口三关……八运肘肘。"临床一般作为小儿推拿结束手法。

【引文】《小儿按摩经》："用右手大指掐儿虎口，中指掐住天门，食指掐住总位，以左手五指聚住揉肘肘，轻轻慢慢而摇，生气顺气也。""天门虎口揉肘肘，生血顺气皆妙手。"

《厘正按摩要术》："左手托儿肘肘运动，右手持儿手摇动，能治痞。"

《儿科推拿疗法简编》："医者先以左手拇、食、中三指托患儿肘肘，再以右手拇、食二指叉入虎口，同时用中指安定天门穴，然后屈患儿之手上下摇之。摇二十至三十次。效用，顺气、和血、通经、活络。"

《小儿推拿广意》："推拿手部次第，一推虎口三关，二推五指尖，三捻五指尖，四运掌心八卦，五分阴阳，六看寒热推三关六腑，七看寒热用十大手法而行，八运肘肘。"

## 二、头面部

### 1. 百会

【位置】头顶中央，两耳尖连线与头顶正中线交点处。

【操作】揉百会：操作者以拇指或中指指端适当用力揉之。一般操作100~300次。

【功效】安神益智，升举阳气。

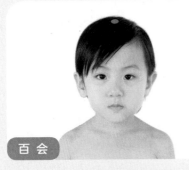

百会

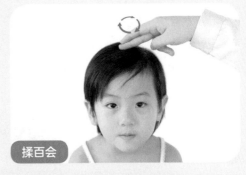

揉百会

【主治】常用于治疗小儿阳虚所致遗尿、泄泻，也常用于保健益智。

【开宗明义】百会为成人、小儿都有的穴位。《说文解字》曰："百，十十也"，乃众多之称，会，有会合之义。因本穴在人体至高正中之处，百脉百骸皆仰望朝会于此，百即百脉，会即交会，此穴在颠顶部，是足三阳、足厥阴和督脉等众多经脉交会之处，故名百会。《针灸大成》云："犹天之极星居北。"故百会安神益智功效甚佳，且升提阳气，平素可作为小儿保健穴位使用。

【引文】《幼科铁镜》："百会由来在顶心，此中一穴管通身，扑前仰后歪斜痫……腹痛难禁还泻血，亦将灸法此中寻。"

《幼科推拿秘书》："百会穴在头顶毛发中，以线牵向发前后左右重。"

《圣济总录》："治头风肿痒，脑热生疮，目暗赤痛，摩顶立成膏方……用少许，于前顶连牵囟百会两鬓处，涂摩数百遍，能引散热毒气。"

《小儿推拿学概要》："本穴治疗脱肛、慢性消化不良，效果显著。但在患儿有呕吐、恶心及痢疾有里急后重时应用此穴，能使病情加重，故须注意。"

2. 天门（攒竹）

【位置】两眉中间至前发际呈一直线。

【操作】开天门：操作者以两拇指指端自下而上交替从眉心直推至前发际处。一般操作 30~50 次。

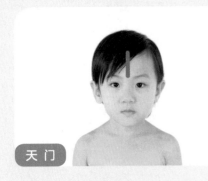

天门

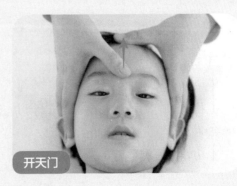

开天门

【功效】疏风解表，开窍醒脑，通利鼻窍。

【主治】多用于外感发热、头痛、鼻塞等症。

【开宗明义】开天门多与推坎宫、运太阳、运耳后高骨合用，称为头面四大手法。开天门有明显的发汗作用，故体质虚弱、出汗较多的患儿慎用。此穴在头面部，有显著的益智功效，临床可作为小儿增智的保健手法。

【引文】《小儿推拿广意》："推攒竹，医用两手大指自儿眉心交替往上直推是也。"

《保赤推拿法》："开天门法，凡推，皆用葱姜水，浸医人大指，若儿病重者，须以麝香末粘医人指上用之，先从眉心向额上推二十四数，谓之开天门。"

《厘正按摩要术》："推攒竹法，法治外感内伤均宜。医用两大指，春夏蘸水，秋冬蘸葱姜，和真麻油，由儿眉心，交互往上直推。"

《推拿指南》："此法亦名开天门，治外内伤，无论何症于推坎宫后，须推之。攒竹穴，一名始光，亦名光明，在额处，用两大指侧，由两眉之中，交互向上直推之。"

《幼科铁镜》："用葱姜煎汁浸染医人大指，先从眉心向额上推至二十四数。""一年之气二十四，开额天门亦此义。"

### 3. 坎宫

【位置】自眉头至眉梢呈一横线。

【操作】推坎宫：操作者以两拇指指端从眉心向两侧眉梢分推。一般操作30~50次。

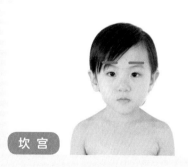

坎宫

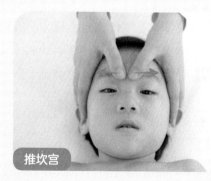

推坎宫

【功效】疏风解表，开窍醒脑，通利鼻窍。

【主治】多用于外感发热、头痛、鼻塞等症，还可用于治疗目赤肿痛。

【开宗明义】常用于治疗外感风寒所致发热、头痛、咳喘、鼻塞等症，以疏风解表，多与推攒竹、揉太阳、揉耳后高骨组成"治外感四大手法"配合应用；

若用于治疗目赤痛，多与清肝木、掐揉小天心、清天河水、推涌泉等合用。此外，本穴还可促进眼睛局部血运，濡养明目，或运用掐法或点刺放血，以增强疗效。

【引文】《小儿推拿广意》："推坎宫，医用两大指自小儿眉心分过两旁是也。"

《厘正按摩要术》："推坎宫法，法治外感内伤均宜。医用两大指，春夏蘸水，秋冬蘸葱姜，和真麻油，由小儿眉心上，分推两旁。"

4. 太阳

【位置】眉梢后凹陷处。

【操作】揉太阳：操作者以两拇指或中指指腹揉该穴。一般操作 30~50 次。

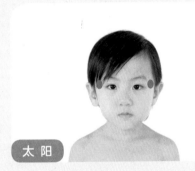
太阳

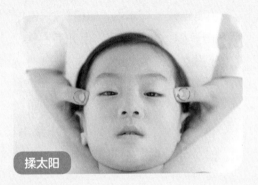
揉太阳

【功效】疏风解表，清热明目，通窍止痛。

【主治】多用于外感发热、头痛、鼻塞等症。

【开宗明义】此穴名为"太阳"，属经外奇穴。《保赤推拿法》曰："治女揉太阴穴发汗，若发汗太过，揉太阳穴数下以止之。治男揉太阴穴反止其汗。""治男揉太阳穴发汗，若发汗太过，揉太阴穴数下以止之。治女揉太阳穴反止汗。"

揉太阳主要用于治疗外感表证、头痛等，可以疏散风热，清利头目，若属外感表实头痛用泻法，若为外感表虚、内伤头痛用补法。揉太阳还可促进眼睛局部血运，濡养明目，治疗弱视。

【引文】《小儿推拿直录》："凡运太阳者，医用两大指运小儿太阳，往耳转者为泻，往眼转者为补是也。"

《小儿推拿广意》："太阳青色始方惊，赤主伤寒红主淋，要识小儿疾病笃，青筋直向耳中生。""太阳二穴属阳明，起手拿之定醒神。"

《保赤推拿法》："分推太阳穴太阴穴法，于开天门后，从眉心分推至两眉外梢。"

《厘正按摩要术》："太阳青，主惊风。"

5. 迎香

【位置】鼻翼外缘中点，鼻唇沟中。

【操作】揉迎香：操作者以食、中二指或两中指指端置于该穴揉之。一般操作 20~30 次。

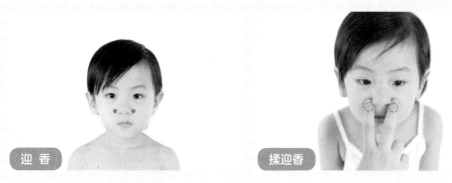

迎 香

揉迎香

【功效】宣通鼻窍。

【主治】常用于各种原因引起的鼻部不适，如鼻塞、流涕、喷嚏等。

【开宗明义】迎香穴属于手阳明大肠经，肺与大肠相表里，且紧邻鼻腔，在鼻翼外缘中点旁。所谓"迎香"，即迎接香味之意。"不闻香臭从何治，迎香二穴可堪攻"，指明本穴的最直接效果。按摩迎香穴能疏通局部阻滞之经气，通鼻窍，是治疗各种鼻部症状的要穴，如治疗感冒或慢性鼻炎等引起的鼻塞流涕、呼吸不畅，多与清肺金、拿风池等合用，配合治外感"四大手法"则效果更好。

明代万全《育婴家秘·肾脏证治》说："五脏以胃气为本，赖其滋养……如五脏有病，或补或泻，慎勿犯胃气。"小儿易感，以外感时邪和肺、脾二脏病症为多见。小儿卫外机能不固，外邪每易从表而入，侵袭肺系。脾胃为后天之本，主运化水谷和输布精微，为气血生化之源，同时脾与肺为母子关系，脾主运化，赖肺气输布以滋养，肺主气化，赖脾之精微而充养，故两者容易互相影响，在临床上相互为病。迎香穴作为阳明经穴，手阳明大肠经与手太阴肺经相表里，足阳明胃经与足太阴脾经相表里，通过点按迎香穴，刺激腧穴，调节经络功能，促进营养物质的消化吸收，提高机体免疫力，使脾胃健旺，气血通达，阴平阳秘，从而达到促进儿童生长发育、减少疾病发生的目的。

【引文】《按摩经》："口眼俱闭，迎香泻。"

《推拿三字经》："流清涕，风寒伤，蜂入洞，鼻孔强，若洗皂，鼻两旁。"

《幼科推拿秘书》："黄蜂入洞，此寒重取汗之奇法也。洞在小儿两鼻孔，我食将二指头，一对黄蜂也。其法屈我大指，伸我食将二指入小儿两鼻孔揉之，如黄蜂入洞之状。"

### 6. 四白

【位置】双目平视前方，瞳孔直下约 1 寸。

【操作】揉四白：操作者以两拇指置于该穴揉动。一般操作 20~30 次。

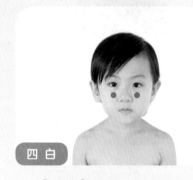
四白

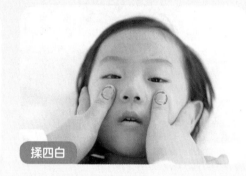
揉四白

【功效】养肝明目。

【主治】常用于近视、弱视、斜视以及干眼症、畏光等。

【开宗明义】本穴位于眼眶下，可促进眼睛局部血运，濡养以明目。频繁眨眼多由气血亏损以致肝脾筋脉失养而致，肝主筋，风性动，血虚则生风犯胞睑，则胞睑瞤动。四白穴属足阳明胃经，"四"指四方，四野，"白"有光明之意，主目疾，因可使目明四方，四野广阔，故称"四白"。主治目赤痛痒、目翳、口眼歪斜、眼睑瞤动、头痛眩晕。四白穴正位于眼轮匝肌部位，通过刺激四白穴可阻断眼轮匝肌的抽搐或痉挛性反射，使频繁眨眼恢复正常。因此，按摩四白穴可以治疗小儿目瞤。

【引文】《针灸甲乙经》："目痛口僻，戾目不明，四白主之。"

## 三、躯干部

### 1. 风池

【位置】枕骨下，当胸锁乳突肌与斜方肌上端之间的凹陷处。

【操作】揉风池：操作者一手轻扶小儿前额部，使小儿头部相对固定，另一手拇指与食、中两指相对拿而揉之。一般操作 100~500 次。

【功效】祛散风寒，发汗解表。

【主治】多用于各种感冒、鼻塞流涕等症，还可用于头目诸疾，如头昏、头痛、项强、目赤肿痛、迎风流泪、鼻塞、耳鸣等。

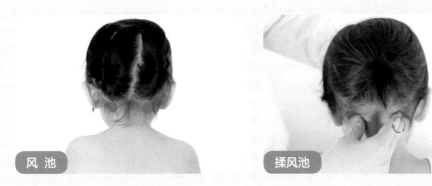

风　池　　　　　　　　揉风池

【开宗明义】巢元方在《诸病源候论》中首先提出了养小儿应"慎护风池"。巢氏强调对婴儿保暖，特别是风池处避免受凉的重要性，提出了防寒的措施，可用灸法。本穴是风邪入脑之冲要，又是治风之要穴，居胸锁乳突肌和斜方肌停止部的凹陷中，是邪出入之处，凹陷如池，故名。

风池主要用于治疗头面诸疾，以治外风与内风为擅长。"风邪袭人，表先受之"，阳维主表，风池是足少阳胆经与阳维的交会穴，故能治外风。"诸风掉眩，皆属于肝"，少阳胆经与厥阴肝经为表里经，水不涵木引发肝风内动之内风，为风池主治之所长。此穴可疏散风热，清利头目，治疗头项强痛、目眩、鼻衄、热病汗不出。同时，风池还能发汗解表，祛风散寒。本穴发汗效果显著，重揉风池往往能立见汗出，若再配合推攒竹、掐揉二扇门等，发汗解表之力更强，多用于治疗感冒头痛、目赤痛、鼻塞不通、发热无汗等表实证。表虚者不宜掐风池。拿揉风池亦可治疗落枕、项背强痛等症，还可配合局部揉法，以祛风散寒，解痉止痛。风池穴也是临床治疗眼疾的常用腧穴，属足少阳胆经，为手、足少阳经、阳维脉和阳跷之会，可治疗儿童眼疾。

【引文】《诸病源候论·养小儿候》："儿皆须著帽，项衣取燥，菊花为枕枕之……微汗不瘥，便灸两风池及背第三椎、第五椎、第七椎、第九椎两边各二壮，与风池凡为十壮，一岁儿七壮，儿大者，以意节度，增壮数可至三十壮，唯风池特令多，七岁以上百壮。"

《幼幼新书·小儿初生将护法第二》："卫颅囟之天，杜风池之邪，浴之以通血脉，哺之以助谷神，皆所以养冲和也。"

2. 大椎

【位置】在后正中线上，第 7 颈椎棘突下凹陷中。

【操作】挤大椎：操作者以双手拇指、食指对称用力，将大椎穴周围皮肤捏起，进行捏挤，至周围皮肤出现紫红瘀斑为度。

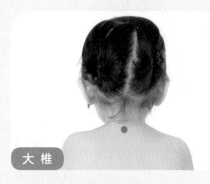

大 椎

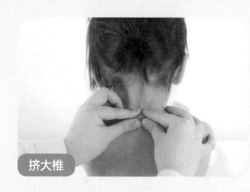

挤大椎

【功效】清热解表。

【主治】常用于治疗感冒发热等病症。

【开宗明义】按揉大椎可疏散风热、清肺利咽、清利头目、祛风止惊，常用于治疗感冒发热、项强、咳嗽等病症。以屈曲的食指、中指蘸清水在穴位上提捏，至局部皮下出现轻度瘀血为止，治疗百日咳有一定的疗效。《针灸甲乙经》称大椎穴乃"三阳督脉之会"，大椎为督脉经穴，督脉为阳脉之海，诸阳脉会合于督脉，刺激大椎能疏散在表之阳邪以解热。大椎位于背部，背为阳，本穴为阳中之阳，古籍早有"泻大椎退热"的记载，因暑热属阳，阳主表，凡外感热病，皆由表起，在大椎穴拔罐，施以刮法，能开通诸阳之会，解热泄暑，发汗解表，使暑热豁然而解。

大椎穴还可以施以灸法，督脉总督一身之阳，大椎穴是督脉位于体表之主要穴位，温灸大椎穴可以温养阳气，具有温经通阳散寒的作用，治疗上呼吸道感染引发的患儿寒战之症。

异位性皮炎病程长、难治愈，患者痛苦。此病儿童多发，与儿童阳气升发不足有关，阳不固表，则易出现皮肤瘙痒、皮疹等皮肤异样表现，大椎乃阳气充足之处，通过刺激穴位，可让阳气升发起来，以达到治疗效果。

手法刺激大椎穴可调整阴阳，活血化瘀通络，解除局部神经血管的压迫，促进颈项部的血液循环，从而缓解眼和脑供血相对不足状态，治疗青少年近视。

3. 天柱骨

【位置】颈部，颈后发际正中至大椎穴呈一线。

【操作】推天柱骨：操作者一手轻扶小儿头部，使小儿头部相对固定，另一手食、中指并拢，用指腹自上向下直推。一般操作 100~300 次。

【功效】祛风清热，降逆止呕。

【主治】常用于风热感冒、肺热咳喘、咽喉不利等，还可用于呕吐、恶心等胃气上逆之证。

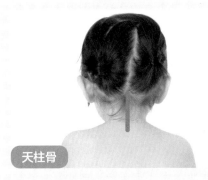

天柱骨

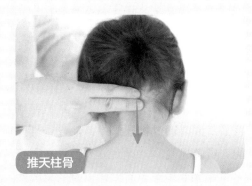

推天柱骨

【开宗明义】《灵枢·岁露》云："邪客于风府，病循膂而下，卫气一日一夜，常大会于风府……故每至于风府则腠理开，腠理开则邪气入，邪气入则病作。"因为天柱骨穴与风府穴（邪会于风府，卫气会于风府）、大椎穴（诸阳之会）相近，而且本穴位于颈后，位当太阳经之分野，太阳为六经之藩篱，故推拿本穴可起到发汗解表、宣通卫阳的作用，可以独推天柱骨穴治疗外感发热。

本穴还可行气降逆止呕，泻热，治疗恶心、呕吐，多与从横纹推向板门、揉中脘等合用；治疗外感发热，多与拿风池、掐揉二扇门等合用；治疗风热外感发热、咽痛等症，多与掐揉少商、重推脊、清天河水等同用。用刮法多以汤匙边蘸姜汁、凉水或麻油，自上向下刮至局部皮下有轻度瘀血，可治暑热发痧等症。

【引文】《幼科推拿秘书》："天柱，即颈骨也。"

4. 肩井

【位置】肩上，大椎与肩峰端连线中点的筋肉处。

【操作】拿肩井：小儿取坐位，操作者以拇指与食、中二指相对着力，稍用力，一松一紧交替提拿该筋肉处 3~5 次。

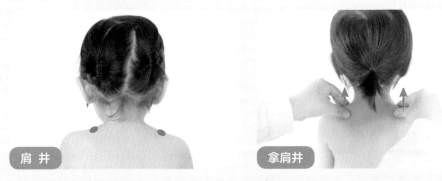

肩井

拿肩井

【功效】发汗解表，宣通气血，通窍行气。

【主治】多用于外感发热，以及作为结束手法以起到宣通一身气血的作用。

【开宗明义】肩井穴位于肩上，是大椎与肩峰连线的中点，属于足少阳胆经。《幼科铁镜》中有云："肩井穴是大关津，掐此开通血气行，各处推完将此掐，不愁气血不周身。"拿肩井宣通气血、发汗解表之力在儿科体现尤为明显，与成人相比，小儿脏腑之气更加清灵，随拨随应，对很多外治法的治疗反应更加灵敏。肩井位于肺尖之上，拿肩井以宣通肺气，肺气得宣，则升降有度，喘息自平。同时通过物理作用，促进肺部微循环，以恢复肺的宣发肃降、吐故纳新功能，可疏通气血，并助解表，宣通周身气血。

临床上多作为治疗结束时的总收法，常与推攒竹、分推坎宫、运太阳、揉耳后高骨等手法相配合治疗外感无汗；也可配合拿曲池、拿合谷治疗产伤所致的一侧臂丛神经麻痹，症见上肢抬举不利、肌性斜颈等。该穴还具有良好的发汗解表退热功效，在该穴位施以刮痧治疗，治疗后1小时即可取得明显降温效果。

【引文】《幼科铁镜》："肩井穴是大关津，掐此开通血气行，各处推完将此掐，不愁气血不周身。"

《厘正按摩要术》："按肩井，肩井在缺盆上，大骨前寸半。以三指按，当中指下陷中是。用右手大指按之，治呕吐发汗。"

## 5. 膻中

【位置】胸骨正中，两乳头连线中点。

【操作】推揉膻中：操作者中指或食指指腹置于穴位上按揉，再以两拇指自穴中向两旁分推至乳头。一般揉1~2分钟，推100次。

【功效】宽胸理气，止咳化痰。

【主治】常用于治疗胸闷、咳嗽、痰喘等症。

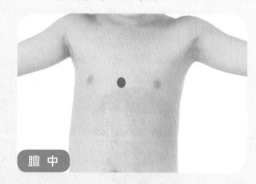

膻中

【开宗明义】膻中为任脉穴位，心包募穴，八会穴之气会。膻中为心包络经气聚集之处，是任脉、足太阴、足少阴、手太阳、手少阳经的交会穴，又是宗气聚会之处。《难经·四十五难》曰："气会三焦外，一筋直两乳内也。"清代徐灵胎《难经经释》云："三焦外，谓在焦膜之外；两乳内，谓两乳之中，任脉之所过，即膻中也。"

小儿乃"稚阴稚阳"之体，脏腑娇嫩，形气未充，发病容易，传变迅速，尤其表现在肺、脾、肾方面。而其中肺为娇脏，一旦卫外功能不固，则更易受邪侵袭，六淫外邪无论从口鼻而入，还是从皮毛而入，皆易犯肺，引发咳嗽、咳痰、哮喘等肺系病症，而在祛邪外出的过程中，加以理气降逆的方法才可助肺恢复宣发肃降的功能，使肺之气机恢复正常。

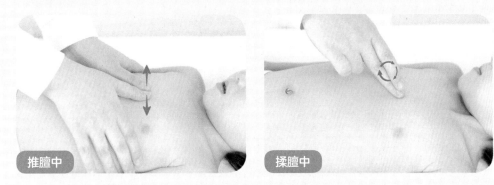

推膻中　揉膻中

津沽小儿推拿流派认为膻中具有理气活血通络、宽胸理气、止咳平喘的作用。《灵枢·海论》曰："膻中者，为气之海。"膻中为理气降逆要穴，临床中被广泛运用于咳嗽、哮喘等肺气不利病症中。该穴又属心包募穴，正如《灵枢·邪客》所说："宗气积于胸中，出于喉咙，以贯心脉而行呼吸焉。"所以膻中又可宽胸散结，舒发胸中旷达之区，调气通脉以养心。宗气由肺吸入的清气与脾胃化生的水谷精微之气相合而成，膻中可以行上焦，宽胸膈，补中焦，为上中焦的通道，故凡情志失和、气机失畅、外邪侵袭、肺气壅滞、痰气交阻、气道闭塞，以及心血瘀阻、心络挛急、气滞不行、乳络不畅所引起的心、肺、胸、膈、胃、乳部病症，均可应用膻中以通畅上中焦之气机，舒达通络，理气散瘀。总之，一切气病皆可选用，但以上焦气机不畅为主，所以说"上焦者……其治在膻中"。概而言之，该穴具有利上焦、宽胸膈、降气通络之功。

【引文】《灵枢·胀论》："厥阴根于大敦，结于玉英，络于膻中。"

《小儿推拿方脉活婴秘旨全书》："慢惊风……掐住眉心良久，太阳、心演推之，灯火断眉心，心演、虎口、涌泉各一燋，香油调粉推之。"

《幼科推拿秘书》："膻中穴，在人迎下正中，与背后风门相对，皆肺家华盖之系。"

《幼科推拿秘书》："揉膻中风门……揉着，以我两手按小儿前后两穴，齐揉之，以除肺家风寒邪热，气喘咳嗽之症。"

6. 乳旁乳根

【位置】乳旁：乳外旁开 0.2 寸。乳根：乳下 0.2 寸。

【操作】揉乳旁乳根：操作者双手食、中指端分别置于乳旁、乳根两穴上，同时按揉。一般操作 30~50 次。

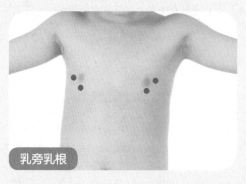
乳旁乳根

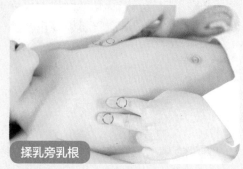
揉乳旁乳根

【功效】通肺气，止咳喘，化痰湿。

【主治】常用于痰多导致的咳嗽、痰鸣等症。

【开宗明义】乳根为足阳明胃经腧穴。乳旁为经外奇穴，但与胃经关系密切，其部位又偏于上，如《小儿推拿秘诀》所言："四拿奶旁穴，属胃经，能止吐。"故本穴具有止呕、止吐的功效。由于小儿为纯阳之体，生长发育迅速，脾常不足，脾虚会导致纳差，营养不良，脾失健运又会化生痰湿，使得咳嗽缠绵难愈。"脾为生痰之源，肺为贮痰之器"，脾虚失于健运，津液失于布散易聚湿生痰，而影响胃的受纳和通降的功能，从而引起气机上逆，出现呕吐、呃逆、反酸等症状，另一方面，痰湿的凝聚也会影响肺的肃降功能，出现咳嗽、哮喘、痰鸣等症状。《景岳全书》云："气逆于脏……当以顺气为先。"故针对肺胃的气机上逆和痰湿阻滞诸证，津沽小儿推拿常以乳根、乳旁配合应用，由于两穴与胃经关系密切，可以调整胃之气机而止呕，其部位在上焦，配合膻中穴又可宣降肺气，气机畅通则痰湿可化，符合"见痰休治痰，见痰先治气"的治痰思路。

【引文】《小儿推拿秘诀》："四拿奶旁穴，属胃经，能止吐。"

《小儿推拿广意》："奶旁止吐。""及至奶旁尤属胃，去风止吐力非轻。"

《幼科推拿秘书》："乳穴，在两乳下。"

《厘正按摩要术》："按奶旁，奶旁即乳旁，用右手大指按之。治咳嗽，止呕吐。左右同。"

《推拿抉微》："此治咳嗽呕吐，奶旁即两乳之旁，用右大指头按之，男左女右。"

7. 上脘

【位置】上腹部，前正中线上，脐上 5 寸。

【操作】层按上脘：左手全掌附着于腹部，食指关节吸定在上脘穴，右手在左手背部按压，随小儿呼吸徐徐上升或者下降，做不同深度、不同深浅层次的按压，在不同层面的升降变动中，实现补泻手法。

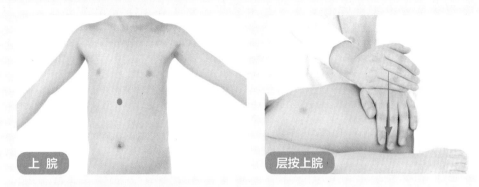

上　脘

层按上脘

【功效】健脾和胃，降逆平冲，开胸顺气。

【主治】常用于咳嗽、哮喘、呕吐、呃逆等症。

【开宗明义】上脘穴属任脉，为任脉、足阳明胃经、手太阳小肠经的交会穴。《针灸甲乙经》曰："邪在胃脘，在上脘则抑而下之。"此外《针灸大成》也明确指出了上脘主治"翻胃呕吐食不下"。《临证指南医案》云："哕逆举发，汤食皆吐，病在胃之上脘。"上脘可健脾和胃，帮助受纳水谷，治疗脾胃诸疾。同时基于"三脘定三焦"原则，津沽小儿推拿流派认为上脘穴与小儿上焦相应，所以具有调理上焦气机的作用。

小儿大多不喜服药，也惧怕针灸，津沽小儿推拿不同于针灸取穴处仅限于一个点，手法作用范围是穴位所在投影区域内的有形脏腑，上脘穴的解剖定位在胃上口处，如《难经·三十一难》所言："上焦者，在心下下膈，在胃上口，主纳而不出。"通过层按法施于上脘可以有效改善脏腑功能，健脾和胃，降逆平冲，多用于治疗小儿食积、呕吐等症。上脘穴亦为上焦之关，手法作用于上脘有助于调畅上焦气机，使肺气畅达，达到开胸顺气的功效，从而治疗肺系疾患。

【引文】《灵枢·四时气》："饮食不下，膈塞不通，邪在胃脘。在上脘则刺抑而下之，在下脘则散而去之。"

《厘正按摩要术》："上中下三脘，以指抚之，平而无涩滞者，胃中平和而无虚滞也。按中脘，虽痞硬而不如石者，饮癖也。"

8. 中脘

【位置】上腹部，前正中线上，脐上4寸。

【操作】层按中脘：左手全掌附着于腹部，食指关节吸定在中脘穴，右手在左手背部按压，随小儿呼吸徐徐上升或者下降，做不同深度、不同深浅层次的按压，在不同层面的升降变动中，实现补泻手法。

旋揉中脘：以中脘为中心。操作 100~300 次，以小儿中脘穴局部有热感，并且施术者手下有气冲感效果更佳。

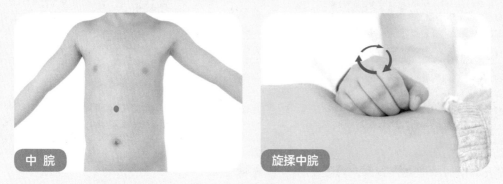

中　脘　　　　　　　　　　　旋揉中脘

【功效】消积化滞，补中益气，理气宽中。

【主治】常用于胃痛、痞满、厌食、便秘等症。

【开宗明义】中脘穴属任脉，为任脉、手太阳小肠经、手少阳三焦经、足阳明胃经之会，胃之募穴，八会穴之腑会。《难经》曰："腑会中脘，疏曰腑病治此。"其深层即为胃之中部，故该穴位是治疗胃病的主穴。胃为受纳、腐熟水谷的器官，《灵枢·海论》云："胃者，水谷之海。"中脘穴可以通过直接作用于"水谷之海"来调节胃的腐熟、吸收能力，促进胃肠蠕动，津沽小儿腹部推拿常用此穴治疗饮食积滞等证。脾胃为"后天之本"，中焦脾胃是营卫气血生化的源泉，小儿脾胃功能常不能满足小儿快速生长发育的需求，中焦气不足则脾不升胃不降，中焦滞塞，精微不运则无血以生。津沽小儿推拿通过层按补法作用于中脘穴起到补益中气的作用，用于治疗脾胃虚弱之证，如气虚便秘、厌食等。正如《脾胃论》云："胃虚而致太阴无所禀者，于足阳明募穴中引导之。"同时基于"三脘定三焦"原则，中脘穴通于中焦，《彭子益医书合集》言："中气如轴，四维如轮，轴运轮行，轮运轴灵。"小儿腹部推拿手法力纯和而深透，旋揉法作用于中脘穴可帮助调畅中焦气机，用于治疗气机不畅所致病症。

【引文】《难经·四十五难》："经言八会者，何也？然，腑会太仓。丁曰：腑会太仓者，胃也。其穴者，中脘是也。"

《幼科推拿秘书》："中脘穴，胃藏饮食处。"

《幼科推拿秘书》："中脘，在心窝下，胃腑也，积食滞在此。揉者，放小儿卧倒仰睡，以我手掌按而揉之，左右揉，则积滞食闷，即消化矣。"

《小儿推拿直录》："中脘穴在心窝，治肚痛揉之，泄泻痢疾泄之。"

《厘正按摩要术》："推胃脘，由喉往下推止吐，由中脘往上推则吐。均须蘸汤。"

《厘正按摩要术》："上中下三脘，以指抚之，平而无涩滞者，胃中平和而无虚滞也。按中脘虽痞硬而不如石者，饮癖也。"

《推拿指南》："此法能止吐：胃脘穴，一名中脘，又名太仓，在脐上四寸，用两指外侧，由喉向下交互推之，凡向下推皆为之补。"

**9. 建里**

【位置】上腹部，前正中线上，脐上 3 寸。

【操作】层按建里：左手全掌附着于腹部，食指关节吸定在建里穴，右手在左手背部按压，随小儿呼吸徐徐上升或者下降，做不同深度、不同深浅层次的按压，在不同层面的升降变动中，实现补泻手法。

摩建里：手掌指关节、指间关节微屈，空掌置于小儿建里穴，手心含气，手掌接触面依次交替施力，做小幅度旋转团摩。一般操作 100~500 次。

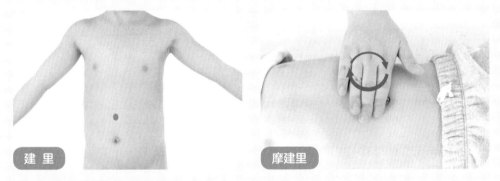

建里　摩建里

【功效】健脾和胃，理气宽中，行气利水。

【主治】常用于胃痛、腹胀、厌食等症。

【开宗明义】建里穴属任脉，为脾之居，是调理中焦脾土的要穴。《针灸甲乙经》记载："心痛上抢心，不欲食，支痛引膈，建里主之。"《铜人针灸经》曰："建里，治心下痛不欲食。"建里穴主治脾胃疾患，如胃痛、厌食等症。津沽小儿推拿认为建里对脾具有直接刺激作用，可以健脾和胃，通过调理脾气使胃气安定，从而治疗中焦不畅所致病证。

脾为后天之本，主运化，小儿"脾常不足"，脾气不足则运化无权。《理瀹骈文》言："后天之本在脾，调中者摩腹。"津沽小儿推拿施手法于建里穴，可以理气宽中，培补、健运后天之气，加速胃气的运行，达到增强消化功能的目的。常用于治疗与脾胃积滞、气机失调相关的病症，如胃痛、腹胀等。此外，气机失常则津液不能正常输布代谢，通过施术于建里穴还可帮助通降气机，治疗泛吐清水、呃逆连连之症，且具有通而不泻的特点。

【引文】《针灸甲乙经》："心痛上抢心，不欲食，支痛引鬲，建里主之。"

《铜人针灸经》："建里，治心下痛不欲食。"

《百症赋》："建里、内关扫尽胸中之苦闷。"

《脏腑图点穴法》："点阑门，泻建里，泻下肚腹诸般积。"

### 10. 下脘

【位置】上腹部，前正中线上，脐上2寸。

【操作】层按下脘：左手全掌附着于腹部，食指关节吸定在下脘穴，右手在左手背部按压，随小儿呼吸徐徐上升或者下降，做不同深度、不同深浅层次的按压，在不同层面的升降变动中，实现补泻手法。

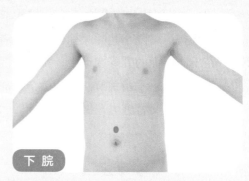

下 脘

【功效】健脾和胃，温阳利水。

【主治】常用于腹痛、腹胀、腹泻、遗尿等症。

【开宗明义】下脘穴属任脉，为任脉与足太阴脾经的交会穴。《针灸甲乙经》云："食饮不化，入腹还出，下脘主之。"下脘穴的解剖位置在胃的底部，约当胃与小肠连接的转弯处，正如《针灸聚英》所言："穴当胃下口，小肠上口，水谷于是入焉。"下脘穴具有健脾和胃之功，同时基于"三脘定三焦"原则，此穴亦可助下焦气化，温下元以利水湿，"下焦不行，下脘不通"，故常用此穴治疗消化不良、二便失司等病症。

下脘穴位于食物从胃进入小肠的关口处，手法作用于下脘穴可以促进胃的排空，进而有效缓解食积胃脘所致的腹胀、腹痛。《灵枢·四时气》云："饮食不下，隔塞不通，邪在胃脘，在上脘则刺抑而下之，在下脘则散而去之。"下脘消食导滞之功亦是"下主出"的体现。此外，下脘穴内应胃下口幽门部，为二便分消下行的初始处，津沽小儿推拿流派认为下脘与下焦肾脏相应，"肾者，胃之关也，关门不利，故聚水而从其类也"，肾主水，司二便开合，水液代谢失司，或从大肠或从小肠而出，则表现为腹泻或多尿。《圣济总录》言："下焦如渎，其气起于胃下脘，别回肠，注于膀胱。主出而不内以传导也，其气虚寒，则津液不固，大小便利不止，少腹痛，不欲闻人语，治宜温之。"层按补法施于下脘可温补肾阳，助下焦气化而疏利水湿，从而有效治疗下元虚损、肾关不利所致的腹泻、遗尿等症。

【引文】《灵枢·四时气》："饮食不下，隔塞不通，邪在胃脘，在上脘则刺抑而下之，在下脘则散而去之。"

《厘正按摩要术》："上中下三脘，以指抚之，平而无涩滞者，胃中平和而无虚滞也。按中脘，虽痞硬而不如石者，饮癖也。"

11. 关元

【位置】下腹部，前正中线上，脐下 3 寸。

【操作】层按（补法）关元：左手全掌附着于腹部，食指关节吸定在下脘穴，右手在左手背部按压，随小儿呼吸徐徐下降至 2、3 层得气后停顿 1 分钟，徐徐上升 1 分钟至第 2 层停 1 分钟，缓缓上提 1.5 分钟，离开受术部位。

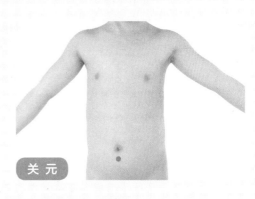

关 元

摩关元：手掌指关节、指间关节微屈，空掌置于小儿关元穴，手心含气，手掌接触面依次交替施力，做小幅度旋转团摩。一般操作 100~500 次。

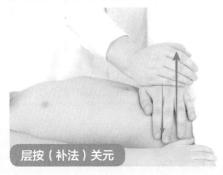

层按（补法）关元

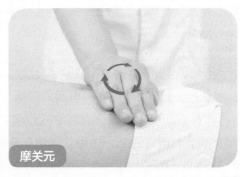

摩关元

【功效】补肾纳气，温阳散寒，化气利水。

【主治】常用于治疗下元虚损、小便不利、虚寒腹痛等。

【开宗明义】关元穴属任脉，为小肠之募穴，是任脉与足三阴经之会，道家称其为"下丹田"。《灵枢·寒热病》云："身有所伤，血出多，及中风寒，若有所坠堕，四肢懈惰不收，名曰体惰，取其小腹脐下三结交。三结交者，阳明太阴脐下三寸关元也。"《针灸甲乙经》言："奔豚寒气入小腹……腹中窘急欲凑，后泄不止，关元主之。"可见关元是回阳固脱的要穴，津沽小儿推拿亦用此穴治疗下焦诸证，如下元虚损、水液代谢失司等。小儿五脏之中"脾常不足，肾常虚"，《素问》云："阳虚则外寒。"关元穴性温补，调补此穴可振奋肾阳，达到温阳散寒、补气养血的功效。肾阳为一身之元阳，津沽小儿推拿流派认为施层按补法于关元穴或以温热之手摩于此处，可有助于补益一身先天元阳之本，从而治疗阳虚内寒所致病症，如虚寒腹痛等。此外，关元穴为小肠经之募穴，小肠泌别清浊，将水液归于膀胱，膀胱气分错乱，常出现小便不利等症，施手法于关元可调理膀胱气机，增强其气化之功，用于治疗遗尿等肾系疾病。

【引文】《灵枢·寒热病》："三结交者，阳明、太阴也，脐下三寸关元也。"

12. 丹田

【位置】在小腹部，脐下 2~3 寸之间。

【操作】揉丹田：操作者以食指、中指、无名指指端着力于该穴做旋转按揉。一般操作 100~300 次。

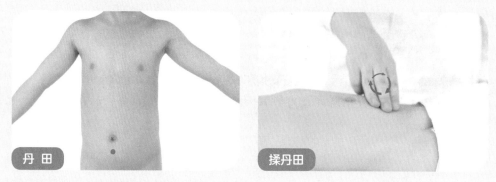

丹 田　　　　　　　　　　　　　　　　揉丹田

【功效】培肾固本，温补下元。

【主治】常用于虚寒所引起的腹痛、遗尿等症。

【开宗明义】丹田，为推拿穴位名，在脐下 2~3 寸之间，位于气海和关元之间，故兼有两穴的部分作用，津沽小儿推拿流派认为丹田穴与人的元气相通，是元阳之本、真气生发之处。丹田系任脉与足三阴经交会穴，位近膀胱，采用手法对其进行刺激效果是显著的，不仅可壮命门之火，温补下元，疏通下焦，益气固涩，而且可以通行元气，疏通水道，总司膀胱气化功能。这里所指元气和气化与肾的真精之气功能相似，而元气根于肾，主要依靠肾中精气所化生，具有激发和推动机体生长发育、滋养和温煦各脏腑组织以及封藏固摄的作用。

临床中小儿遗尿的原因多为先天肾气不足，下元虚冷，阳气虚不能化气行水，膀胱不能制约小便，揉丹田、三阴交能培肾固本，温补下元，固摄膀胱，通调水道，故遗尿可愈。除此以外，揉丹田还可用于治疗小儿先天不足，治疗气虚不固、下元虚冷的腹痛、脱肛等症，亦具有一定疗效。

【引文】《保赤推拿法》："搓脐法……以左大指按儿脐下丹田不动，以右大指在儿脐旁周围搓之，治水泻、膨胀、脐风等症。"

《厘正按摩要术》："摩丹田，丹田在脐下，以掌心由胸口直摩之，得八十一次，治食积气滞。"

《推拿抉微》："以左大指按儿脐下丹田不动，以右大指在儿脐周围搓之。治水泻、膨胀、脐风等症。"

《推拿抉微》："丹田在脐下二寸，一名石门穴。膀胱如釜底乘水，丹田如灶底着薪，故能治水泻等症。"

### 13. 腹阴阳

【位置】在两胁之下软肉处。

【操作】分推腹阴阳：小儿取仰卧位，操作者沿小儿肋弓角边缘向两旁分推，边推边从上至下移动，直到脐平面。一般操作 10~20 次。

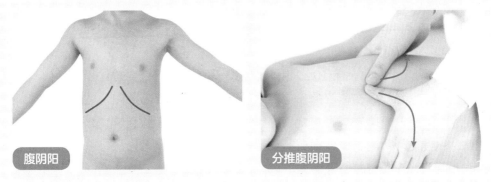

腹阴阳　　　　　　　　分推腹阴阳

【功效】健脾和胃，理气消食。

【主治】常用于治疗乳食停滞、胃气上逆引起的恶心、呕吐、腹胀等症。

【开宗明义】津沽小儿推拿流派以固护中州作为施术的核心宗旨，临床上治疗脾胃系病症以分腹阴阳为基础，分推腹阴阳可以促进宗气的产生，使小儿脾胃功能的发育日渐趋于完善，并有助于调畅脾胃气机，使脾气升、胃气降，形成正常的脾胃生理功能，从而治疗小儿乳食停滞、胃气上逆引起的恶心、呕吐、腹胀等脾胃气机失调病症。

【引文】《厘正按摩要术》："腹为阴中之阳，食积痰滞瘀血，按之拒按之不拒，其中虚实从此而辨……验腹以神阙。""摩腹，用掌心团摩满腹上，治伤乳食。"

### 14. 肺俞

【位置】在背部，第 3 胸椎棘突下旁开 1.5 寸。

【操作】推揉肺俞：操作者以食、中指指端或两拇指指端在该穴按揉，再以两拇指指端分别自肺俞在肩胛骨内缘由上向下分推。一般操作 100~300 次。

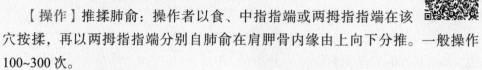

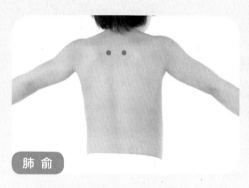

肺 俞

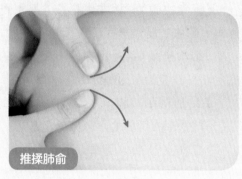

推揉肺俞

【功效】调肺气，补虚损，止咳嗽。

【主治】常用于治疗小儿感冒、发热、咳喘、哮证、咽喉不利、汗证、遗尿等。

【开宗明义】肺俞归属于足太阳膀胱经，为肺脏经络气血输注于背部体表的特殊腧穴，也是肺病在体表的反应点之一。小儿乃"稚阴稚阳"之体，脏腑娇嫩，形气未充，因此发病容易，传变迅速，尤其表现在肺、脾、肾方面。肺为娇脏，一旦卫外功能不固，则更易受邪侵袭，六淫外邪无论从口鼻而入，还是从皮毛而入，皆易犯肺，外邪尤以风寒为最，故津沽小儿推拿流派认为通过肺俞的调理可以促进小儿肺脏的发育，使肺的生理功能完善，以配合治疗各种肺系疾病。

【引文】《小儿推拿秘诀》："肺俞穴，一切风寒用大指面蘸姜汤旋推之，左右同。"

《厘正按摩要术》："推肺俞，肺俞在第三椎下，两旁相去脊各一寸五分，对乳引绳取之。须蘸葱姜汤，左旋推属补，右旋推属泻，但补泻须分四六数用之，治风寒。"

### 15. 脾俞

【位置】背部，第 11 胸椎棘突下旁开 1.5 寸。

【操作】揉脾俞：操作者以食、中指指端或两拇指指端在该穴按揉。一般操作 50~100 次。

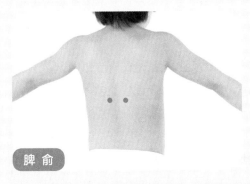

脾 俞

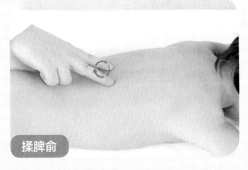

揉脾俞

【功效】健脾胃，助运化，祛水湿。

【主治】多用于脾失健运导致的腹泻、呕恶、厌食、久咳、久喘、水肿、遗尿、发育迟缓等。

【开宗明义】脾俞归属于足太阳膀胱经，为脾脏经络气血输注于背部体表的特殊腧穴，也是脾病在体表的反应点之一，小儿"脾常不足"，脾气不足则运化无权。津沽小儿推拿施手法于脾俞穴，通过培补、健运后天之气，加速胃气的运行，达到增强消化功能的目的。常用于治疗脾失健运导致的腹泻、呕恶、厌食、久咳、久喘、水肿、遗尿、发育迟缓等。

【引文】《针灸甲乙经》："脾胀者，脾俞主之，亦取太白。"

《备急千金要方》："虚劳尿白浊，灸脾俞一百壮。"

《百症赋》："脾虚谷以不消，脾俞、膀胱俞觅。"

16. 肾俞

【位置】腰背部，第 2 腰椎棘突下旁开 1.5 寸。

【操作】揉肾俞：操作者以食、中指指端或两拇指指端在该穴揉按。一般操作 100~300 次。

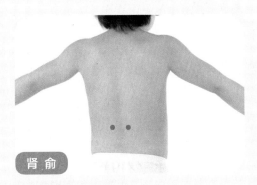

肾 俞

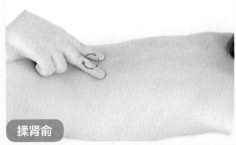

揉肾俞

【功效】滋阴壮阳，补益肾气。

【主治】常用于肾气不足、肾精不充所致的五迟五软、遗尿、水肿、久喘、二便不利等。

【开宗明义】肾俞归属于足太阳膀胱经，为肾脏经络气血输注于背部体表的特殊腧穴，也是肾病在体表的反应点之一，《素问·六节藏象论篇》说："肾者，主蛰，封藏之本，精之处也。"精气是构成人体的基本物质，也是人体生长发育及各种功能活动的物质基础，《素问·金匮真言论篇》亦言："夫精者，生之本也。"小儿先天肾气常不足，常常不能满足小儿快速生长发育的需求，揉肾俞可以促进肾精的发育，有助于治疗肾气不足、肾精不充所致的五迟五软、遗尿、水肿、久喘、二便不利等病症。

【引文】《医宗金鉴》："下元诸虚。"

《玉龙歌》："肾弱腰疼不可当，施为行止甚非常，若知肾俞二穴处，艾火频加体自康。"

17. 命门

【位置】腰背部，第 2 腰椎棘突下凹陷中。

【操作】揉命门：操作者以拇指端在该穴揉按。一般操作 100~300 次。

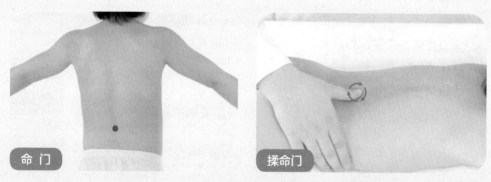

命门　揉命门

【功效】温补肾阳。

【主治】常用于肾气虚、肾阳虚所致的形寒肢冷、久咳、久喘、小便清长、体虚瘦弱等。

【开宗明义】命门穴归属于督脉，《难经·三十六难》说："肾两者，非皆肾也，其左者为肾，右者为命门。"明代张景岳《类经附翼》言："命门总主乎两肾，而两肾皆属于命门。"自古以来，历代医家对于命门的定义素有争论，但无不一致认为命门蕴藏先天之炁，对人体的生长发育、对五脏六腑的功能发挥有着决定性的作用，津沽小儿推拿流派认为恰当运用命门穴，如按揉命门穴可以有效促进小儿生长发育以及治疗先天性与后天性虚证。

18. 龟尾

【位置】尾椎骨末端。

【操作】揉龟尾：用拇指或中指指腹揉之。一般操作100~300次。

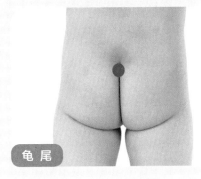
龟 尾

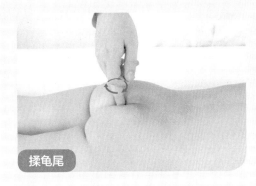
揉龟尾

【功效】止泻，通便。

【主治】常用于各种腹泻、便秘等。

【开宗明义】龟尾是督脉之络穴，别名长强，其性平和，历代小儿专著对于龟尾穴的作用有明确的记载，如《小儿按摩经》言："掐龟尾并揉脐，治儿水泻、乌痧、膨胀、脐风、月家盘肠等惊。"《幼科推拿秘书》云："龟尾者，脊骨尽头，间尾穴也……龟尾穴揉止泻痢。"津沽小儿推拿以揉龟尾通调督脉之经气，用于调理大肠的生理功能，治疗小儿腹泻、便秘等各种疾病。

【引文】《小儿按摩经》："掐龟尾并揉脐，治儿水泻、乌痧、膨胀、脐风、月家盘肠等惊。"

《幼科推拿秘书》："龟尾者，脊骨尽头，间尾穴也……龟尾穴揉止泻痢。"

## 四、下肢部

1. 足三里

【位置】外膝眼下3寸，胫骨外侧约1横指。

【操作】揉足三里：操作者以拇指指端按揉该穴，亦可两手同时按揉两侧穴位。一般操作100~300次。

【功效】健运脾胃，调理气血。

【主治】常用于呕吐、腹泻、腹痛、食欲不振、大便无力等脾胃及全身虚弱病症。

【开宗明义】《灵枢》言："邪在脾胃，则病肌肉痛，阳气有余，阴气不足，则热中善饥；阳气不足，阴气有余，则寒中肠鸣腹痛。阴阳俱有余，若俱不足，则有寒有热，皆调于三里。"津沽小儿推拿流派以固护中州的思想作为施术的核心宗旨，足三里穴自古以来便是健运脾胃的重要穴位之一，《四总穴歌》云："肚腹三里留。"应用足三里穴调脾胃之气，使脾胃气机升降运化正常，脾升胃降，精气输布全身，从而改善小儿体质，以及治疗呕吐、腹泻、腹痛、食欲不振、大便无力等脾胃及全身虚弱病症。

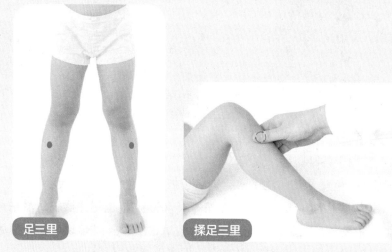

足三里　揉足三里

【引文】《幼科推拿秘书》："三里穴在膝头之下。"

《小儿推拿广意》："三里，揉之治麻木顽痹。""三里穴属胃，久揉止肚痛，大人胃气痛者通用。"

### 2. 涌泉

【位置】屈趾，足掌心前正中凹陷处。

【操作】揉涌泉：操作者以拇指指端按揉该穴，亦可两手同时按揉两侧穴位。一般操作 100~300 次。

【功效】滋阴补肾，引热下行。

【主治】常用于阴虚导致的发热、尿频等症，也用于火热上扰所致目赤、耳鸣等。

【开宗明义】涌泉穴为全身腧穴的最下部，归属于足少阴肾经，乃是肾经的首穴。《素问·生气通天论篇》中记载："阴平阳秘，精神乃治，阴阳离决，精气乃绝。"小儿阳常有余，阴常不足，故阴阳之间的平衡时常处于不稳定的状态，从而产生各种疾病，阴精时常不能制约阳气，使阳气四处乱窜，阳气属生发之气，制约失常，便易往人体上部窜行，造成火热上扰之目赤、耳鸣等虚火性疾病，津沽小儿推拿揉涌泉穴滋补小儿肾精，不但可促进小儿生长发育，促使肾功能完善，还能滋补肾阴，治疗因肾阴缺少、阳气无以制约所产生的各种虚热性疾病。

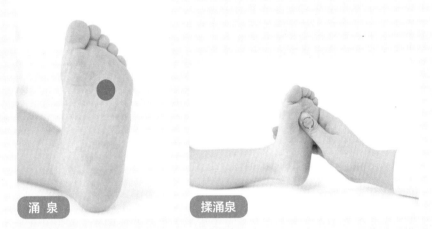

涌 泉　　　揉涌泉

【引文】《小儿推拿广意》："揉之左转止吐，右转止泻。""掐涌泉，治痰壅上，重则灸之。"

《幼科推拿秘书》："涌泉引热下行。"

《保赤推拿法》："揉涌泉法，此穴在足心。男左转揉之止吐，右转揉之止泻。左转不揉使儿吐，右转不揉使儿泻，女反是。"

# 临床应用篇

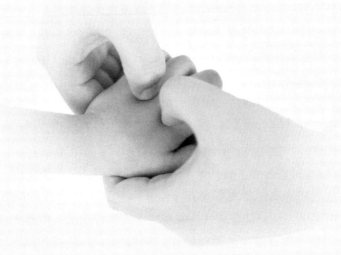

## 第七章　常见病症推拿

吴师机在《理瀹骈文》一书中曾记述"外治之理即内治之理"，小儿推拿的治疗法则与内治法基本一样，谨守病机，以期治病求本，调整阴阳，扶正祛邪。在中医基础理论的指导下，津沽小儿推拿广泛应用于小儿感冒、咳嗽、哮喘、发热、泄泻、呕吐、食积、厌食、便秘、腹痛、遗尿、夜啼、惊风等疾病，效果良好。在临床诊治过程中，津沽小儿推拿强调一诊、二辨、三治、四操作。

一诊，对患儿的症状进行全面收集。小儿易起病急，病情变化快，且不能准确描述自身病情，在诊察方面，要仔细审查患儿表现，特别是问寒热、问汗、问二便，重视指纹、舌脉的情况，为辨证提供翔实的证据资料。

二辨，根据患儿症状、体征等确定病因病机。小儿常见病虽然表现多种多样，但其发生都与人体表里阴阳寒热虚实、气血津液、脏腑功能密切相关，其病因病机不外乎外感六淫、饮食不洁或不节以及先天禀赋不足，从而导致脏腑功能紊乱、正邪虚实、寒热失调、气血津液不足或过多等等。在应用小儿推拿治疗疾病之前，必须厘清疾病的病因病机，才能为制定准确的治疗方案打下基础。

三治，根据病因病机确定证型证候，制定治疗法则。津沽小儿推拿在治病过程中需要根据疾病的根本病机确定治则治法，然后确立核心选穴，再根据相应症状配合常用穴位。处方选穴不多，但效专力宏，各有所用，同时结合皮部推按和小儿腹部推拿，调整经脉、脏腑，增加治疗效果。

四操作，《医宗金鉴》言："一旦临证，机触于外，巧生于内，手随心转，法从手出，法之所施，使患者不知其苦，方称为手法也。"操作时既要根据患儿病症合理施用手法，又要结合术式处方合理分配治疗频次，主要穴位操作时间相对长，辅助穴位及针对兼证的穴位操作时间略少，其他穴位更次之。这样整体施治，才能最大限度地凸显小儿推拿手法的效能。

# 感冒

感冒是小儿最常见的外感疾病之一，以发热、恶寒、流涕、喷嚏、鼻塞、咳嗽等肺卫表证为主要临床特征。一年四季均可发生，以冬、春季节及气候骤变时发病率较高。

《幼科释谜·感冒》解释感冒为"感者触也，冒其罩乎"，是指感冒主要由感受外邪触罩肌表所致。《素问·风论篇》曰："风者，百病之长也。"外邪以风邪为主，常兼夹寒、热、暑湿等病邪致病，临床以风寒感冒、风热感冒、暑湿感冒为主。

## 诊断要点

- 病史：气候骤变，冷暖失调，或与感冒患者接触，有感受外邪病史。
- 主症：发热、恶寒、流涕、喷嚏、鼻塞、微咳、头痛、全身酸痛等。
- 兼症：或见咳嗽、喉中痰鸣，或见食欲不振、脘腹胀满、呕吐酸腐、大便失调，或见睡卧不宁、惊惕抽搐。
- 辅助检查：血常规以及病原学检查。

## 治疗

### （一）治疗原则

《素问·阴阳应象大论篇》云："其在皮者，汗而发之。"感冒病位在肺卫，治疗以疏风解表为基本原则，临床以汗法操作为主。

### （二）辨证施治

❖ 风寒感冒

【症状】恶寒重，发热轻，无汗，鼻塞，流清涕，打喷嚏，咽不红，头身酸痛，咳嗽，咳痰清稀，舌淡红，苔薄白，指纹浮红，脉浮紧。

【治法】温阳散寒，疏风解表。

【操作】选择津沽小儿推拿调脏、汗法的核心用穴为主并配以相应手法，其基础术式：泻肺金200次、二扇门（掐3~5次、揉300次）、开天门50次、推坎宫50次、推揉肺俞100次、黄蜂入洞50次、拿肩井3~5次。

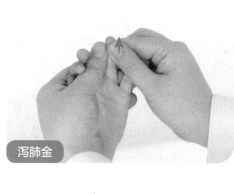

泻肺金

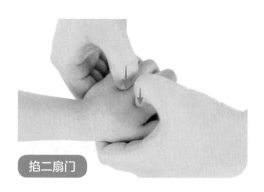

掐二扇门

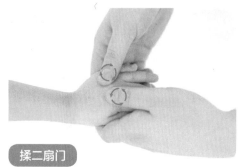

揉二扇门

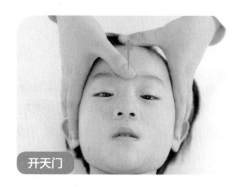

开天门

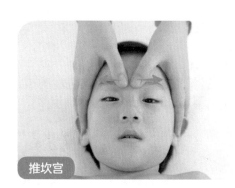

推坎宫

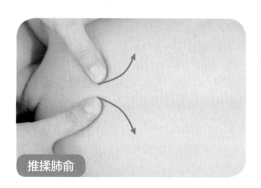

推揉肺俞

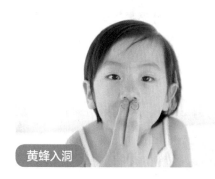

黄蜂入洞

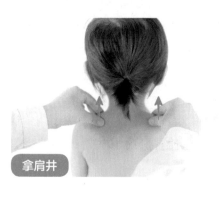

拿肩井

临证术式加减：

头痛明显者，加揉太阳 50 次、拿风池 100 次。

咳嗽频繁者，加运内八卦 200 次。

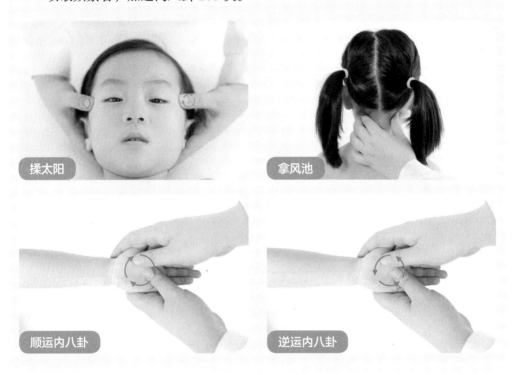

揉太阳

拿风池

顺运内八卦

逆运内八卦

　　【解析】小儿肺脏娇嫩，卫表未固，易受外邪侵袭。风寒之邪由皮毛而入，客于腠理，卫阳被遏，肺气失宣发为风寒感冒。《医学心悟·论汗法》云："汗者，散也……风寒初客于人也，头痛发热而恶寒，鼻塞声重而体痛，此皮毛受病，法当汗之。"故治疗上选取泻肺金、掐揉二扇门为君，以发汗解表散寒，开天门、推坎宫以疏风解表，佐以黄蜂入洞、推揉肺俞以宣肺宽中，揉太阳、拿风池以解表止头痛，运内八卦以宣肺止咳，最后拿肩井，可宣通气血以助解表。

❖ 风热感冒

　　【症状】发热重，恶风，少汗，鼻塞，流浊涕，咽红肿痛，咳嗽，痰稠色白或黄，舌质红，苔薄黄，指纹浮紫，脉浮数。

【治法】清热疏风解表。

【操作】选择津沽小儿推拿清法、汗法的核心用穴为主并配以相应手法，其基础术式：泻肺金 200 次、揉太阳 50 次、揉风池 100 次、清天河水 300 次、退下六腑 300 次、推脊 100 次、捏挤大椎至皮肤出痧。

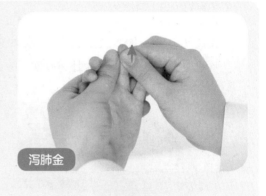

泻肺金

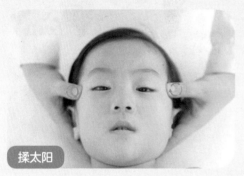

揉太阳

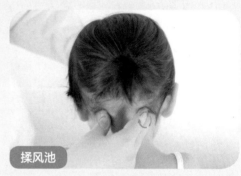

揉风池

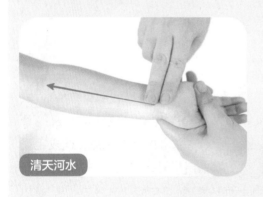

清天河水

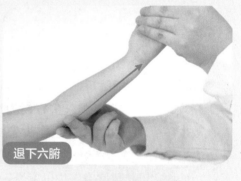

退下六腑

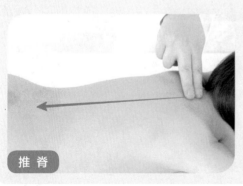

推　脊

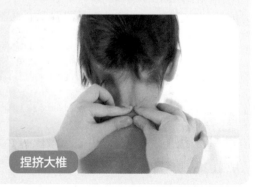

捏挤大椎

临证术式加减：

便秘者，加泻大肠 200 次。

咳嗽、痰黄者，加揉掌小横纹 200 次。

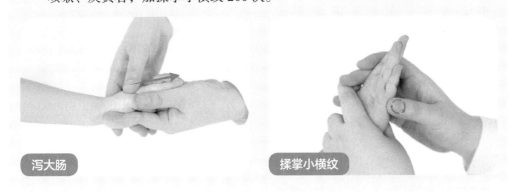

泻大肠　　　　　　　　　　　　揉掌小横纹

【解析】风热之邪由口鼻而入，上袭咽喉，侵犯肺卫，卫气不畅，发为风热感冒，《幼科全书》言："凡伤风发热，其证汗出身热，呵欠面赤……宜疏风解肌退热。"故治疗以泻肺金、清天河水为君，推脊、退下六腑可清热除烦，配合揉风池、挤大椎、揉太阳以疏散风热，清肺利咽，清利头目，佐以泻大肠以清肠腑积热，导积滞，佐以揉掌小横纹以宽胸宣肺，化痰止咳。

❖ 暑湿感冒

【症状】多因夏季受凉所致，发热，无汗或汗出热不解，头痛，头晕，身重困倦，胸闷泛恶，口渴心烦，食欲不振，或有呕吐、泄泻，小便短黄，舌质红，苔黄腻，指纹紫滞，脉滑数。

【治法】清暑化湿解表。

【操作】选择津沽小儿推拿调脏、汗法的核心用穴为主并配以相应手法，其基础术式：泻肺金 200 次、泻大肠 300 次、泻小肠 300 次、揉膊阳池 300 次、清天河水 200 次、揉太阳 100 次、揉风池 100 次、层按（泻法）中脘、拿肚角 3~5 次。

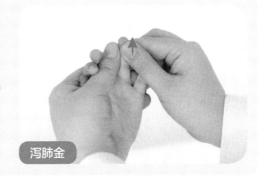

泻肺金

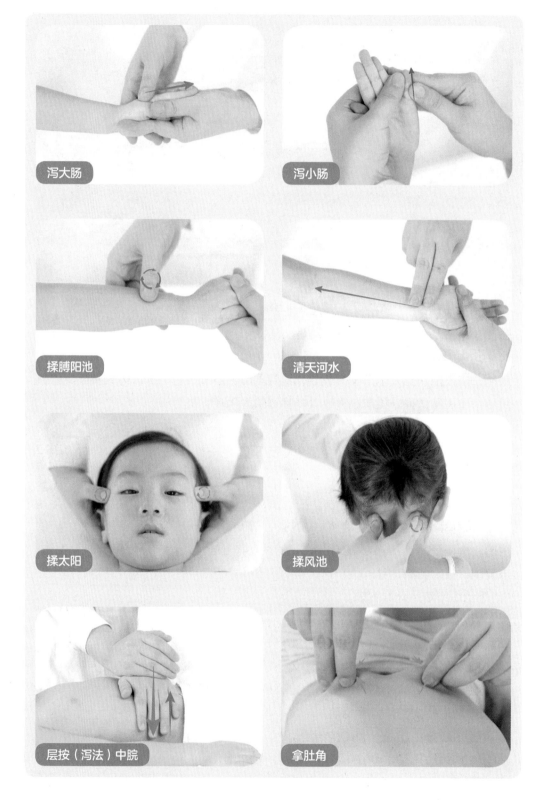

泻大肠

泻小肠

揉膊阳池

清天河水

揉太阳

揉风池

层按（泻法）中脘

拿肚角

临证术式加减：

呕吐者，加横纹推向板门 200 次。

身重困倦者，加清脾土 100 次。

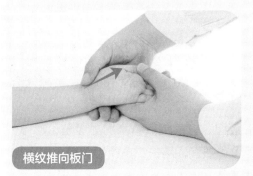

横纹推向板门

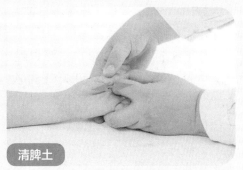

清脾土

【解析】叶天士言："夏暑发自阳明。"暑为阳邪，其性炎热，暑多挟湿，暑湿之邪束表困脾而致暑湿感冒，故治疗以揉膊阳池、泻大肠为君，以揉膊阳池解肌祛邪，泻大肠有清利中下焦、通利大便之功，配合泻小肠使湿邪从小便排出，二者合用给湿热之邪出路，以助祛暑化湿。清天河水清热解表除烦，配合泻肺金可加强清热解暑作用，再以揉风池、揉太阳以清利头目，佐以拿肚角理气消滞，气动则湿动，以达行气化湿之效，佐以层按中脘化中焦湿浊，佐以横纹推向板门以降胃气，佐以清脾土以清热利湿。

【按语】小儿感冒期间注意饮食宜清淡、易消化，忌食肥甘厚味及冷饮。发热无汗时要注意避免过捂，汗出时切忌当风。

## 附：小儿感冒医案

夏某，女，1 岁，2019 年 3 月 3 日初诊。

【主诉】流清涕 1 天。

【现病史】患儿 1 天前受凉后出现流清涕，打喷嚏，于家中自服药物未见明显缓解，遂来我科就诊。现症：流清涕，量多清稀，打喷嚏，鼻塞，张口呼吸，偶有咳嗽，无发热，纳差，寐欠佳，二便调。

【查体及专科检查】咽部略红，扁桃体不大，肺呼吸音清，舌淡，苔薄白，指纹红，脉浮。

【辅助检查】血常规未见明显异常。

【辨证辨病】该患儿流清涕，打喷嚏，鼻塞，咽部略红，舌淡，苔薄白，脉浮，指纹红，证属风寒感冒。

【西医诊断】上呼吸道感染。

【中医诊断】感冒（风寒感冒证）。

【治法】解表散寒。

【处方】泻肺金 200 次、泻胃经 100 次、顺运内八卦 100 次、掐揉二扇门（掐 3~5 次、揉 100 次）、开天门 50 次、推坎宫 50 次、揉风池 100 次、黄蜂入洞 50 次。

【复诊】2019 年 3 月 4 日诊：患儿流清涕、打喷嚏、鼻塞明显缓解，咳嗽，无痰，纳可，眠可，二便调，舌红，苔薄黄，咽红，遂去二扇门、黄蜂入洞，加清天河水 100 次、推揉膻中 100 次、推揉肺俞 100 次。

2019 年 3 月 5 日诊：咳嗽减轻，仍予前法。

2019 年 3 月 6 日电话随诊：患儿诸症好转，停止治疗。

【按语】患儿在发病初期以外感风寒表现较著，故先用解表散寒的手法，祛除在表的寒邪，手法操作完毕，视患儿头部出一层薄汗，摸患儿胸背有潮感，知已收发汗解表之效，嘱家长回家注意保暖，不可过捂，不可着凉，予易消化饮食。家长告知患儿回家睡眠踏实，醒后打喷嚏、流鼻涕症状明显缓解。二诊可知患儿仍残留少部分表邪，一部分已入里化热，故仍稍稍解表，再清里热，同时宣肺理气，如此再治疗两次后，患儿基本痊愈，嘱家长注意调养即可。

**哮喘**

哮喘是一种反复发作的哮鸣气喘性肺系疾病，以反复发作性喘促气急，喉间哮鸣，呼气延长，严重者张口抬肩、难以平卧为特征。本病常在清晨或夜间发作或加重，以秋季、春季气候多变时易于发病。

《证治汇补·哮病》："哮即痰喘之久而常发者，因内有壅塞之气，外有非时之感，膈有胶固之痰，三者相合，闭阻气道，搏击有声，发为哮病。"哮喘的发病内责之于肺、脾、肾不足，水液代谢障碍，以致津液凝聚成痰，伏藏于肺，以及先天禀赋不足等，为该病之"宿根"，遇气候骤变，着衣不慎，感受外邪，接触异物，饮食不慎，情志失调以及劳倦过度等诱发哮喘。

《景岳全书·喘促》谓："实喘者有邪，邪气实也；虚喘者无邪，元气虚也。"小儿哮喘病机多为本虚标实，分为发作期和缓解期。发作期以邪实为主，常见寒喘和热喘；缓解期以正虚为主，常见脾肺气虚和肺肾阴虚之证，形成邪正虚实演变转化的复杂证候。

———⊱ 诊断要点 ⊰———

● 病史：多有婴儿期湿疹史、家族性哮喘史、反复发作史。发作时与气候骤变、接触或吸入某过敏性物质有关。

● 主症：发作前多有打喷嚏、咳嗽等先兆症状；发作时呼吸急促，咳嗽气喘，喉间痰鸣。甚至不能平卧。

● 兼症：鼻塞流涕，恶寒无汗，或见胸膈满闷，身热面赤，口干咽红，尿黄便秘，或见自汗，反复感冒，便溏，或见形寒肢冷，面色㿠白，或见面色潮红，消瘦气短。

● 辅助检查：血常规、肺功能、肺部 X 线、过敏原检测。

———⊱ 治疗 ⊰———

（一）治疗原则

哮喘发作期当攻邪治其标，分辨寒热虚实，随证诊治。缓解期当扶正以治其本，以补肺固表、补脾益肾为主去除生痰之因。在治则上应以扶正祛邪为主，急则治其标，缓则治其本，整体治疗方法以消法为主，配以温法、清法、补法等。

（二）辨证施治

1. 发作期

❖ 寒哮

【症状】咳嗽气喘，喉间痰鸣，呼吸急促，咳痰清稀，色白多沫，鼻塞，流清涕，恶寒发热，无汗，面色苍白，唇青，形寒肢冷，舌淡，苔薄白，指纹淡红，脉浮紧。

【治法】温肺化痰定喘。

【操作】选择津沽小儿推拿调脏、温法的核心用穴为主并配以相应手法，其基础术式：清肺金（以泻为主）300次，推上三关300次，揉外劳宫、顺运内八卦、推揉膻中、推揉肺俞各200次，揉五指节30次，捏脊6次。

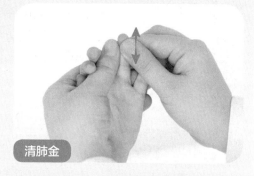

清肺金

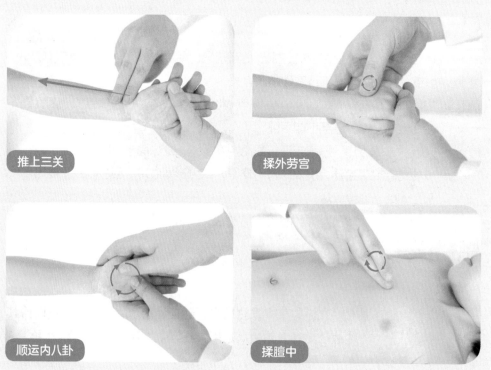

推上三关

揉外劳宫

顺运内八卦

揉膻中

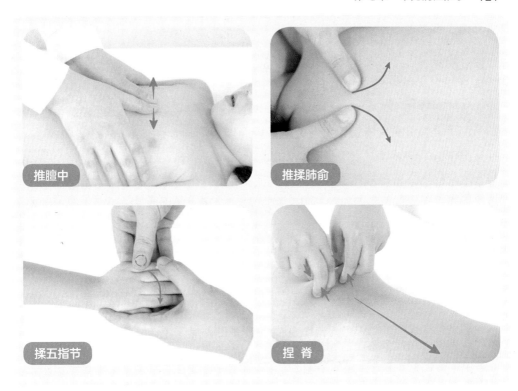

推膻中

推揉肺俞

揉五指节

捏　脊

临证术式加减：

鼻塞、流清涕重者，加黄蜂入洞100次。

恶寒、无汗重者，加掐揉二扇门（掐6次、揉200次）。

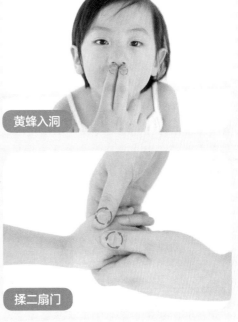

黄蜂入洞

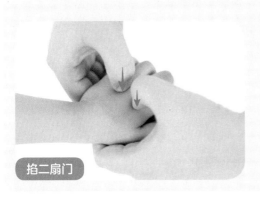

掐二扇门

揉二扇门

【解析】针对小儿哮喘发作期，其病机以标实为主，故治以化痰降气平喘。寒性哮喘者当以"寒者热之"，以清肺金、推上三关、揉外劳宫为主要操作，《幼科推拿秘书》云："肺金在无名指，属气，止咳化痰……凡小儿咳嗽痰喘，必推此。"《幼科铁镜》云："推上三关，代却麻黄肉桂。"可见清肺金止咳化痰平喘，推上三关和揉外劳宫有助于温化寒痰，配合顺运内八卦、揉五指节、推揉肺俞、推揉膻中以宽胸理气、止咳平喘，佐以捏脊和营调气血，配合黄蜂入洞宣肺通鼻窍，配合掐揉二扇门发汗解表。临床上推揉肺俞、推揉膻中可视情况变为小鱼际擦法操作，以皮肤潮红为度，透热力度更强，祛寒力度更大。

❖ **热哮**

【症状】咳嗽喘息，声高息涌，喉间痰鸣，痰稠色黄，难以咯出，咽喉肿痛，面红，鼻塞，流浊涕，胸胁满闷，身热烦躁，口渴喜冷饮，尿黄，便秘，舌质红，苔黄，指纹紫滞，脉滑数。

【治法】清肺化痰，降气平喘。

【操作】选择津沽小儿推拿调脏、清法的核心用穴为主并配以相应手法，其基础术式：清肺金（以泻为主）、清天河水各300次，揉五指节50次，顺运内八

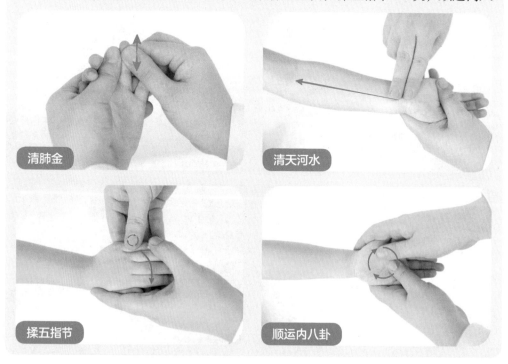

清肺金　　　　　　　清天河水

揉五指节　　　　　　顺运内八卦

卦、揉掌小横纹、推揉膻中、推揉肺俞各 200 次。

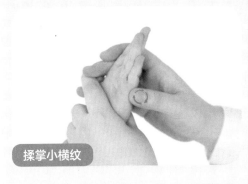

揉掌小横纹

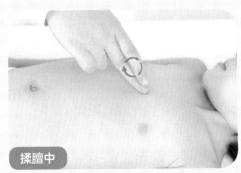

揉膻中

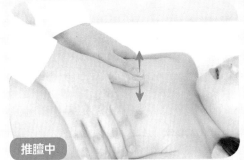

推膻中

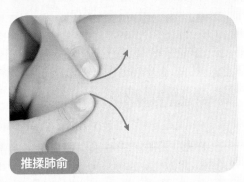

推揉肺俞

临证术式加减：

便秘者，加泻大肠 200 次、退下六腑 200 次。

咽红肿痛重者，加捏挤大椎至皮肤出痧。

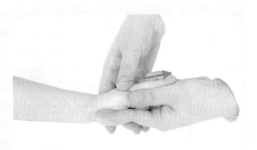

泻大肠

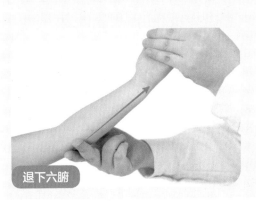

退下六腑

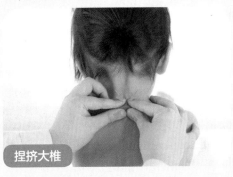

捏挤大椎

【解析】小儿哮喘多以热哮常见，小儿为纯阳之体，受邪气侵袭，合阳化热，蒸液成痰，痰热互结，助长伏痰，气道壅塞，搏击气道发为哮。热性哮喘者当"热者寒之"，以清肺金、清天河水配合，可宣肺清热，配合顺运内八卦、揉五指节、推揉肺俞、推揉膻中以宽胸理气、止咳平喘，揉掌小横纹可化痰止咳、开胸散结，有助于降气平喘，配合泻大肠、退下六腑荡涤肠胃积滞，配合捏挤大椎清热利咽。

## 2. 缓解期

❖ 肺脾气虚

【症状】咳喘无力，反复感冒，气短自汗，神疲倦怠，食欲不振，面色少华或萎黄，大便稀溏，舌质淡胖，苔薄白，指纹淡，脉细。

【治法】健脾益气，补肺固表。

【操作】选择津沽小儿推拿调脏、消法的核心用穴为主并配以相应手法，其基础术式：补脾土 300 次、清肺金（以补为主）200 次、顺运内八卦 200 次、揉五指节 50 次、按揉足三里各 300 次、捏脊 6 次。

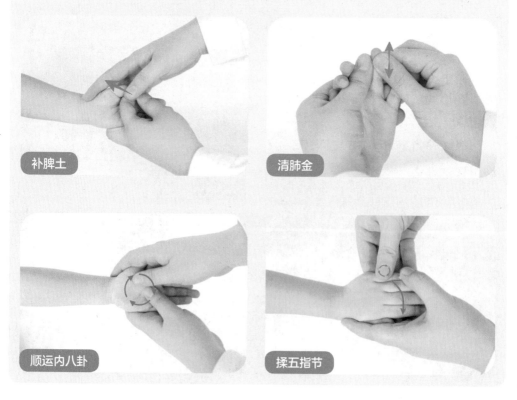

补脾土

清肺金

顺运内八卦

揉五指节

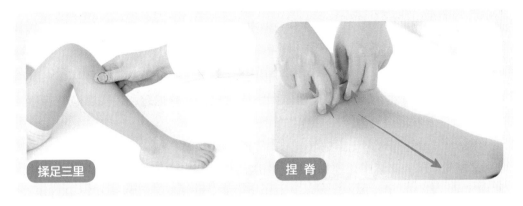

揉足三里　　捏脊

临证术式加减：

汗多者，加揉肾顶 100 次。

便溏者，加揉外劳宫 200 次。

食欲不振者，加揉板门 200 次。

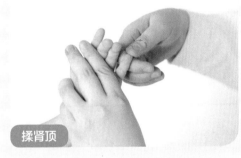

揉肾顶

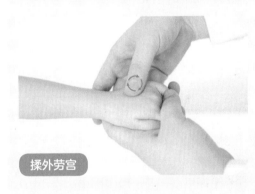

揉外劳宫

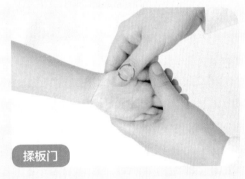

揉板门

【解析】哮喘发作过后，病势减缓，肺、脾、肾三脏大虚，痰饮留伏，进入缓解期。小儿哮喘缓解期病机以本虚为主，尤以气虚为著，治疗上多从肺、脾两脏论治。肺脾气虚者，治疗应以健脾益气、补肺固表为原则，方以补脾土、按揉足三里、捏脊为主，三穴共用，健脾助运化，使无形之气速生，同时化肺内"伏痰"，解除宿根，辅以清肺金（以补为主）、顺运内八卦，二穴合用以补肺益气，调理肺气宣降，佐以揉五指节行气化痰。

❖ **脾肾阳虚**

【症状】咳声无力，咳嗽痰多，气短乏力，动则加重，语声低微，畏寒肢冷，面色㿠白，腹胀纳差，大便溏泄，小便清长，发育迟缓，舌质胖嫩，苔薄白，指纹淡，脉沉细无力。

【治法】健脾温肾，固摄纳气。

【操作】选择津沽小儿推拿温法、调脏的核心用穴为主并配以相应手法，其基础术式：推上三关300次，层按（补法）关元、清肺金（以补为主）、补肾水、补脾土、顺运内八卦各200次，揉五指节50次，捏脊6次，肺经皮部推按5次。

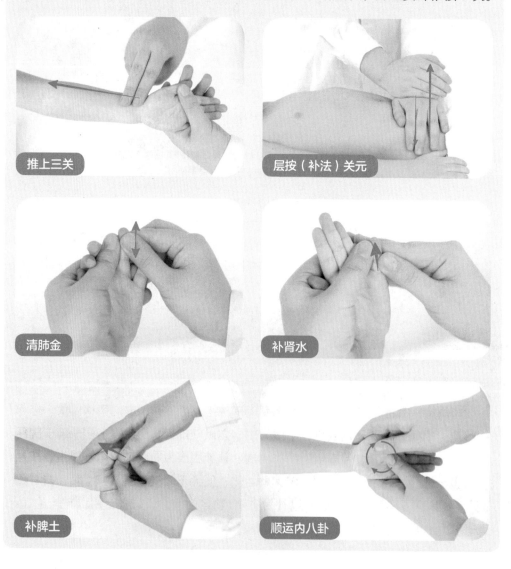

推上三关

层按（补法）关元

清肺金

补肾水

补脾土

顺运内八卦

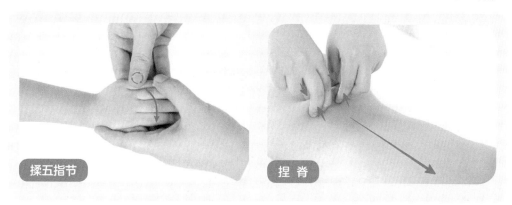

揉五指节　　　　　　　　　　捏　脊

临证术式加减：

夜尿多者，加揉外劳宫200次。

畏寒肢冷者，加摩丹田100次。

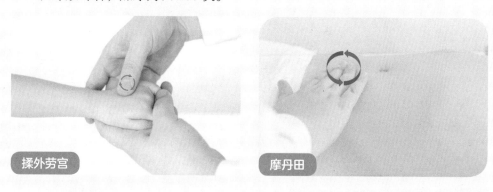

揉外劳宫　　　　　　　　　　摩丹田

【解析】哮喘发作过后，痰饮久伏体内，阻碍阳气运行，同时痰饮性寒，致伤阳气，可造成脾肾阳虚，治疗应以温阳益气为原则，推上三关、捏脊、层按（补法）关元合而用之可起到温阳散寒、纳气培元的作用，配合补肾水与补脾土以益肾健脾，清肺金、顺运内八卦、揉五指节有助于补肺气、止咳喘，配合揉外劳宫升阳举陷，配合摩丹田以培元固本。

❖ 肺肾阴虚

【症状】喘促乏力，咳嗽时作，干咳或咳痰不爽，形体消瘦，潮热盗汗，手足心热，面色潮红，大便干，舌红少津，花剥少苔，指纹淡，脉细数。

【治法】补肾敛肺，养阴纳气。

【操作】选择津沽小儿推拿的补法，调脏的核心用穴为主并配以相应手法。基础术式：揉二人上马 300 次，清肺金（以补为主）、补肾水、补脾土、顺运内八卦、推揉肺俞各 200 次，揉五指节 30 次。

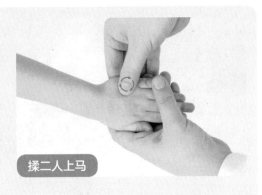

揉二人上马

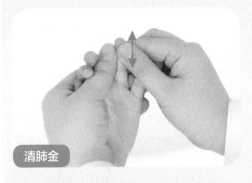

清肺金

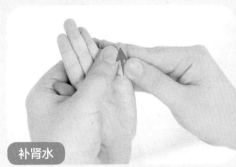

补肾水

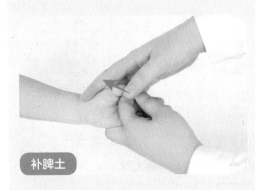

补脾土

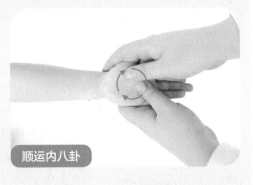

顺运内八卦

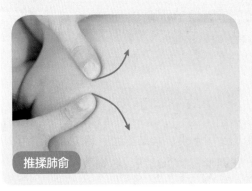

推揉肺俞

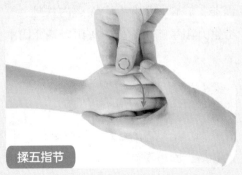

揉五指节

临证术式加减：

盗汗甚者，加揉肾顶 200 次。

大便干结者，加清天河水、泻大肠各 200 次。

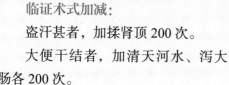

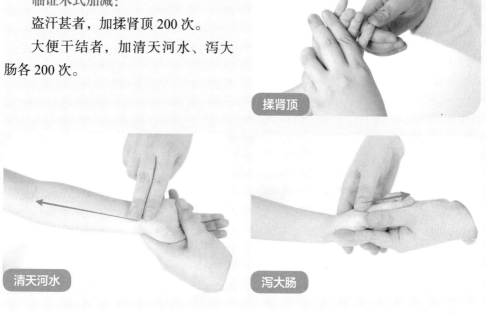

揉肾顶

清天河水

泻大肠

【解析】长时间咳喘损伤肺阴，加之痰饮虽性阴，但其阻碍人体正常津液输布，亦加重阴虚，治疗应以养阴润肺补肾为原则，二人上马为补法核心特定穴，揉二人上马、推揉肺俞共用，可滋补肺肾之阴，配合补肾水与补脾土以益肾健脾，清肺金、顺运内八卦、揉五指节有助于敛肺止咳、化痰平喘，配合揉肾顶收敛止汗，配合泻大肠健运促排便。

【按语】儿童哮喘要预防复发，注意回避各种诱发因素，遇气候骤变要注意防寒保暖，避免过劳、情绪过激。适当进行体育锻炼，增强体质，但不宜剧烈活动。饮食应清淡、有营养，忌生冷、油腻。家长密切观察患儿状态，预防哮喘大发作，发作期须配合药物治疗。

# 咳嗽

咳嗽为小儿肺系常见病症，临床以肺气上逆作声，咳吐痰液为主症。一年四季均可发生，冬、春季多见。《景岳全书·咳嗽》谓："咳嗽之要，止唯二证，何为二证？一曰外感，一曰内伤，而尽之矣。"该病分外感、内伤两大类，病位在肺，由肺脏受邪，失于宣降，肺气上逆而致。小儿肺脏娇嫩，卫外不固，易为外邪所侵，常见风寒或风热之邪侵袭肺卫，发为风寒咳嗽、风热咳嗽。《素问·咳论篇》云："五脏六腑皆令人咳，非独肺也。"小儿脾常不足，喂养不当而致脾失健运，酿生痰浊，上贮于肺，加之外邪犯肺，发为痰湿或痰热咳嗽。小儿平素体虚，或外感咳嗽日久不愈，或肺热伤津，肺阴受损，发为气虚咳嗽、阴虚咳嗽。

## ❧ 诊断要点 ❧

- 患儿多有呼吸道感染病史。
- 症见咳嗽，有痰或无痰，可伴鼻塞，流涕，恶寒，发热，头身酸痛，无汗或微汗出，或见口干口渴，烦躁不宁，尿赤便秘，或见胸闷纳呆，神乏困倦，或见气短乏力，或见喉痒嘶哑，手足心热，午后潮热。
- 可结合 X 线检查、血常规及病原学检查以协助诊断。

## ❧ 治疗 ❧

### （一）治疗原则

本病以宣肃肺气为基本治则，外感咳嗽者佐以疏风解表，内伤咳嗽佐以益气健脾、养阴润肺、燥湿化痰、清热泻肺等法，随证施治。根据不同证型可选汗法、温法、清法、补法、下法等。

### （二）辨证施治

#### 1. 外感咳嗽

❖ 风寒咳嗽

【症状】冬、春季多发，咳嗽频作，咽痒声重，痰白清稀，鼻塞流清涕，或伴恶寒发热，无汗，头身疼痛，舌淡红，苔薄白，指纹浮红，脉浮紧。

【治法】疏风散寒，宣肺止咳。

【操作】选择津沽小儿推拿调脏、温法、消法的核心用穴为主并配以相应手法，其基础术式：泻肺金300次，顺运内八卦、揉外劳宫各200次，推坎宫、揉太阳、揉风池各100次，推揉膻中、推揉肺俞各200次。

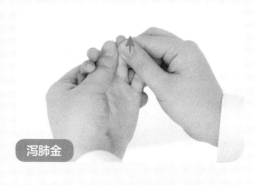
泻肺金

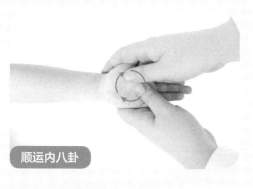
顺运内八卦

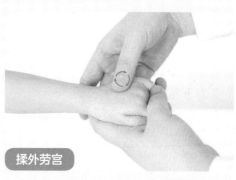
揉外劳宫

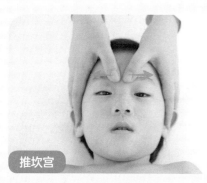
推坎宫

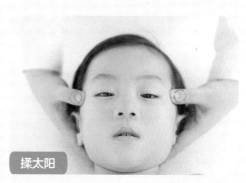
揉太阳

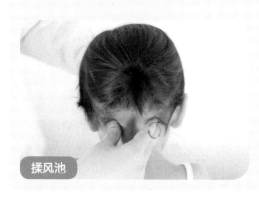
揉风池

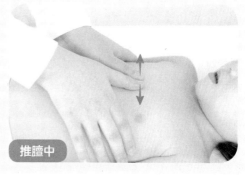
推膻中

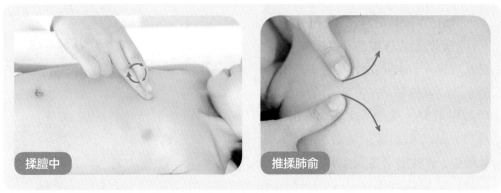

揉膻中 | 推揉肺俞

临证术式加减:

恶寒重者,加推上三关 300 次。

高热者,加掐揉二扇门(掐 6 次、揉 200 次)。

推上三关

掐二扇门 | 揉二扇门

【解析】叶天士在《临证指南医案·咳嗽》中指出:"若因于风者,辛平解之;若因于寒者,辛温散之……若因于火者,即温热之邪,亦以甘寒为主。"辛者散也,故小儿风寒咳嗽治宜疏风散寒,宣肺止咳,泻肺金为津沽小儿推拿调脏代表手法,以宣肺止咳,外劳宫为温法核心特定穴,揉外劳宫以疏风散寒,推坎宫、揉太阳、揉风池合用可起到疏风解表、开窍醒脑的作用,内八卦为消法核心特定穴,配合顺运内八卦、推揉肺俞、推揉膻中以化痰止咳,宽胸理气。恶寒重者加推上三关以温散寒邪,高热者加掐揉二扇门以发汗解表。

❖ 风热咳嗽

【症状】咳嗽不爽，痰黄黏稠，不易咯出，口渴咽痛，鼻流浊涕，或伴发热恶风，微汗出，头痛，舌红，苔薄黄，指纹浮紫，脉浮数。

【治法】疏风解热，宣肺止咳。

【操作】选择津沽小儿推拿调脏、清法、消法的核心用穴为主并配以相应手法，其基础术式：泻肺金 300 次，顺运内八卦、清天河水各 200 次，推坎宫、揉太阳、揉风池各 100 次，推揉膻中、推揉肺俞各 100 次。

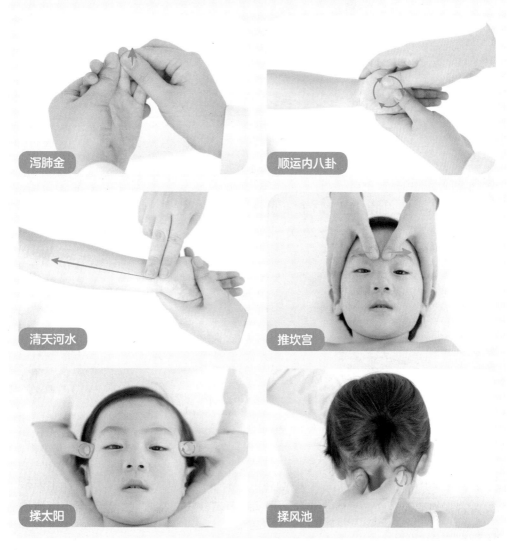

泻肺金

顺运内八卦

清天河水

推坎宫

揉太阳

揉风池

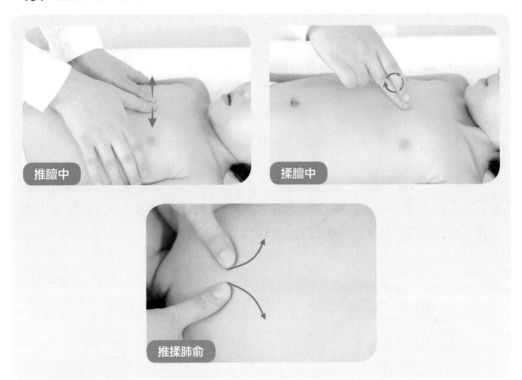

推膻中　　揉膻中

推揉肺俞

临证术式加减：

咽喉肿痛者，加捏挤大椎至皮肤出痧点。

发热重者，加打马过天河 20 次。

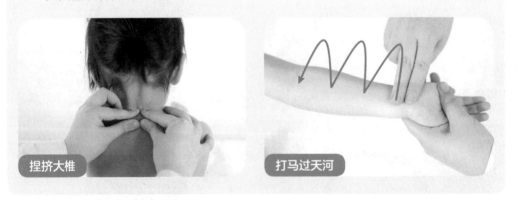

捏挤大椎　　打马过天河

【解析】小儿风热咳嗽治宜疏风解热，与治疗风寒咳嗽的主要区别在于去揉外劳宫，加清天河水，天河水为津沽小儿推拿清法核心特定穴，清天河水以清热生津解表。泻肺金以宣肺止咳，推坎宫、揉太阳、揉风池合用可起到疏风解表、开窍醒脑的作用，配合顺运内八卦、推揉肺俞、推揉膻中以化痰止咳，宽胸理气。咽喉肿痛者，加捏挤大椎至皮肤出痧点以清热解毒，发热重者加打马过天河以解表散热。

### 2. 内伤咳嗽
❖ 气虚咳嗽

【症状】咳嗽日久，咳声无力，痰白清稀，气短乏力，神疲倦怠，食欲不振，畏寒肢冷，动则汗出，面色苍白，舌质淡嫩，指纹色淡而细，脉细无力。

【治法】益气健脾，化痰止咳。

【操作】选择津沽小儿推拿调脏、消法的核心用穴为主并配以相应手法，其基础术式：清肺金（以补为主）300次、补脾土200次、顺运内八卦200次、揉丹田100次、推揉膻中200次、推揉肺俞200次、肺经皮部推按5次。

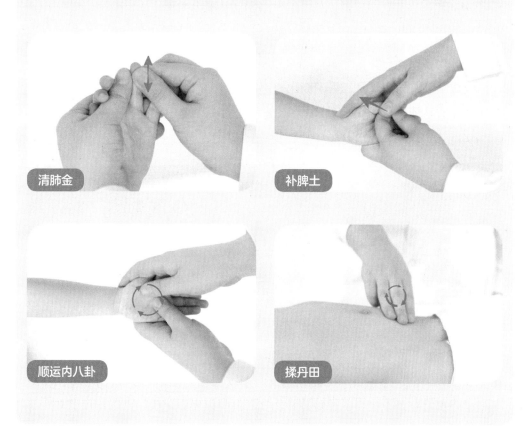

清肺金

补脾土

顺运内八卦

揉丹田

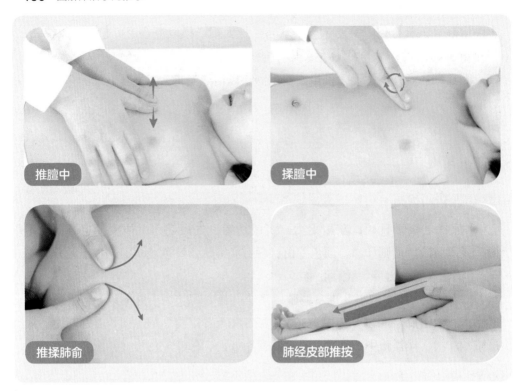

推膻中

揉膻中

推揉肺俞

肺经皮部推按

临证术式加减：

气虚重者，加按揉足三里 100 次。

自汗者，加揉肾顶 100 次。

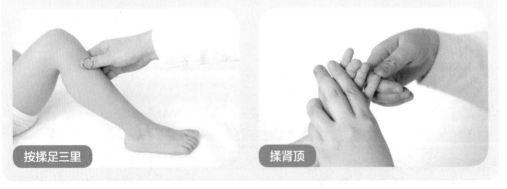

按揉足三里

揉肾顶

【解析】小儿虚咳当"虚则补之"，《保命歌括·咳嗽》载："咳久成劳，肺为元气之主也。久咳不止者，宜以补脾为主，乃虚则补其母也。"故久咳、气虚咳嗽治宜健脾补肺，益气化痰。清肺金（以补为主）以补肺气，调畅气机，补脾土、揉丹田旨在培土生金，补益脾肺之气，健脾以燥湿化痰，揉丹田可调和腹部气血，使小儿经气得疏，正气得复。内八卦为消法核心特定穴，配合顺运内八卦、推揉膻中、推揉肺俞、肺经皮部推按以宣肺化痰，宽胸理气。气虚重者加按揉足三里以健脾补气血，自汗者加揉肾顶以收敛元气，固表止汗。

❖ 阴虚咳嗽

【症状】咳嗽日久，干咳无痰或痰少而粘难以咯出，口渴咽干，喉痒声嘶，手足心热或潮热盗汗，舌红少苔或花剥，指纹紫，脉细数。

【治法】养阴润肺，化痰止咳。

【操作】选择津沽小儿推拿调脏、补法、消法的核心用穴为主并配以相应手法，其基础术式：清肺金（以补为主）300 次、补肾水 200 次、补脾土 200 次、揉二人上马 100 次、顺运内八卦 200 次、清天河水 100 次、推揉膻中 200 次、推揉肺俞 200 次。

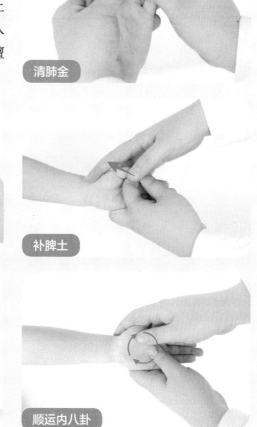

清肺金

补肾水

补脾土

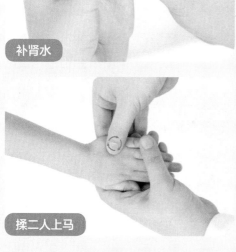

揉二人上马

顺运内八卦

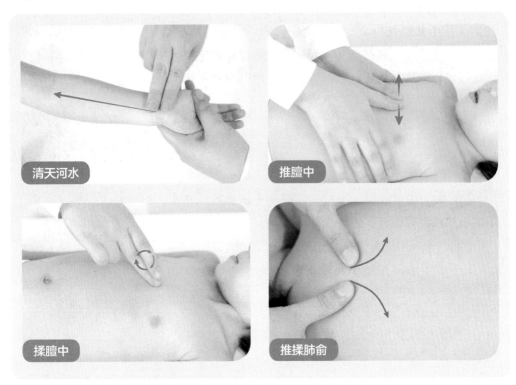

清天河水　推膻中

揉膻中　推揉肺俞

临证术式加减：

低热不退者，加揉内劳宫 100 次。

食欲不振者，加揉板门 100 次。

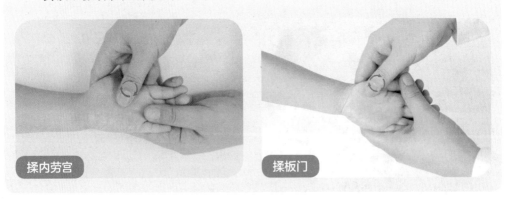

揉内劳宫　揉板门

【解析】小儿阴虚咳嗽治宜养阴润肺，化痰止咳，兼清余热，肺金、肾水、脾土为津沽小儿推拿调脏核心特定穴，二人上马为补法核心特定穴，揉二人上马可补肾滋阴，故清肺金、补肾水、揉二人上马、推揉肺俞四者合用以金水相生，养阴润肺，揉二人上马配合清天河水以清热润燥，内八卦为消法核心特定穴，顺运内八卦、推揉膻中以宣肃肺气，补脾土以益气培中，调和气血。低热不退者加揉内劳宫以清虚热，食欲不振者加揉板门以健脾消食。

❖ 痰湿咳嗽

【症状】咳嗽痰多，色白清稀，喉间痰声辘辘，咳声重浊，神疲倦怠，胸闷纳呆，舌淡胖，苔白腻，指纹滞，脉滑。

【治法】燥湿化痰，宣肺止咳。

【操作】选择津沽小儿推拿调脏、消法的核心用穴为主并配以相应手法，其基础术式：清肺金（以泻为主）300次，补脾土、顺运内八卦各200次，揉掌小横纹200次，揉五指节50次，推揉膻中、推揉肺俞各200次。

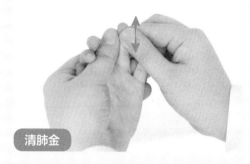

清肺金

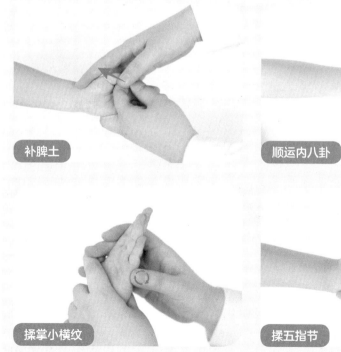

补脾土

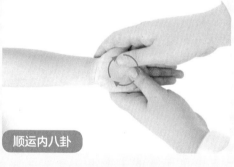

顺运内八卦

揉掌小横纹

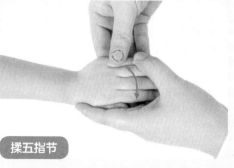

揉五指节

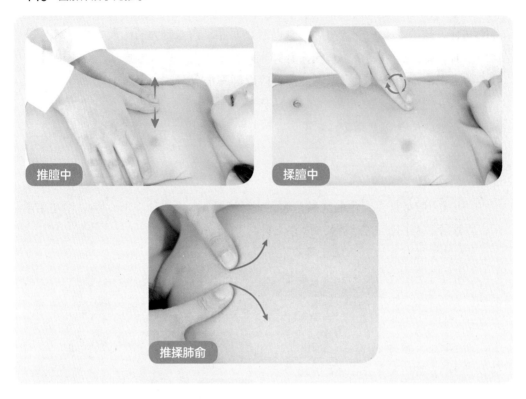

推膻中

揉膻中

推揉肺俞

临证术式加减：

纳呆者，加揉板门 100 次。

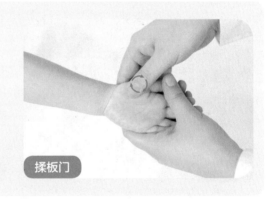

揉板门

【解析】小儿痰湿咳嗽治宜燥湿化痰，宣肺止咳，肺金、脾土为津沽小儿推拿调脏核心特定穴，清肺金（以泻为主）以宣肃肺气，补脾土以健脾化湿，燥湿化痰。内八卦、五指节为消法核心特定穴，顺运内八卦以宽胸理气，揉五指节以燥湿，揉掌小横纹可以化痰止咳，开胸散结，顺运内八卦、揉五指节、推揉膻中、推揉肺俞合用共达燥湿化痰、宣肺止咳之功。纳呆者，加揉板门以消食健脾。

❖ 痰热咳嗽

【症状】发热后咳嗽，咳声重浊，喉间痰鸣，色黄质稠，咳吐不爽，或伴发热口渴，烦躁不安，大便干燥，小便黄少，舌红，苔黄腻，指纹紫滞，脉滑数。

【治法】清热泻肺，化痰止咳。

【操作】选择津沽小儿推拿调脏、下法、消法的核心用穴为主并配以相应手法，其基础术式：泻肺金300次、泻大肠200次、揉掌小横纹200次、顺运内八卦200次、清天河水200次、揉乳旁乳根200次、推揉膻中200次、推揉肺俞200次。

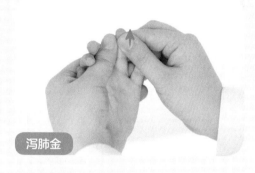
泻肺金

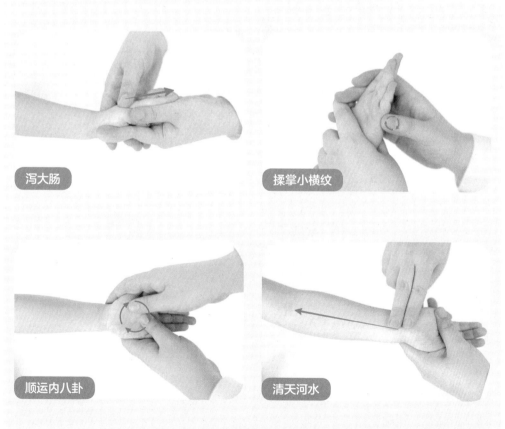
泻大肠

揉掌小横纹

顺运内八卦

清天河水

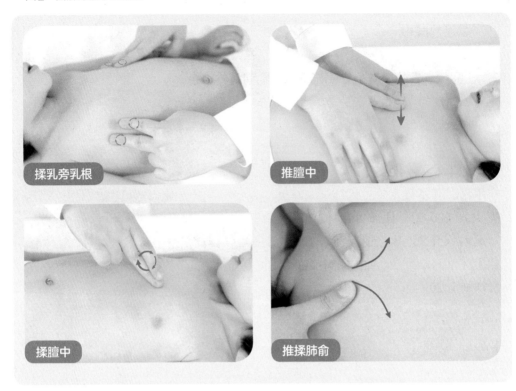

临证术式加减：

便秘者，加退下六腑 300 次。

烦躁不安者，加清心火 100 次。

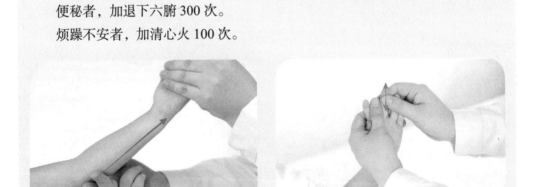

【解析】若痰湿日久，郁而化热，痰热犯肺，治疗上则应清热泻肺，化痰止咳。泻肺金以清肺泻热，泻大肠为下法代表手法、清天河水为清法代表手法，二者合用可引热下行，给热邪以出路，清泄肺热。内八卦为消法核心特定穴，顺运内八卦以宽胸理气，揉乳旁乳根、揉掌小横纹以化痰止咳，开胸散结，揉乳旁乳根、揉掌小横纹、推揉膻中、推揉肺俞合用有助于通肺气、止咳喘、化痰湿。便秘者加退下六腑以荡涤肠胃积滞，烦躁不安者加清心火以宁心安神。

【按语】小儿多不会咯痰，治疗期间应使其多饮水、变化体位，可轻拍其背部，有助于排出痰液。

# 发热

发热是临床常见症状，可见于儿科多种疾病中。小儿体温超过37.2℃即为发热。小儿发热分外感和内伤两大类。外感发热与外邪侵袭有关，即由于受风寒或风热等邪气所侵，卫外之阳被郁而致发热，属于感冒的一个症状，可参考感冒篇治疗。内伤发热常见证型有阴虚发热、气虚发热、食积发热之别。《素问·逆调论篇》认为："阴气少而阳气胜，故热而烦满也。"小儿热病或久病耗损伤阴，阴虚而内热，致阴虚发热。《脾胃论》云："脾胃虚则火邪乘之，而生大热。"小儿平素体弱，或久病耗气致中气不足，阴火内生而发热。《诸病源候论·小儿杂病诸候》言："小儿食不可过饱，饱则伤脾，脾伤不能磨消于食，令小儿四肢沉重，身体苦热，面黄腹大是也。"小儿脾常不足，如喂养不当、乳食不节，则宿食停滞，郁而化热而致发热。

## 诊断要点

- 患儿多有伤食、热病或久病病史。
- 症见发热，可伴见自汗、盗汗，或见口气酸腐，口臭，或见烦躁不安，夜啼，或见不思饮食，大便秘结，或见恶心呕吐，泻下臭秽如败卵，或见神怯气短，语声低微，懒言乏力。
- 结合血常规检查以协助诊断。

## 治疗

### （一）治疗原则

本病以清热为基本治则，阴虚发热者，佐以滋阴，气虚发热者，佐以补气，食积发热者，佐以消食导滞等法，随证施治。根据不同的发热证型可配以补法、消法、下法等。

（二）辨证施治

❖ 阴虚发热

【症状】长期低热不退，夜间为甚，或午后潮热，手足心热，形体消瘦，盗汗，烦躁夜啼或夜卧不宁，口燥咽干，舌红少津，花剥苔，指纹深紫，脉细数无力。

【治法】滋阴清热。

【操作】选择津沽小儿推拿清法、补法的核心用穴为主并配以相应手法，其基础术式：清天河水 300 次，揉涌泉 300 次，揉二人上马、补肾水、揉内劳宫各 200 次。

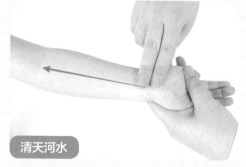

清天河水

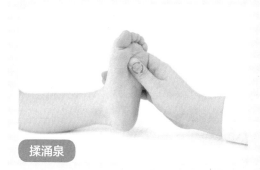

揉涌泉

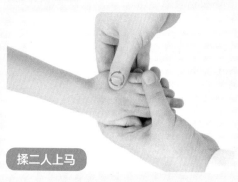

揉二人上马

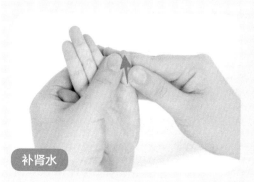

补肾水

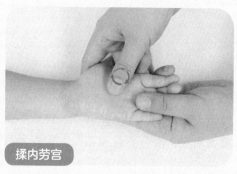

揉内劳宫

临证术式加减：

烦躁夜啼者，加清肝木 100 次、揉小天心 100 次。

盗汗者，加揉肾顶 100 次。

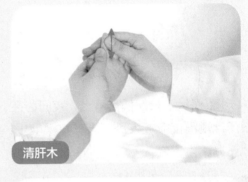

清肝木

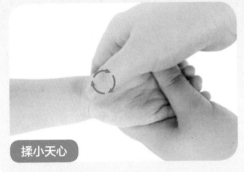

揉小天心

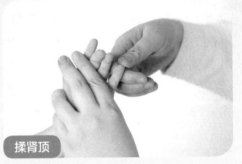

揉肾顶

【解析】《景岳全书·寒热》记载："阴虚之热者，宜壮水以平之。"故针对小儿阴虚发热者，治宜滋阴清热。天河水为津沽小儿推拿清法核心特定穴，天河水性微凉，清天河水清热而不伤阴，揉涌泉可引热下行，二者合用以滋阴清热。补肾水为调脏核心手法，揉二人上马为补法核心手法，二者合用可滋肾养阴，滋阴以制阳，配合揉内劳宫以清心除烦。烦躁夜啼者加清肝木、揉小天心以镇静安神，盗汗者加揉肾顶以收敛止汗。

❖ 气虚发热

【症状】低热，上午为甚，劳累、活动后加重，恶风自汗，神怯气短，语声低微，懒言乏力，反复感冒，食欲不振，形体消瘦，或见大便稀溏，内含不消化食物残渣，面色萎黄或苍白，舌淡，苔薄白，指纹淡，脉沉细无力。

【治法】益气除热。

【操作】选择津沽小儿推拿调脏、清法的核心用穴为主并配以相应手法，其基础术式：补脾土 300 次、清天河水 200 次、揉百会 100 次、揉外劳宫 100 次、层按（补法）中脘、揉足三里 100 次。

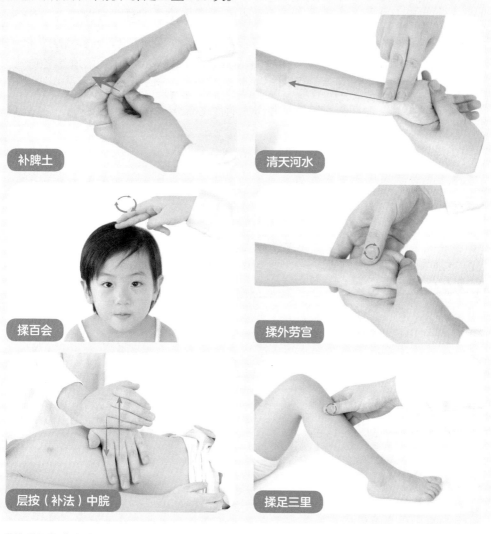

临证术式加减：

食欲不振者，加揉板门 100 次。

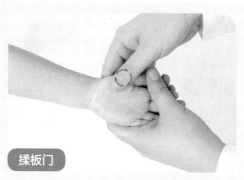

【解析】《内外伤辨惑论》云："惟当以甘温之剂，补其中，升其阳，甘寒以泻其火则愈。"故小儿气虚发热，治宜补气升阳，益气除热。脾胃为后天之本，气血生化之源，补脾土、揉足三里、层按（补法）中脘以健脾补其中气，天河水为津沽小儿推拿清法核心特定穴，性微凉，清天河水可以清热泻火。《小儿推拿广意》言："若是遍身热不退，外劳宫掐揉多些。"揉外劳宫有升阳退热之功效，温其气助其阳，阳气通则症自解，取"甘温除热"之意，再配合揉百会以升举阳气。食欲不振者，加揉板门以健脾和胃，消食化滞。

❖ 食积发热

【症状】发热，口气酸腐，口臭，渴而引饮，脘腹胀满，烦躁不安，不思饮食，大便秘结，或恶心呕吐，泻下臭秽如败卵，舌红，苔燥黄腻，指纹深紫，脉滑数有力。

【治法】消食导滞。

【操作】选择津沽小儿推拿下法、清法的核心用穴为主并配以相应手法，其基础术式：泻大肠 300 次、揉板门 200 次、退下六腑 300 次、拿肚角 5 次、层按（泻法）中脘。

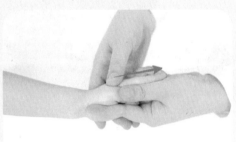

泻大肠

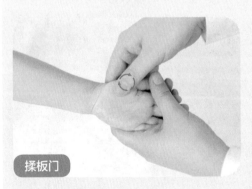

揉板门

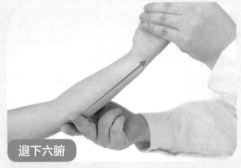

退下六腑

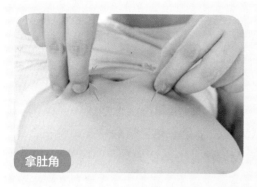

拿肚角

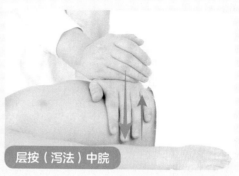

层按（泻法）中脘

临证术式加减：

便秘者，加揉膊阳池 100 次。

烦躁不安者，加泻肝木 100 次。

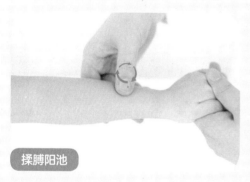

揉膊阳池

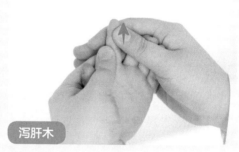

泻肝木

【解析】《幼幼集成·食积诊治》言："夫饮食之积，必用消导。消者，散其积也；导者，行其气也。"故小儿食积发热者，治宜消食导滞，化积清热。大肠为津沽小儿推拿下法核心特定穴，六腑为清法核心特定穴，泻大肠与退下六腑合用可清利中焦、泻肠腑热，拿肚角为消法代表手法，配合拿肚角以消食下气，揉板门与层按（泻法）中脘可进一步加强消食导滞之功。便秘者加揉膊阳池以调肠通便，烦躁不安者加泻肝木以平肝泻火，解郁除烦。

【按语】内伤发热病机比较复杂，应注意辨病辨证，同时注意饮食、精神调护。

附：小儿发热医案

李某，男，6个月，2019年4月3日初诊。

【主诉】低热2周。

【现病史】患儿2周前因接种13价肺炎疫苗后出现持续低热，体温波动在37.4~38℃，夜间发热，白天如常，热退无汗，手足心热，烦躁易怒，夜里2点左右哭闹厉害。患儿不咳，无痰，无鼻塞及流涕，纳差食少，大便偏干，日行1次，小便黄。

【查体及专科检查】神清，精神反应可，咽红，扁桃体不大，心肺未闻及异常，舌红少苔，指纹淡紫，脉细数。

【辅助检查】血常规未见异常。

【辨证辨病】该患儿出现夜间发热，白天如常，热退无汗，手足心热，舌红少苔，指纹淡紫，诊断为发热，证属阴虚发热。

【西医诊断】注射疫苗后发热。

【中医诊断】发热（阴虚发热证）。

【治法】滋阴清热。

【处方】揉涌泉、清天河水各100次，揉二人上马、补肾水、揉内劳宫各50次，清肝木50次、掐揉小天心（掐3次、揉50次）。

【复诊】2019年4月6日诊：患儿夜里体温为36.7~37.4℃，夜寐安，大便软，食欲转好，继前治疗。

2018年4月8日诊：患儿夜间体温正常，饮食可，夜寐可，二便可。诸症好转，停止治疗。

【按语】患儿接种疫苗，即感受外邪后邪伏阴分，未有尽解而出现夜间低热、白天如常、热退无汗、手足心热、烦躁易怒、大便偏干、小便黄、舌红少苔、指纹淡紫等阴虚内热诸证，治宜滋阴清热。对此，我们选取清天河水、揉涌泉为主要术式，天河水性微凉，清热而不伤阴，可引邪外出，揉涌泉可引热下行，二者合用以滋阴清热。配合补肾水、揉二人上马可滋肾养阴，滋阴以制阳。针对患儿烦躁易怒、夜间哭闹问题，配合揉内劳宫以清心除烦，清肝木、掐揉小天心以镇静安神。

呕吐是小儿常见的脾胃病或伴发症状，以胃中乳食上逆经口而出为主要临床表现，一般以有物有声谓之呕，有物无声谓之吐，无物有声谓之干呕，因呕与吐常同时发生，故合称呕吐。发病无年龄和季节限制，但以婴幼儿多见，好发于夏、秋季节。本病轻者治疗得当，预后良好；重者易耗伤津气，且某些继发性呕吐应明确鉴诊其原发病，以免失治误治。本病由胃失和降、气逆于上而成。《三因极一病证方论·呕吐叙论》："呕吐虽本于胃，然所因亦多端，故有饮食寒热气血之不同，皆使人呕吐。"故小儿呕吐病位主要在胃，和肝脾密切相关，其发生以寒邪犯胃、乳食积滞、胃中积热、脾胃虚寒、夹惊呕吐多见。胃为六腑，以降为顺，小儿脾胃薄弱，胃体未全，胃用未壮，容易发生胃气上逆而致呕吐。

**呕吐**

——◈✦ 诊断要点 ✦◈——

● 病史：乳食不节、饮食不洁、情志不畅、外邪犯胃等病史。
● 主症：呕吐，不思饮食，脘腹不适或疼痛。
● 兼证：或见发热恶寒，鼻塞流涕；或见口臭，大便秘结或泻下臭秽；或见烦躁少寐，口渴多饮，面赤唇红；或见神疲倦怠，面色苍白，四肢欠温，食少不化，腹痛便溏；或见胸胁胀痛，精神郁闷，易怒易哭。
● 辅助检查：血常规、电解质、尿常规以及腹部 X 线、B 超等检查。

——◈✦ 治疗 ✦◈——

（一）治疗原则

以和胃降逆为主要治则，积滞呕吐者佐以消食，胃热呕吐者佐以清热泻火，胃寒呕吐者佐以温中散寒，夹惊呕吐者佐以镇惊等法，随证施治。治法以消法为主，根据不同证型又可配以温法、清法、调脏等。

### （二）辨证施治

❖ 积滞呕吐

【症状】食滞积于脘腹，呕吐酸臭乳块或不消化食物，吐后得舒，不思乳食，口臭，脘腹胀痛，大便秘结或泻下酸臭，舌苔厚腻，指纹紫滞，脉滑数有力。

【治法】消乳化食，和胃降逆。

【操作】选择津沽小儿推拿消法、下法的核心用穴为主并配以相应手法，其基础术式：逆运内八卦、掐四横纹、揉板门各300次，泻大肠200次，推按胃经皮部（腹部段）5次、分腹阴阳20次，摩建里100次。

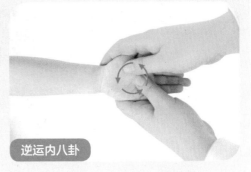

逆运内八卦

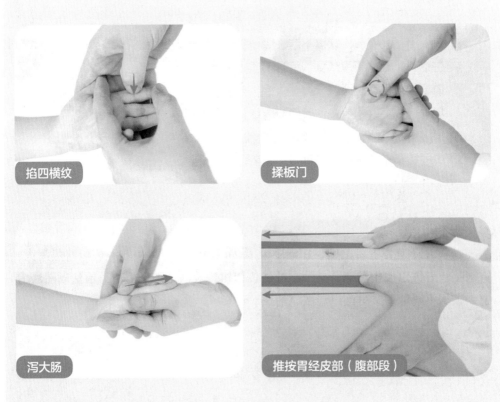

掐四横纹

揉板门

泻大肠

推按胃经皮部（腹部段）

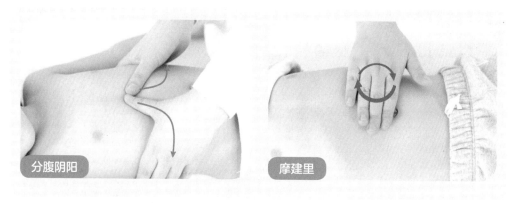

分腹阴阳　摩建里

临证术式加减:

食滞化热者,加清天河水 100 次。

腹胀者,加补脾土 200 次。

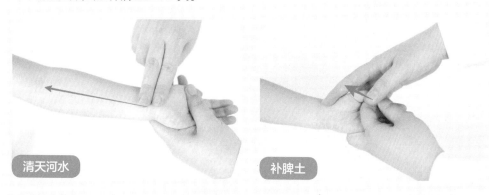

清天河水　补脾土

【解析】《幼幼集成·食积证治》所言:"夫饮食之积,必用消导。消者,散其积也;导者,行其气也。"故而小儿积滞呕吐者,治宜消食导滞,以掐四横纹、逆运内八卦、揉板门、分腹阴阳为主要操作,可健脾和胃、消食化滞,配合皮部推按足阳明胃经腹部段、摩建里以健脾理气,和胃降逆止呕,佐以泻大肠清利中焦湿热,消导胃肠积滞,佐以清天河水清热除烦,以补脾土以健脾助运化。

❖ 胃热呕吐

【症状】食入即吐,呕吐频繁,吐物酸腐,口渴多饮,面红唇红,烦躁少寐,大便臭秽或见秘结,小便短黄,舌红苔黄,指纹紫滞,脉滑数。

【治法】清热泻火，和胃降逆。

【操作】选择津沽小儿推拿消法、下法的核心用穴为主并配以相应手法，其基础术式：退下六腑、揉板门各 300 次，逆运内八卦、揉二人上马各 200 次，推按胃经皮部（腹部段）5 次，层按（泻法）中脘穴、摩建里、推天柱骨各 100 次。

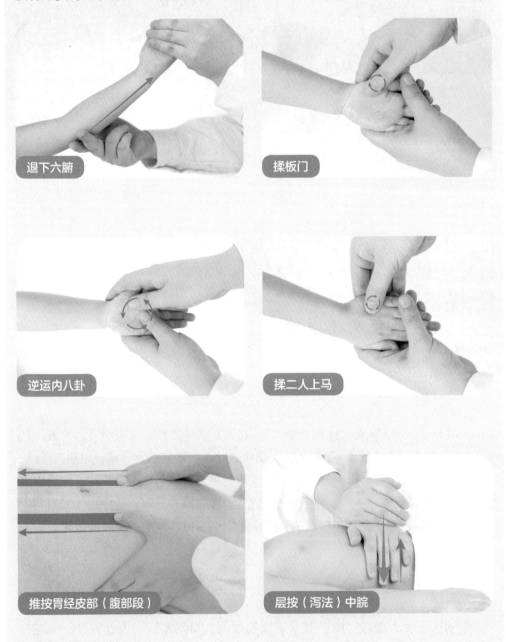

退下六腑

揉板门

逆运内八卦

揉二人上马

推按胃经皮部（腹部段）

层按（泻法）中脘

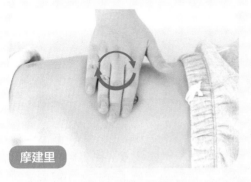

摩建里

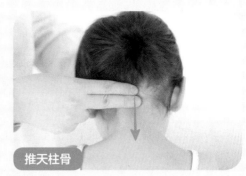

推天柱骨

**临证术式加减：**

烦躁少寐者，加泻肝木 100 次、掐五指节 50 次。

便秘者，加泻大肠 200 次。

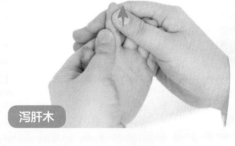

泻肝木

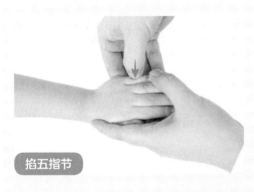

掐五指节

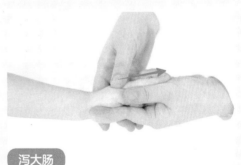

泻大肠

【解析】小儿乳食不知自节，若喂养不当，过食肥甘厚味、生冷难化食物或感受夏秋暑湿、湿热之气而致胃热呕吐，治宜清热和胃。六腑为清法的核心特定穴，以退下六腑、揉板门二者合用以清胃泻火。内八卦为消法的核心特定穴，逆运内八卦，配合层按（泻法）中脘、摩建里以理气导滞，推天柱骨以降逆止呕，与皮部推按足阳明胃经腹部段合用可和胃降逆止呕，佐以揉二人上马养阴和胃，配合泻肝木、掐五指节镇静安神，泻大肠以荡涤肠胃之积滞。

❖ 胃寒呕吐

【症状】有饮冷受凉史，多突然呕吐，呕吐物清冷，胃脘冷痛，得温则舒，或发热恶寒，鼻塞流涕，全身不适，舌淡苔白，指纹淡，脉紧。

【治法】疏风散寒，和胃温中。

【操作】选择津沽小儿推拿调脏、温法的核心用穴为主并配以相应手法，其基础术式：补脾土、推上三关各300次，逆运内八卦、揉外劳宫各200次，层按（补法）关元穴、推按胃经皮部（腹部段）5次，摩建里、推天柱骨各100次。

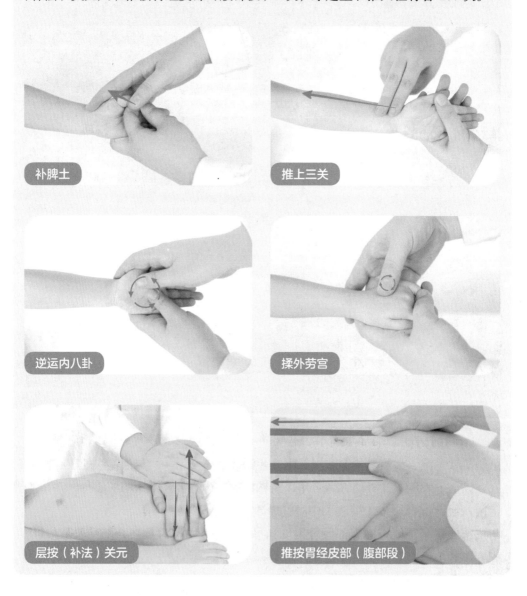

补脾土

推上三关

逆运内八卦

揉外劳宫

层按（补法）关元

推按胃经皮部（腹部段）

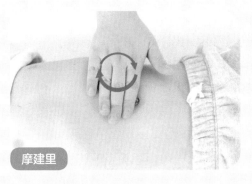

摩建里

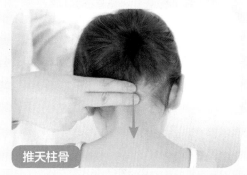

推天柱骨

**临证术式加减：**

发热者，加拿风池 100 次。

腹痛者，加拿肚角 5 次。

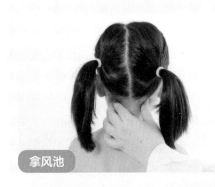

拿风池

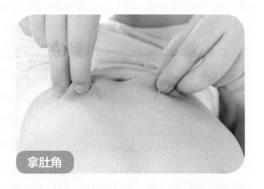

拿肚角

【解析】小儿恣食瓜果生冷，冷积胃脘导致胃寒呕吐，治宜温中散寒，三关穴为温肾的核心特定穴，推上三关、揉外劳宫、层按（补法）关元合用可温补阳气以疏散寒邪，且手法具有收敛之力，不至温散太过。配合逆运内八卦、推按足阳明胃经皮部、摩建里、推天柱骨以行气降逆止呕，以补脾土调和气血，佐以拿风池以退热，佐以拿肚角以止腹痛。

❖ 夹惊呕吐

【症状】受惊后呕吐暴作，频吐清涎，夜眠多惊，神态紧张，睡卧不安，山根青，舌青紫，指纹紫，脉弦。

【治法】镇惊止呕。

【操作】选择津沽小儿推拿调脏、清法的核心用穴为主并配以相应手法，其基础术式：补脾土 300 次，揉小天心、掐揉五指节各 50 次，逆运内八卦 200 次，推按胃经皮部（腹部段）5 次，摩建里穴 20 次，推天柱骨 100 次。

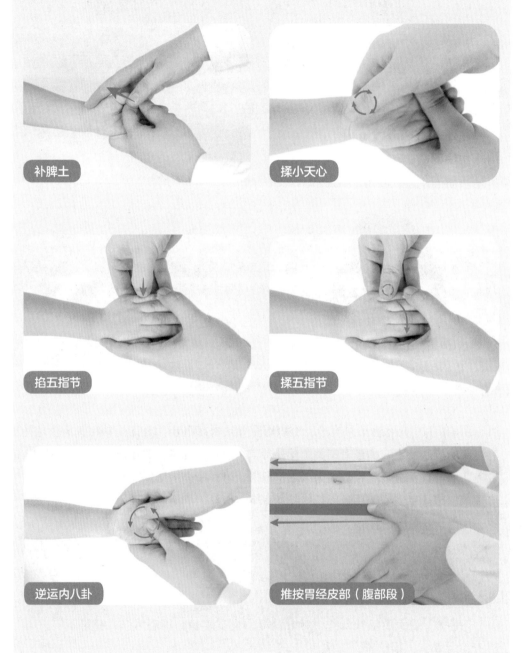

补脾土

揉小天心

掐五指节

揉五指节

逆运内八卦

推按胃经皮部（腹部段）

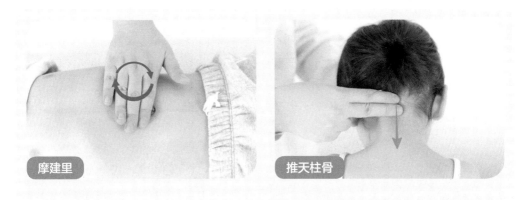

摩建里　　　　　　　　　　　　推天柱骨

临证术式加减：

夜啼者，加泻肝木 100 次。

惊惕不安者，加按揉百会 100 次。

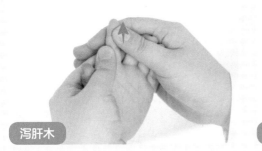

泻肝木

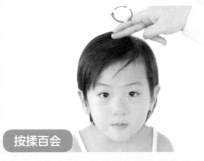

按揉百会

【解析】小儿心怯神弱，当乍见异物或骤闻异声，抑或突然跌扑时容易导致惊恐，惊则气乱，发为呕吐，夹惊呕吐者在治疗上宜镇惊止呕，补脾土、揉小天心、掐揉五指节为君，三者合用可健脾和胃，镇惊安神。特别是掐揉五指节，正如《小儿推拿秘诀》云："小儿若是受惊吓，五指节掐莫停歇。"配合逆运内八卦、推天柱骨、皮部推按足阳明胃经腹部段、摩建里以行气止呕，配合泻肝木以镇静安神，配合按揉百会以镇惊。

【按语】呕吐患儿要注意及时补液，以免脱水和电解质紊乱。对于外伤、食物中毒、病毒性脑炎等引起的呕吐应明确诊断，先治疗原发病。

# 厌食

厌食是一种小儿常见的脾胃病症，以长时间食欲不振，食量减少，甚至拒食为主要临床特征。本病可发生于任何季节，但夏季暑湿当令之时，可使症状加重。多见于7岁以下儿童。长期不愈者易伤胃阴，精神疲惫，抗病能力下降，影响生长发育。《幼幼新书·乳食不下第十》云："脾者脏也，胃者腑也，脾胃二气相为表里，胃受谷而脾磨之，二气平调则谷化而能食。"《小儿药证直诀》曰："脾胃不和，不能食乳，致肌瘦。亦因大病或吐泻后，脾胃尚弱，不能传化谷气。"故而厌食病位在脾胃，临床又可因食积、脾气虚、胃阴不足、肝郁气滞等引起。

## 诊断要点

- 患儿有喂养不当、病后失调、先天不足或情志失调等病因病史。
- 长期食欲不振，厌恶进食，食纳量明显少于同龄健康儿童，面色少华，形体消瘦，精神尚可。
- 排除其他慢性疾病伴发的厌食。

## 治疗

### （一）治疗原则

在治则上应以健运脾胃、调补气阴为主，佐以消导、补脾、养阴、疏肝，根据不同证型可配以消法、补法、下法、和法等。

### （二）辨证施治

#### ❖ 食滞胃脘

【症状】饮食不节后食量突然减少，嗳气泛恶，口臭，脘腹饱胀或疼痛拒按，大便臭如败卵，舌苔白腻，指纹滞，脉弦滑。

【治法】消食化积。

【操作】选择津沽小儿推拿下法、清法的核心用穴为主并配以相应手法，其基础术式：泻大肠、逆运内八卦、揉板门各300次，运腹（神阙——肓俞——天枢——大横——带脉）50次，捏脊6次。

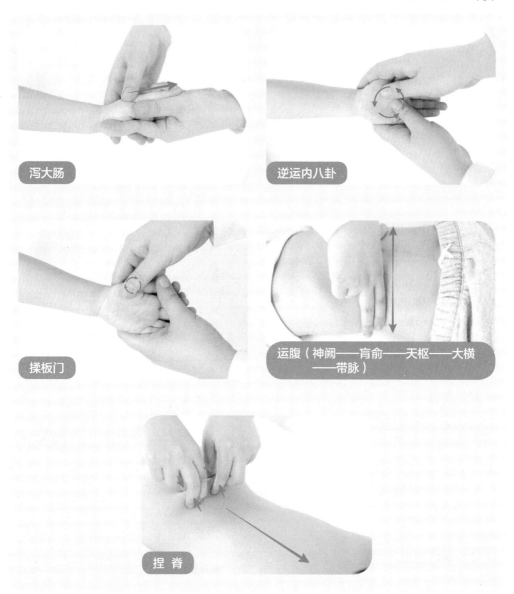

泻大肠

逆运内八卦

揉板门

运腹（神阙——肓俞——天枢——大横——带脉）

捏　脊

临证术式加减：

腹胀明显者，加补脾土 300 次。

大便黏腻臭秽者，加清脾土 300 次。

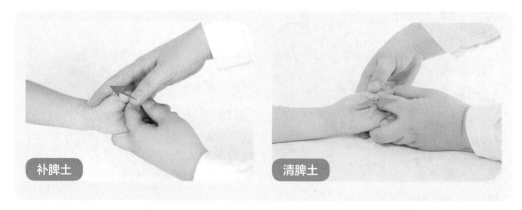

补脾土　　　　　清脾土

【解析】《素问·痹论篇》言："饮食自倍，肠胃乃伤。"《诸病源候论·哺露候》载："小儿乳哺不调，伤于脾胃，脾胃衰弱，不能饮食，血气减损，不荣肌肉而柴辟羸露。"小儿因饮食不节致积滞于胃中，治宜消食导滞，揉板门、逆运内八卦为核心操作，逆运内八卦为消法代表手法，与揉板门合用以加强消食化滞之功，以泻大肠清导肠腑积滞，配合运腹、捏脊以健脾理气，调和气血。

❖ **脾胃气虚**

【症状】长期不思进食，形体消瘦，面色少华，神疲，便溏或完谷不化，舌淡，苔薄白，指纹色淡红，脉缓无力。

【治法】健脾益气。

【操作】选择津沽小儿推拿调脏、消法的核心用穴为主并配以相应手法，其基础术式：补脾土、推四横纹、摩关元各 300 次，运腹（神阙 – 肓俞 – 天枢 – 大横 – 带脉）30 次，层按（补法）建里穴。

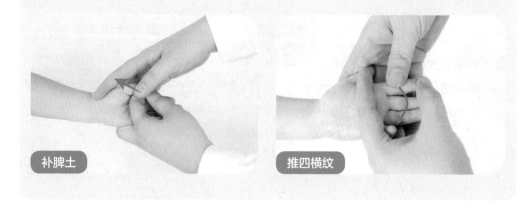

补脾土　　　　　推四横纹

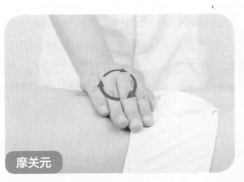

摩关元

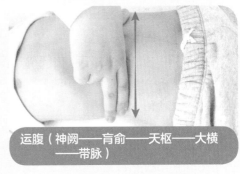

运腹（神阙——肓俞——天枢——大横——带脉）

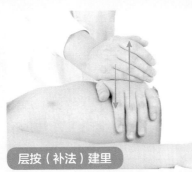

层按（补法）建里

临证术式加减：

喜暖畏寒者，加掐揉一窝风100次。

面色㿠白者，加捏脊6次。

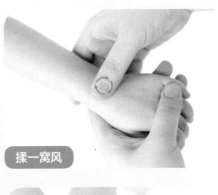

揉一窝风

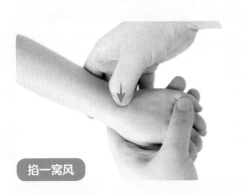

掐一窝风

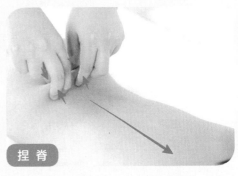

捏 脊

【解析】《诸病源候论》指出："脾胃二气俱虚弱，故不能饮食也。"因而小儿脾胃气虚者，在治疗上宜健脾益气，其中选用调脏中的补脾土配合摩关元、层按（补法）建里，益气健脾，生化气血，四横纹为消法核心特定穴，推四横纹配合运腹以和胃宽中，行气除胀。诸法共用使脾胃之气得复，食积得化。

❖ 胃阴不足

【症状】食少饮多，口燥咽干，手足心热，皮肤干燥，烦躁好动，夜卧不安，大便干，小便短少，舌红苔少，指纹色红，脉细数。

【治法】养胃育阴。

【操作】选择津沽小儿推拿调脏的核心用穴为主并配以相应手法，其基础术式：补脾土、推四横纹、揉二人上马、揉手背各300次，旋揉腹部（逆时针）、运腹（神阙——肓俞——天枢——大横——带脉）各30次。

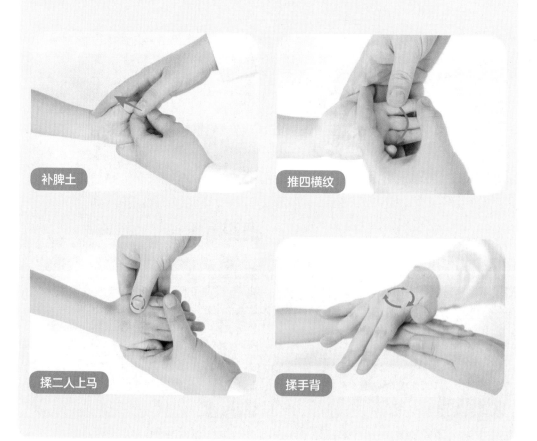

补脾土

推四横纹

揉二人上马

揉手背

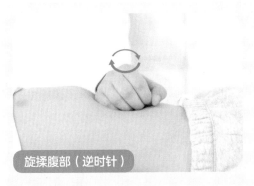

旋揉腹部（逆时针）

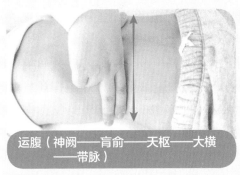

运腹（神阙——肓俞——天枢——大横——带脉）

临证术式加减：

食纳量少者，加旋揉中脘 100 次。

手足心热者，加清天河水 300 次。

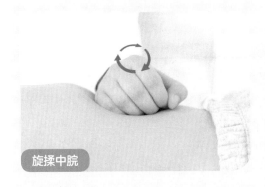

旋揉中脘

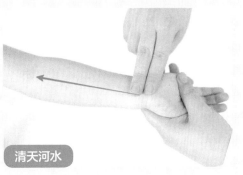

清天河水

【解析】《临证指南医案》言："胃阴虚，不饥不纳。"若小儿素体阴虚，加之胃受纳、腐熟水谷能力减弱，治宜养胃育阴，以补脾土、揉二人上马为主，二者合用可养阴和胃，配合揉手背以养血柔阴，中脘为胃之募穴，以中脘为中心逆时针旋揉腹部可健运脾胃，佐以运腹、推四横纹开胃助纳。

❖ 肝气犯胃

【症状】闷闷不乐，拒食，进食量随情志变化，恶心呕吐，腹胀腹痛，舌淡苔薄，指纹色青，脉弦。

【治法】疏肝和胃。

【操作】选择津沽小儿推拿调脏的
核心用穴为主并配以相应手法，其基
础术式：补脾土、泻肝木、推四横纹
各300次，运腹（神阙——肓俞——
天枢——大横——带脉）30次，推按
肝经皮部（腹部段）10次。

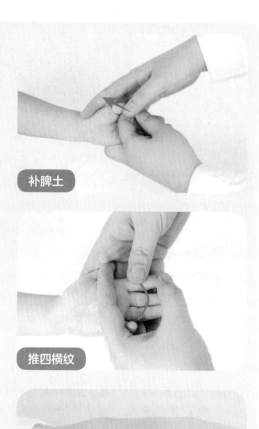

补脾土

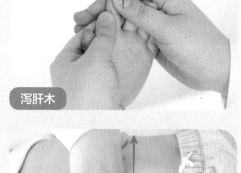

泻肝木

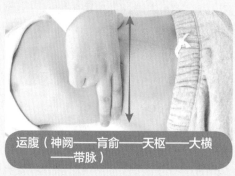

推四横纹

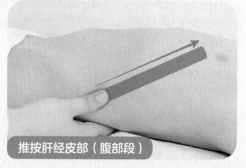

运腹（神阙——肓俞——天枢——大横
　　——带脉）

推按肝经皮部（腹部段）

临证术式加减：脾气急躁者，加
补肾水300次。

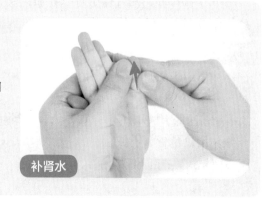

补肾水

【解析】小儿若因所欲不遂等，均可导致肝胆之气不疏，乘脾犯胃而造成厌食，治宜疏肝和胃，推四横纹配合运腹可以理气和胃，泻肝木、推按肝经皮部（腹部段）以疏肝理气，佐以补脾土健运脾胃，生化气血。若脾气急躁，加补肾水起到滋水涵木的作用。

【按语】治厌食辨证审因，当用消法、补法、和法。脾胃虚弱则应根据具体情况补气、补阴；食积应消食导滞，并防治食积化热；肝气犯胃则应区分患儿属素体肝旺或教养失当等。治病求本。

对于 0~1 岁婴儿，须引导家长正确度过厌奶期及辅食添加阶段；对于 1~6 岁幼儿，宣教家长建立良好的饮食习惯，三餐规律，定时定量，饮食结构合理，鼓励多食蔬菜和粗粮，同时兼顾隔代养护的教养问题，以及入园后分离障碍、入校后课业压力、病后脾胃受损等调护。

## 附：厌食医案

李某，男，3 岁 5 月，2018 年 12 月 27 日初诊。

【主诉】食欲不振 2 个月。

【现病史】患儿平素挑食，2 个月前患甲型流行性感冒，口服奥司他韦、头孢克洛痊愈后出现食欲不振，饮食量少，伴有疲乏、烦躁，家长未予重视。现症：食纳量少，食欲不振，神疲乏力，脾气急躁，夜寐不安，大便 3~9 日一行，便出干结。

【查体及专科检查】面色萎黄，山根发青，下眼胞略肿、发暗，舌暗红，苔少，指纹色红，脉细数。

【辨证辨病】该患儿平素挑食，脾胃不坚，患流感后服药伤及脾胃，食欲不振，饮食量少，诊断为厌食，面色萎黄，山根发青，下眼胞略肿、发暗，神疲乏力，脾气急躁，夜寐不安，大便干结，舌暗红，苔少，脉细数，证属胃阴虚。

【西医诊断】消化不良。

【中医诊断】厌食（胃阴虚）。

【治法】养胃育阴。

【处方】补脾土 500 次，推四横纹 500 次，揉二人上马 500 次，旋揉腹部（逆时针）、运腹（神阙——肓俞——天枢——大横——带脉）各 30 次，揉中脘 100 次。每日治疗 1 次。

【复诊】2018 年 12 月 28 日诊：患儿食欲略起，大便仍未解，遂加揉板门

200次、捏脊10次。

2019年1月3日诊：患儿诸症好转，停止治疗。

2个月后电话随访，患儿食纳正常，二便调。

【按语】小儿脾常不足，加之平素偏食，脾胃不坚，又遇感染流感，药物食用繁多，且药物多易影响消化功能，病后又未及时调护，终致胃阴损伤。《临证指南医案》言："胃阴虚，不饥不纳。"治宜养胃育阴，以补脾土、揉二人上马为君，其中二人上马为补肾滋阴之核心特定穴，二者合用可养阴和胃，配合推四横纹、揉中脘、旋揉腹部、运腹健运脾胃，开胃助纳，加板门增加食欲，捏脊促进脾胃运化。

## 泄泻

泄泻是小儿常见的脾胃疾病，以大便次数增多，粪便稀薄或水样便为主要临床特征。尤以3岁以下婴幼儿为多见，年龄越小发病率越高。本病一年四季均可发生，夏、秋季为多。本病易耗气伤津，轻者治疗得当，预后良好；重者下泄过度，可致伤阴或伤阳，或阴阳俱伤；久泻迁延不愈者，可导致小儿营养不良，影响生长和发育。可因感受外邪、内伤饮食、脾胃虚弱引起，《古今医统大全·幼幼汇集·泄泻门》云："泄泻乃脾胃专病，凡饮食、寒、热三者不调此为内因，必致泄泻。"泄泻病位在脾胃，小儿稚阴稚阳，脾常不足，易于受损，脾胃受伤，水谷不化，传导失司，而成泄泻。

### 诊断要点

- 患儿有感受外邪、乳食不节、饮食不节等病因病史。
- 大便次数增多，大便呈水样、蛋花汤样，或稀溏，或臭秽，或夹黏液，可伴恶心呕吐、腹痛、发热等；重症可见脱水貌。
- 便常规可见少量白细胞、红细胞，大便病原学检查可有轮状病毒等阳性，细菌培养阳性。

### 治疗

（一）治疗原则

在治则上应以祛邪扶正、调理脏腑为主，并针对寒湿泻、湿热泻、伤食泻、脾虚泻等不同证型佐以散寒、祛湿、清热、消导、补虚，治疗方法可选下法、清法、温法、补法、消法等。

（二）辨证施治

❖ 寒湿泻

【症状】大便清稀，多泡沫，色淡不臭，肠鸣腹痛，面色淡白，口不渴，小便清长，舌淡红，苔白，指纹淡红，脉滑紧。

【治法】散寒化湿。

【操作】选择津沽小儿推拿调脏、温法的核心用穴为主并配以相应手法，其基础式式：补脾土、补大肠、推后溪各300次，推上三关100次，旋揉腹部（逆时针）100次。

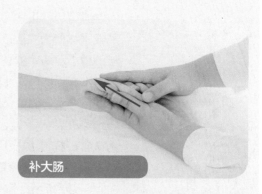

补大肠

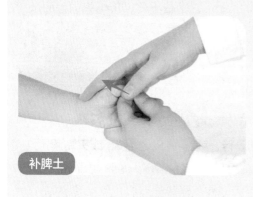

补脾土

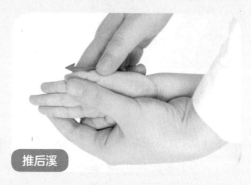

推后溪

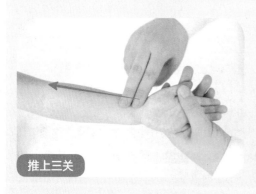

推上三关

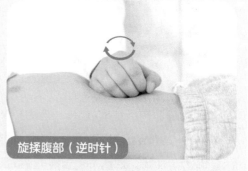

旋揉腹部（逆时针）

临证式式加减：

腹痛剧烈者，加拿肚角10次。

腹痛得温痛减者，加揉外劳宫300次。

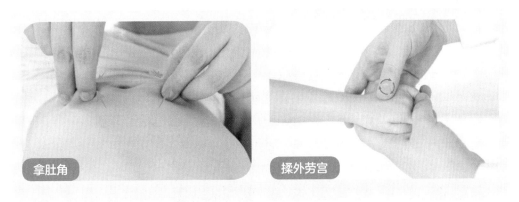

拿肚角

揉外劳宫

【解析】《幼幼集成·泄泻证治》言："夫泄泻之本，无不由于脾胃。"又有"无湿不成泻"之说，故小儿泄泻病机总属脾虚湿盛，治宜健脾化湿，常选用补脾土、顺时针旋揉腹部为基本操作方法，补脾土以健运脾胃，顺时针旋揉腹部以调节肠腑，止泻。本型在调脏基础上，多选择散寒化湿之温法共同治之，因此除补脾土外，还须配合推上三关，推上三关为温法代表手法，温阳以散寒，可祛除体内及体表之寒邪，合补大肠以温肠止泻，再以推后溪利小便实大便，佐以逆时针旋揉腹部以调肠腑。诸法合用，共奏奇功。

❖ 湿热泻

【症状】腹痛即泻，暴注下迫，粪色黄褐热臭，或见少许黏液，身热，烦躁口渴，小便短赤，肛门灼热而痛，舌红，苔黄腻，指纹紫，脉滑数。

【治法】清热利湿。

【操作】选择津沽小儿推拿调脏、下法、清法的核心用穴为主并配以相应手法，其基础术式：清脾土 200 次，泻大肠、退下六腑各 300 次，推下七节骨 100

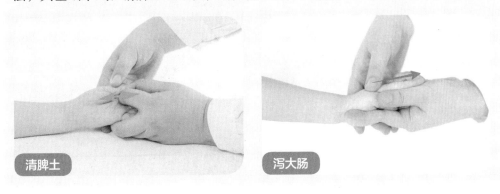

清脾土

泻大肠

次，揉板门、旋揉腹部（顺时针）各 200 次。

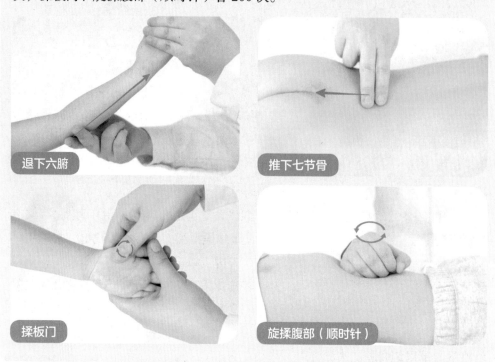

退下六腑

推下七节骨

揉板门

旋揉腹部（顺时针）

临证术式加减：

腹痛剧烈者，加拿肚角 10 次。

小便短赤者，加清天河水、泻小肠各 300 次。

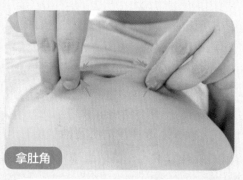

拿肚角

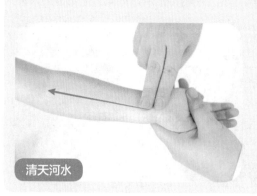

清天河水

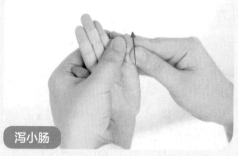

泻小肠

【解析】小儿脏腑娇嫩，肌肤薄弱，卫外不固，且冷暖不知自调，易为外邪侵袭。同时，时令气候不同，长夏多湿，此时外感腹泻多为湿热泻。在此型的治疗中，津沽小儿推拿多以调脏式操作配合下法、清法，治疗宜清热利湿。其中清脾土能泻脾胃湿热，推下七节骨、退下六腑二者为下法、清法的代表手法，与泻大肠合用以通腑泄热，祛湿热之邪则泄泻止，"通因通用"，配合揉板门以健脾和胃，消食化滞，佐以顺时针旋揉腹部以调肠腑止泻。

❖ 伤食泻

【症状】腹痛腹胀，泻前哭闹，泻后痛减，大便量多味酸臭，口臭，不思饮食，或伴呕吐酸馊，舌苔厚腻，指纹滞，脉滑。
【治法】健脾消食。
【操作】选择津沽小儿推拿调脏、下法、消法的核心用穴为主并配以相应手法，其基础术式：补脾土、泻大肠、揉板门、分腹阴阳、旋揉腹部（顺时针）各300次，推下七节骨、揉龟尾各100次。

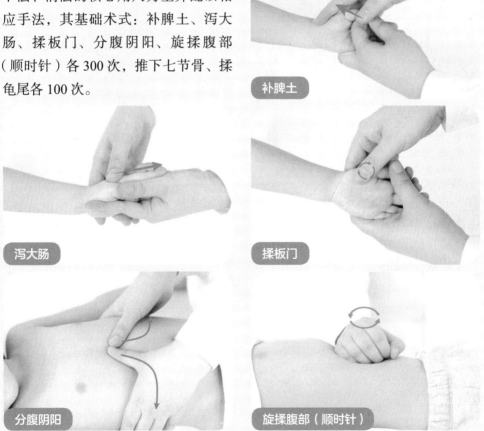

补脾土

泻大肠

揉板门

分腹阴阳

旋揉腹部（顺时针）

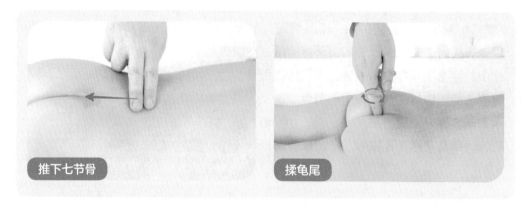

推下七节骨

揉龟尾

临证术式加减：

腹痛剧烈者，加拿肚角 10 次。

腹胀明显者，加掐四横纹 300 次。

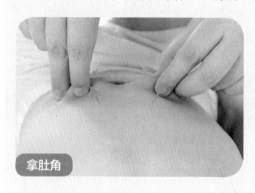

拿肚角

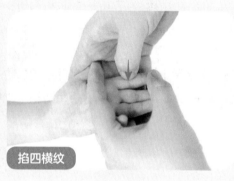

掐四横纹

【解析】《素问·痹论篇》言："饮食自倍，脾胃乃伤。"幼儿饮食不节，极易出现伤食泻。在伤食泻治疗中，以调脏、下法、消法为主要操作术式，在治疗上宜消食化滞，其中，选择补脾土可健运脾胃，推下七节骨、泻大肠清胃热，消肠腑积滞，分腹阴阳、揉板门合用，可行气和胃、消食导滞，配合揉龟尾理肠止泻，最后以顺时针旋揉腹部调肠腑，消宿食。

❖ 脾虚泻

【症状】大便溏薄，便中夹有未消化食物，食后即泻，色淡不臭，时轻时重，面色萎黄，肌肉消瘦，神倦乏力，舌淡苔白，指纹淡，脉缓弱。

【治法】健脾益气。

【操作】选择津沽小儿推拿调脏、和法的核心用穴为主并配以相应手法，其基础术式：补脾土、旋揉腹部（逆时针）、揉足三里各300次，推上七节骨、揉龟尾各100次，捏脊6次。

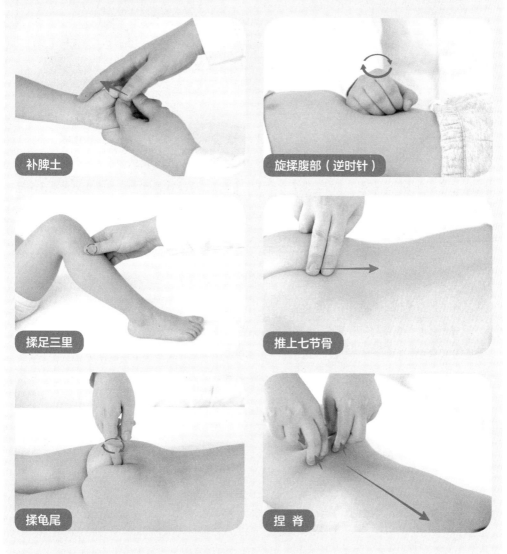

补脾土　　旋揉腹部（逆时针）

揉足三里　　推上七节骨

揉龟尾　　捏　脊

临证术式加减：

久泻不愈者，加补肾水300次。

消瘦者，加揉二人上马300次。

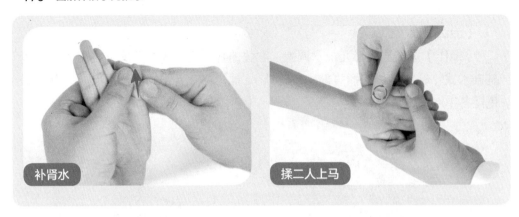

补肾水　揉二人上马

【解析】《幼幼集成·泄泻证治》曰："饮食入胃不住，或完谷不化者，是气虚，宜温补之。"脾主运化，胃主受纳，小儿素体脾虚，或久病迁延不愈，脾胃虚弱，胃弱则腐熟无能，脾虚则运化失职，不能受纳水谷精微，清气下陷，水谷糟粕混杂而下，则形成脾虚泻。针对脾虚泻，治以健脾益气，助运止泻，选择调脏、和法的补脾土、揉足三里、捏脊等术式为主，其中，补脾土、揉足三里穴益气健脾助运，捏脊调和气血、温补脾阳，三者合用补脾益气化湿，配合推上七节骨、揉龟尾可温阳止泻，佐以逆时针旋揉腹部以止泻。

【按语】治疗泄泻时应鉴诊感染性腹泻，避免盲目止泻导致中毒性脑病。如出现皮肤弹性较差、口唇干等脱水貌，应当配合口服补液，如伴恶心呕吐不进食水则应采取静脉补液治疗。泄泻期间，应当适当控制饮食，以易消化、清淡食物为主。

# 便秘

便秘是儿科临床常见的疾病，可单独出现，亦可继发于其他疾病过程中，以大便秘结不通，或排便时间过长，努挣难下，或虽有便意而排出困难为主要临床特征。本病一年四季均可发病，且可发生于小儿各年龄阶段。《儿科萃精·二便秘结》记载："小儿前阴主气，后阴主血。盖膀胱之津液，血所化也，由气而后能出，太阴之传送，气之运也，由血而后能润，此便尿之流通，即气血之根据附。血不化，气不运，则二便秘结。"可因饮食不节、先天不足、排便习惯、精神因素等，致胃肠积热，或津枯肠燥，或肠道传送无力，则大便干涩秘结，难以排出，或大便排出不畅。便秘虽分为实秘和虚秘两类，但治疗时应本着六腑"传化物而不藏""以通为用"之旨，通便开秘。

## 诊断要点

- 患儿有不良饮食习惯、感受外邪、情志不畅、脏腑虚损等病因病史。
- 不同程度的大便干燥，排便次数减少或间隔时间延长，排便艰涩；可伴有腹胀、腹痛、食欲不振、便血等。
- 腹部 X 线检查有助于鉴别诊断。

## 治疗

### （一）治疗原则

在治则上应以标本兼治为主，整体治疗以下法为主，根据便秘之虚实又可配以清法、补法、消法等。

### （二）辨证施治

❖ 实秘

【症状】大便干结，甚至如羊粪状，艰涩难出，腹部胀痛，甚者拒按，面赤身热，烦躁不安，口臭唇赤，矢气臭秽，小便短赤，舌红，苔黄燥，指纹紫滞，脉弦实。

【治法】清热导滞。

【操作】选择津沽小儿推拿下法、清法的核心用穴为主并配以相应手法，其基础术式：泻大肠、揉板门、退下六腑各300次，层按（泻法）中脘穴、旋揉腹部（顺时针）各50次，拿肚角10次，推下七节骨100次。

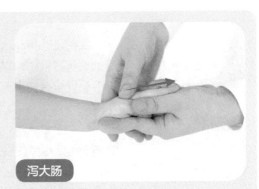

泻大肠

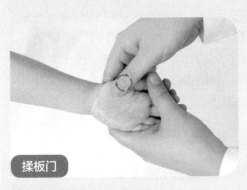

揉板门

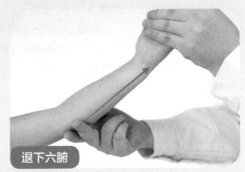

退下六腑

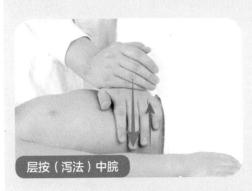

层按（泻法）中脘

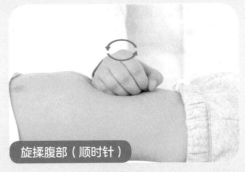

旋揉腹部（顺时针）

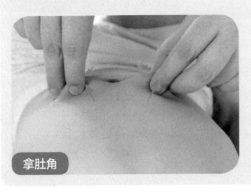

拿肚角

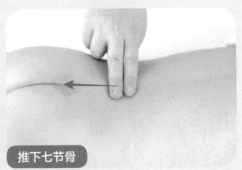

推下七节骨

临证术式加减：

腹部胀痛者，加泻肝木、掐四横纹各 300 次。

烦躁不安者，加泻心火 200 次。

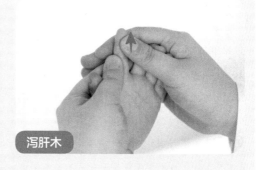

泻肝木

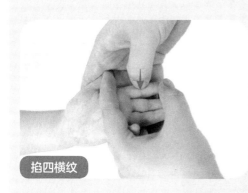

掐四横纹

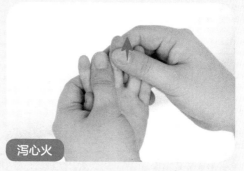

泻心火

【解析】《幼幼集成·大便证治》曰："夫饮食之物，有入必有出也。苟大便不通，出入之机几乎息矣。急宜通之，使旧谷去而新谷得入。然有实秘者，有虚秘者，最宜详审。"小儿便秘病机总属大肠传导失常，但又分虚实。实证为胃肠积热，腑气不通，治以清热为主；虚证为津枯肠燥，推动无力，治以润肠为主。本型在调脏基础上多选择清热导滞之清法、下法，以退下六腑、泻大肠、推下七节骨为君，大肠、七节骨为下法核心特定穴，六腑为清法核心特定穴，三者合用以攻积泻热通便，配合拿肚角、层按（泻法）中脘、顺时针旋揉腹部以行气消积，佐以揉板门消食导滞。

❖ 虚秘

【症状】便质不干，排便乏力，努责难下，面唇色白，爪甲无华，形瘦神疲，乏力懒言，啼声低微，舌淡，苔薄白，指纹淡滞，脉细。

【治法】润肠通便。

【操作】选择津沽小儿推拿调脏、补法的核心用穴为主并配以相应手法，其基础术式：补脾土、揉二人上马、推上三关各 300 次，层按（平补平泻法）中脘穴、旋揉腹部（顺时针）、揉足三里、推下七节骨各 100 次。

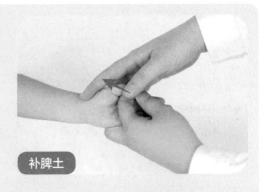

补脾土

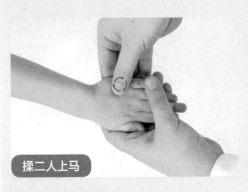

揉二人上马

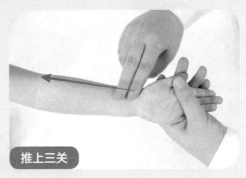

推上三关

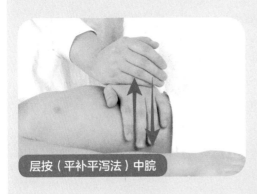

层按（平补平泻法）中脘

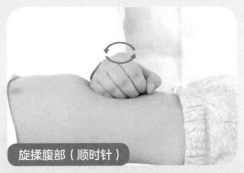

旋揉腹部（顺时针）

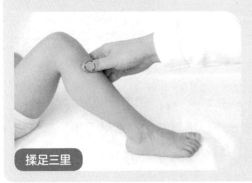

揉足三里

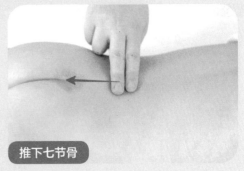

推下七节骨

临证术式加减：

大便努责难下者，加揉膊阳池 100 次。

大便黏腻者，加揉板门 300 次。

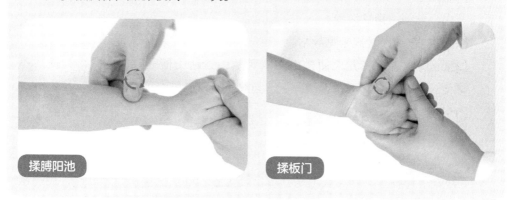

揉膊阳池　　　　　　　　　　揉板门

【解析】小儿脾常不足，加之先天禀赋不足，后天喂养不当或久病迁延不愈，可致脾胃虚弱，运化无力，大肠传导功能失常，导致虚秘。在治疗上宜益气健脾、润肠通便。选择调脏、补法的补脾土、揉足三里等术式以益气健脾助运，配合推上三关助阳化气，配合推下七节骨泻下通便，佐以揉二人上马、层按（平补平泻法）中脘、顺时针旋揉腹部行气润肠通便。

【按语】排便作为一种正常的生理功能，除患儿存在器质性问题外，应逐渐由外部物理或化学方法干预过渡到自主排便。因此，小儿应养成良好的排便习惯，这样有利于从根本上解决便秘问题。此外，还须合理饮食，多吃蔬菜，适量饮水，多运动，特别是进行促进胃肠蠕动的活动。而存在开塞露、尿不湿依赖以及厌便心理或长期自行服用寒凉通便药物的患儿，往往需要治疗一段时间，但也多能随着年龄增长自行恢复正常。

附：小儿便秘医案

王某，男，6 月龄，2019 年 11 月 3 日初诊。

【主诉】便秘 5 个月。

【现病史】患儿 5 个月前无诱因出现大便 6~10 天 / 次，每次都需要借助肥皂头辅助排便，口服妈咪爱无明显改善，遂就诊于我科。现症：大便 6 天 1 次，借助肥皂头辅助排便，排便乏力，大便黏，稍臭，颜色深绿，内有不消化奶瓣，夜里哭闹，喜抱睡，尚不会翻身，惊剔不安，食欲旺盛，家长担心积食控制奶量，体胖懒动。

【查体及专科检查】面唇色白，肘支撑俯卧位、翻身等运动功能发育迟缓，舌淡苔白，脉细，指纹淡滞。

【辅助检查】便常规未见异常。

【辨证辨病】该患儿大便排出间隔延长，诊断为便秘。面唇色白，便质不干，排便乏力，努责难下，舌淡苔白，指纹淡滞，脉细，证属虚秘。

【西医诊断】功能性便秘。

【中医诊断】便秘（虚秘）。

【治法】健脾益气，润肠通便。

【处方】补脾土、揉二人上马、推上三关各 300 次，揉板门 300 次，旋揉腹部（顺时针）100 次，揉足三里 100 次，每日治疗 1 次。并嘱家长每日对患儿进行排便训练，加强肘支撑俯卧位练习和翻身练习。

【复诊】2019 年 11 月 8 日诊：推拿治疗后患儿自主排便，2 日 1 次，大便呈黄绿色，质软，成糊状，夜里仍有哭闹。遂去推上三关，加掐揉五指节，掐 5 次，揉 50 次。

2019 年 11 月 13 日诊：患儿自主排便，1 日 1 次，大便黄色，糊状，不黏，夜寐可，诸症好转，停止治疗。

3 个月后随访，便秘未再复发。

【按语】婴幼儿脏腑功能尚未发育健全，先天禀赋不足或后天喂养不当致使脾虚运化无力，糟粕内停，大肠传导功能失常而致便秘，症见便质不干，排便乏力，努责难下，面唇色白，爪甲无华，形瘦神疲，乏力懒言，啼声低微，舌淡苔白，脉细，指纹淡滞。治法为润肠通便，治疗以补脾土、揉二人上马、推上三关温补脾肾，揉板门、旋揉腹部（顺时针）、揉足三里健脾助运化。

# 腹痛

腹痛是小儿常见的脾胃疾病，也是儿科临床常见的腹部症状之一，可单独出现，亦可继发于其他疾病过程中，以胃脘以下、脐之四旁以及耻骨以上部位疼痛为主要临床特征。婴幼儿腹痛多哭闹，无法准确描述腹痛部位，易因腹痛掩盖病情而误诊，因此诊查小儿腹痛须四诊合参以明确诊断。本节所讨论的腹痛是指无外科急腹症的小儿腹痛，可因感受寒邪、乳食积滞、脾胃虚寒引起，故临床上分为寒痛、伤食痛、虚寒痛。《幼幼集成·腹痛证治》云："夫腹痛之证，因邪正交攻，与脏气相击而作也。有冷有热，有虫积，有食积，辨证无讹，而施治必效。"

## 诊断要点

● 患儿有外感寒邪、伤食、脾胃虚寒等病因病史。

● 胃脘部、脐周、下腹部隐痛、钝痛、胀痛、刺痛、掣痛，可伴有哭闹、腹胀等。腹痛时发时止，时轻时重，反复发作，发作后可自行缓解。

● 血、尿、便常规，腹部超声检查，腹部 X 线检查，胃镜检查等有助于诊断。

## 治疗

### （一）治疗原则

在治则上应以标本兼治为主，温中、消导、补虚，治标以消法为主，并根据不同证型选择温法、下法等。

### （二）辨证施治

❖ 寒痛

【症状】腹部拘急疼痛，阵阵发作，常于受凉或进食生冷后发生，痛处喜暖，得温则舒，遇寒加重，舌淡，苔白滑，指纹红，脉沉弦紧。

【治法】温中理气。

【操作】选择津沽小儿推拿温法的核心用穴为主并配以相应手法，其基础术式：揉一窝风、揉外劳宫、推上三关各300次、运腹（神阙—肓俞—天枢—大横—带脉）50次、层按（平补平泻法）中脘穴。

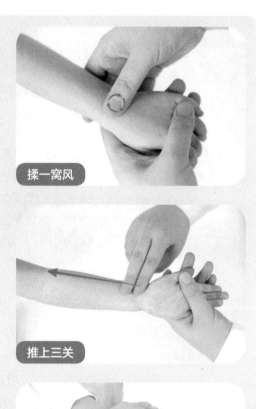

揉一窝风

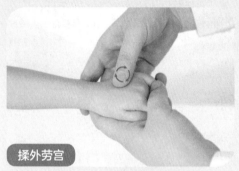

揉外劳宫

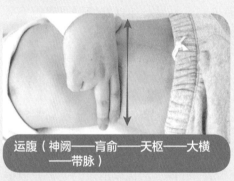

推上三关

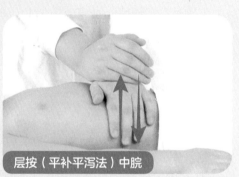

运腹（神阙——肓俞——天枢——大横——带脉）

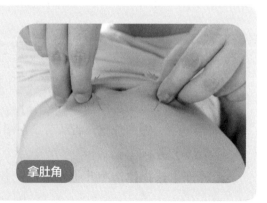

层按（平补平泻法）中脘

临证术式加减：

腹痛剧烈者，加拿肚角10次、捏脊5遍。

大便溏稀者，加补脾土300次。

拿肚角

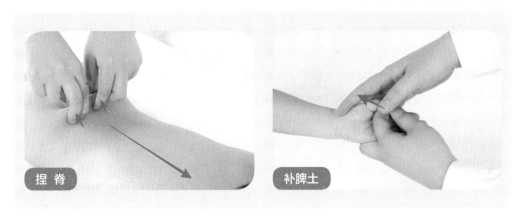

捏　脊　　　　　补脾土

【解析】此证型由于小儿感受风寒之邪，搏结肠间，或由于饮食当风、过食生冷，使中阳受遏，致寒凝气滞，不通则痛，故有腹部拘急疼痛，阵阵发作；得温则寒气散，阳气暂通，故有痛处喜暖，得温则舒；遇寒则气血更凝，故有遇寒加重；寒伤脾胃，运化失常，故可出现大便溏稀之症；舌淡，苔白滑，指纹红，脉沉弦紧为寒凝之象。治宜温中散寒、理气止痛。一窝风、外劳宫、三关皆为温法的核心特定穴，三者合用可增强温中散寒之效。腹痛剧烈者加用拿肚角。肚角是消法的核心特定穴，拿肚角的特殊功效为止腹痛，可并合用捏脊，可调阴阳，理气血，和脏腑以加强止痛之功。

❖ 伤食痛

【症状】脘腹胀满，疼痛不喜按，不思乳食，伴嗳腐吞酸，或时呕吐，吐物酸馊，或腹痛欲泻，吐泻后痛减，粪便秽臭，夜卧不安或啼哭，舌淡红，苔白厚腻，指纹紫滞，脉沉滑。

【治法】消食导滞。

【操作】选择津沽小儿推拿下法的核心用穴为主并配以相应手法，其基础术式：泻大肠、清板门、掐四横纹各300次、运腹（神阙—肓俞—天枢—大横—带脉）50次、层按（平补平泻法）中脘穴。

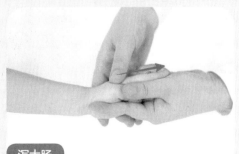

泻大肠

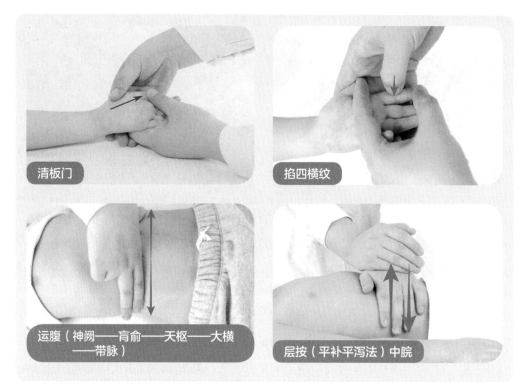

临证术式加减：

腹痛剧烈者，加拿肚角 10 次。

大便黏腻秽臭者，加清脾土 300 次。

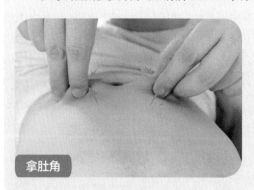

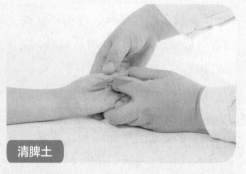

【解析】小儿脾常不足，不知饥饱，易为乳食所伤。由于喂养不当、饱食过度，或摄入难消化之物，致使乳食壅滞肠中，气机壅塞不通，故有脘腹胀满，疼痛不喜按；乳食停滞，化腐作酸，故有不思乳食，嗳腐吞酸；积滞中阻，脾胃升

降失常，故有呕吐腹泻；吐泻之后，积滞暂去，故吐泻后觉舒；食积胃肠，胃不和则寐不安，故夜卧不安或啼哭；舌淡红，苔白厚腻，指纹紫滞，脉沉滑为食积之象。在治疗上宜消食导滞、和胃止痛。泻大肠与掐四横纹分别为下法与消法的代表手法，清板门可增强消食导滞之功效。大便黏腻秽臭者为湿热蕴脾，故加用清脾土以清热健脾。

❖ **虚寒痛**

【症状】起病缓慢，腹痛绵绵，喜温喜按，反复发作，面色㿠白，精神倦怠，手足清冷，乳食减少，大便稀溏，舌淡苔白，指纹淡红，脉沉缓。

【治法】温中理脾。

【操作】选择津沽小儿推拿温法、调脏的核心用穴为主并配以相应手法，其基础术式：补脾土、揉外劳宫、推上三关、揉命门各300次，运腹（神阙—肓俞—天枢—大横—带脉）50次、层按（补法）关元穴。

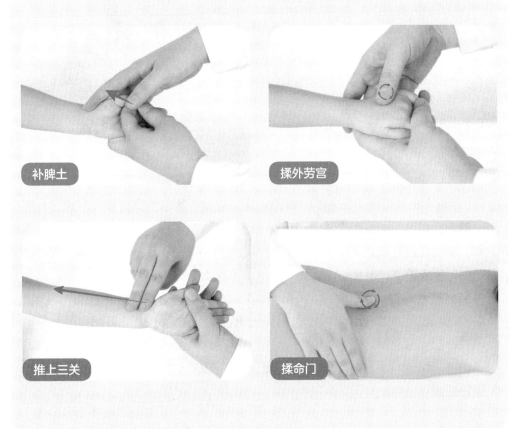

补脾土　　揉外劳宫

推上三关　　揉命门

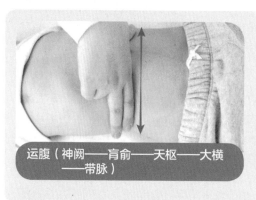

运腹（神阙——肓俞——天枢——大横——带脉）

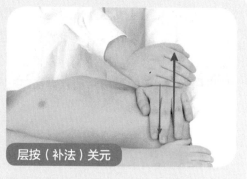

层按（补法）关元

**临证术式加减：**

腹痛剧烈者，加拿肚角 10 次。

喜暖畏寒者，加揉一窝风 300 次。

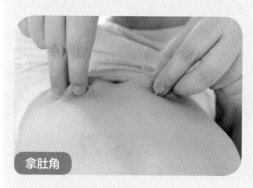

拿肚角

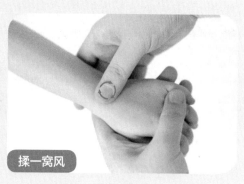

揉一窝风

【解析】小儿素体中气不足，脾阳不振，或病后体弱，脾胃虚寒，或过食寒凉，脾阳受损，不能温运水谷，以致寒湿停滞，气机不畅，故有腹痛绵绵，反复发作，痛处喜温喜按；脾阳不振，水谷运化失司，气血不足，失于温养，故有面色㿠白，神倦纳少，手足清冷，大便稀溏。治疗上宜温中理脾、缓急止痛。以揉外劳宫、推上三关、补脾土为君，以温中散寒补虚，揉外劳宫与推上三关均为温法的代表手法，二者合用可加强温热作用，佐以揉命门、层按（补法）关元，培补阳气，治虚寒之征。肚角是消法的核心特定穴，拿肚角的特殊功效为止腹痛。喜暖畏寒为阳虚中寒的典型表现，一窝风为温法的代表穴，用之可加强温中行气、宣通表里之功。

【按语】治腹痛辨证审因，当用温法、消法、下法。消法应遵六腑"以通为顺"，消食导滞，使肠腑通畅。日常应乳贵有时、食贵有节。而寒痛、虚寒痛在用柔和温补手法的同时，注意腹部保暖，不宜过食生冷，注意气候变化。对于急腹症（腹部疼痛剧烈，拒按）或肠道寄生虫导致的腹痛，要及时去医院就诊，必要时采取外科治疗。

# 夜啼

夜啼是指小儿白天睡时安静，夜间则烦躁、啼哭不宁，时哭时止，或每夜定时啼哭，或持续不已，甚者通宵达旦的一种小儿病症，俗称"夜哭郎"。多见于新生儿及6个月以内的婴儿。本病相当于西医学的婴幼儿睡眠障碍疾病。正常情况下，新生儿及婴儿啼哭是表达需求的一种方式，通过喂奶、保暖、更换尿布、安抚后，啼哭即可停止，则不属于病态。《诸病源候论·小儿杂病诸候·夜啼候》中指出："小儿夜啼者，脏冷故也。"母体虚寒，或孕期恣食生冷，又或是护理不当致小儿腹部中寒，导致脾寒因痛而啼，入夜尤甚。《张氏医通》云："若见灯愈啼者，心热也。心属火，见灯则烦热内生，两阳相搏，故仰身而啼。其候面赤，手腹俱暖，口中气热是也。"孕期脾气急躁，或过食辛辣，或过服温热药物，令小儿心火上炎，夜间啼哭不宁。《幼幼集成》曰："神不安而啼者，睡中惊悸，抱母大哭，面色紫黑，盖神虚惊悸。"小儿神气怯弱，易因惊恐扰神，寐中常惊惕不安，因惊而哭闹。

## 诊断要点

- 患儿有外感寒邪、护养过温、暴受惊恐等病因病史。
- 入夜啼哭，不得安睡，或时哭时止，或定时啼哭，或整夜啼哭，而白天正常。
- 各项检查无异常。

## 治疗

（一）治疗原则

在治则上应以调和营卫、平衡阴阳为主，整体治疗以调脏、和法为主，根据不同证型可配以温法、清法等。

（二）辨证施治

❖ 脾寒

【症状】夜间啼哭，哭声低弱，下半夜更甚，面色青白无华，四肢欠温，睡喜蜷卧，腹喜摩按，食少便溏，小便清，舌淡红，苔薄白，指纹淡红，脉沉细。

【治法】温脾散寒。

【操作】选择津沽小儿推拿调脏、温法的核心用穴为主并配以相应手法，其基础术式：清肝木、清肺金、补脾土各 300 次，手分阴阳、揉外劳宫、摩关元各 100 次。

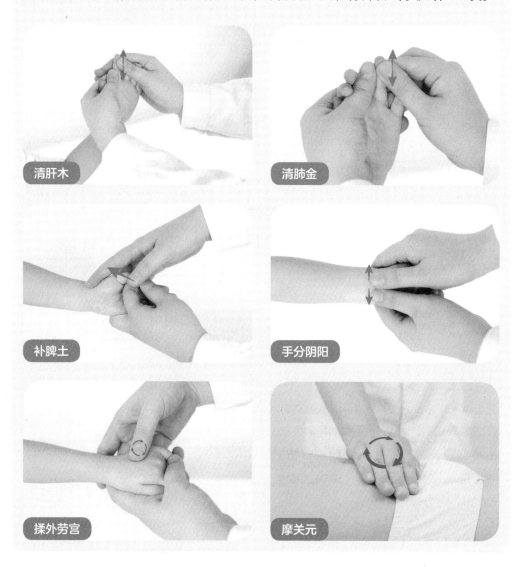

清肝木

清肺金

补脾土

手分阴阳

揉外劳宫

摩关元

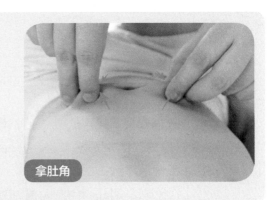

临证术式加减：
腹痛剧烈者，加拿肚角 10 次。

拿肚角

【解析】《素问·宣明五气篇》言："肺藏魄，肝藏魂。"故治疗小儿夜啼用清肺金、清肝木以安魂定魄。"阳入于阴谓之寐，阳出于阴谓之寤。"手阴阳是和法的核心特定穴，手分阴阳可平衡阴阳、调和气血，从而安啼助眠。《巢氏病源补养宣导法》记载："小儿夜啼者，脏冷故也。夜阴气盛，与冷相搏则冷动。冷动与脏气相并，或烦或痛，故令小儿夜啼也。"脾寒多见于胎禀不足，或护理保暖不当，或用冷乳喂养以致脾阳受损，寒邪内侵，凝滞气机，腹中气机不畅，不通则痛，小儿腹痛而啼。补脾土、揉外劳宫、摩关元为君，揉外劳宫为温法代表手法，三者合用温脾散寒，行气止痛；配合清肝木、清肺金以安魂定魄、镇惊安神；佐以手分阴阳调理阴阳。腹痛剧烈者加拿肚角，肚角为止腹痛之要穴。四肢欠温者为寒象较盛，故增加揉外劳宫的次数，以加强温阳散寒之功。

❖ 心热

【症状】夜间啼哭，哭声响亮，见灯火则啼哭更甚，烦躁不安，面赤唇红，身腹俱暖，伴小便短赤，或大便干结，舌尖红，苔薄黄，指纹绛紫，脉数有力。

【治法】清心泻火。

【操作】选择津沽小儿推拿调脏、清法的核心用穴为主并配以相应手法，其基础术式：泻心火、清肝木、清肺金、推后溪、清天河水、揉小天心各300 次、手分阴阳 100 次。

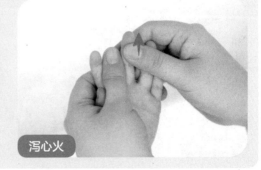

泻心火

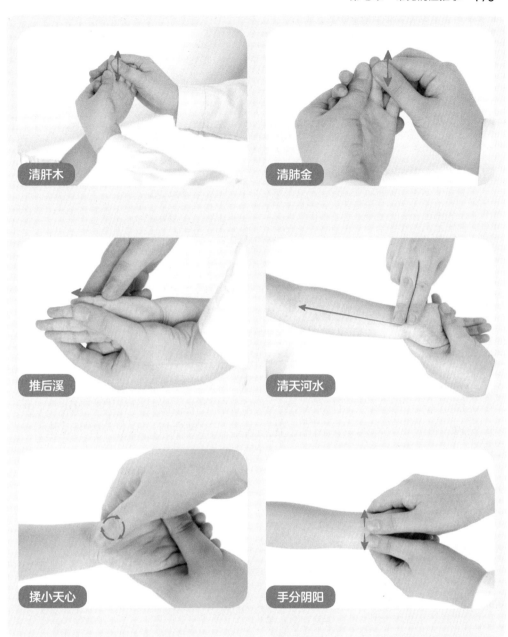

清肝木

清肺金

推后溪

清天河水

揉小天心

手分阴阳

**临证术式加减:**

烦躁不安者,加揉内劳宫 100 次。

大便干结者,加退下六腑 300 次。

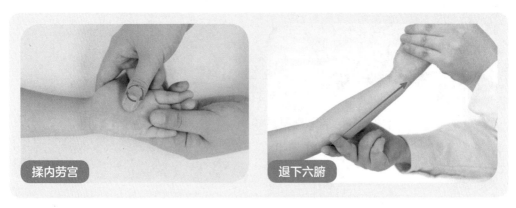

揉内劳宫　　　　　　　　　　退下六腑

【解析】《小儿卫生总微论方》曰："小儿夜啼者……二者热，谓心藏热则烦躁而啼，其候面赤，小便赤，口中气热，心腹亦暖，仰身而啼，不肯吮乳。"明确指出心热可致小儿夜啼。《幼幼新书》有云："孩儿夜啼者，非是鬼神为祟，盖因胎热伏心。其母怀妊时或值热月，或好吃热食，流入胞中，养后入于心脏，故使热入心而夜啼。"孕母脾气急躁，过食温热之物，或出生后养护过温，均可令体内积热，心火上炎，心神不宁而啼哭不止。治疗心热夜啼宜清心导赤、泻火安神，手法以泻心火、推后溪为君，推后溪使心经之热自小便而出；配以清天河水、揉小天心清心除烦，平安心神；再配合清肝木、清肺金以助安魂定魄、镇惊安神，佐以手分阴阳以调阴阳。揉内劳宫可清热除烦，退下六腑可通腑泻热通便。

❖ 惊恐

【症状】夜间突然啼哭，哭声尖锐，时高时低，时急时缓，表情恐惧，或睡梦中惊惕不稳，神情不安，紧偎母怀，唇与面色乍青乍白，舌脉多无异常变化，或夜间脉来弦数，指纹色青。

【治法】定惊安神。

【操作】选择津沽小儿推拿调脏、清法的核心用穴为主并配以相应手法，其基础术式：泻肝木、清肺金、揉小天心各300次，掐五指节3次，手分阴阳100次。

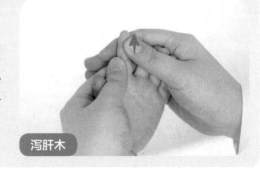

泻肝木

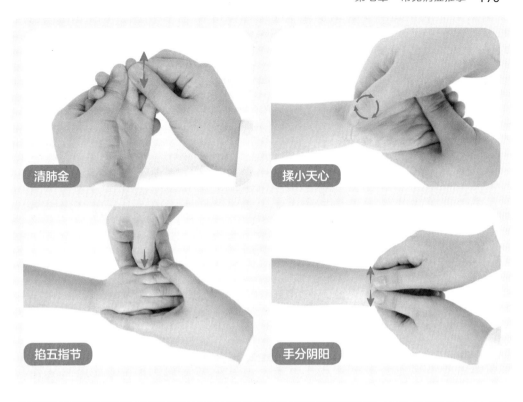

临证术式加减：

惊惕不安者，加补肾水 300 次。

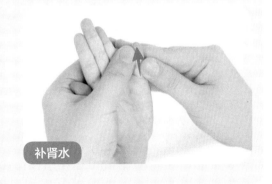

【解析】小儿心神怯弱，易暴受惊恐，惊则伤神，恐则伤志，致使心神不宁，神志不安，故可见夜间突然啼哭或睡中惊惕不稳，治当定惊安神、补气养心。掐五指节是镇惊安神的重要手法，与揉小天心共为君，二者分别为消法与清法代表手法，合用清心泻火、镇惊安神；配合泻肝木、清肺金安魂定魄，佐以手分阴阳以调和阴阳。肾在志为恐，惊恐易伤及肾水，故惊惕不安者加补肾水以安惊定志。

【按语】治疗夜啼除根据辨证，针对脾寒、心热、惊恐辨证治疗外，还应配合养成良好的睡眠习惯，保持卧室安静，定时关灯就寝，调节室温，避免受凉或过热。孕期及哺乳期应保持心情舒畅，避免受惊吓，忌食辛辣、寒凉食物。

## 汗证

汗证是指安静状态下小儿全身或局部无故汗出过多的一种病证。本病多见于5岁以下小儿，以春、夏季常见。平素状态下，小儿较成人更易出汗，但若温度适宜且安静状态下，全身或局部汗出异常，甚常浸湿衣物就属于病态。《证治准绳》云："伤于冷热，冷热交争，阴阳不顺，津液走泄……其间有虚实之证。"小儿汗证有虚实之分，虚汗与气虚、阴虚有关，而实证往往是因为食滞化火或湿热内蕴。

—◈ 诊断要点 ◈—

● 在适宜温度下及安静状态下，全身或局部汗出异常。排除护理不当、气候变化等客观因素或其他疾病导致的出汗。

● 微量元素检查未见明显异常。

—◈ 治疗 ◈—

（一）治疗原则

在治则上应以调理阴阳、扶正祛邪为主，根据汗证病因病机又可配合清法、调脏等治法。

（二）辨证施治

❖ 邪热迫蒸

【症状】以头部和四肢部出汗为主，汗出肤热，汗液黏稠或色黄染衣，口臭口渴，小便黄少，大便臭秽，舌质红，苔黄或腻，指纹紫滞，脉滑数。

【治法】清热泻脾。

【操作】选择津沽小儿推拿调脏、下法、清法的核心用穴为主并配以相应手法，其基础术式：泻心火300次、泻大肠200次、退下六腑200次、清天河水200次、层按（泻法）上脘穴。

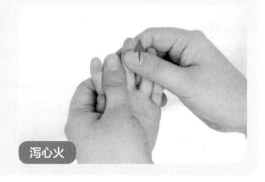

泻心火

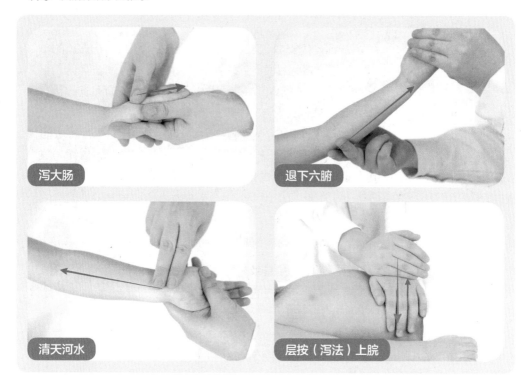

泻大肠

退下六腑

清天河水

层按（泻法）上脘

临证术式加减：

大便不通者，加推下七节骨 200 次。

烦躁不安者，加揉小天心 200 次。

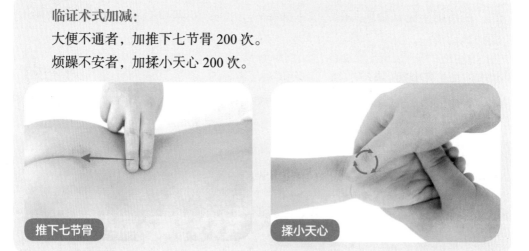

推下七节骨

揉小天心

【解析】因邪热炽盛而多汗的小儿，治宜"凉之"，选择下法、清法代表手法的泻大肠、退下六腑为基础，以清中焦，泻脾胃之积热，配合清天河水、泻心火、层按（泻法）上脘以清上焦，泻心火之热，且不伤阴。大便不通畅者，加推下七节骨以泻热通便；烦躁不安者加揉小天心以清热安神。

❖ 肺卫不固

【症状】动则汗出，易反复感冒，面色少华，舌质淡，苔薄白，指纹淡，脉虚无力。

【治法】益气固表。

【操作】选择津沽小儿推拿调脏的核心用穴为主并配以相应手法，其基础术式：补肺金 300 次、补脾土 300 次、揉肾顶 200 次、揉肺俞 200 次。

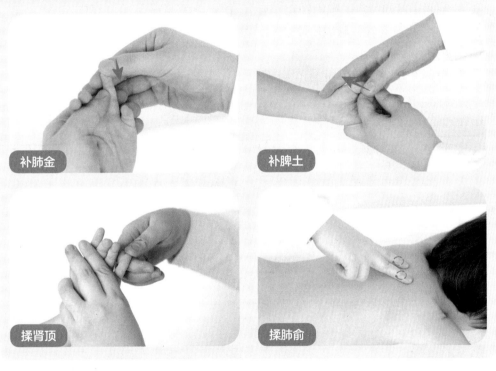

补肺金　　补脾土　　揉肾顶　　揉肺俞

临证术式加减：

纳食不香者，加揉板门 200 次。

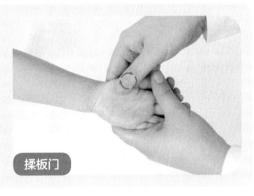

揉板门

【解析】对于肺卫不固的小儿，应以"实其气"为主，治宜益气固表。补肺金、补脾土二者合用，以健脾益气，补足卫气，如《石室秘录》中所言："脾气有养，则土自生金。"肺俞穴乃肺的背俞穴，配合揉肺俞以调肺气，揉肾顶以固表止汗。纳食不香者，加揉板门以健脾和胃、消食化滞。

❖ 阴虚内热

【症状】寐则汗出，醒则汗止，形体消瘦，神疲乏力，手足心热，舌红，苔少或剥苔，指纹淡红，脉细弱或细数。

【治法】养阴清热。

【操作】选择津沽小儿推拿调脏、补法的核心用穴为主并配以相应手法，其基础术式：补肾水 300 次、揉二人上马 300 次、揉肾顶 200 次、清天河水 200 次、手分阴阳 200 次。

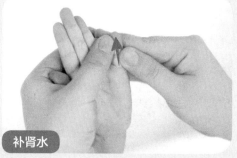

补肾水

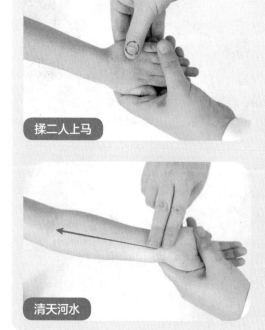

揉二人上马

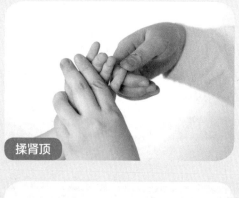

揉肾顶

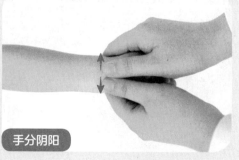

清天河水

手分阴阳

临证术式加减：

大便干者，加推下七节骨 200 次、揉龟尾 200 次。

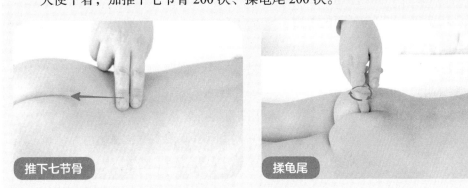

推下七节骨　　揉龟尾

【解析】阴虚者，阳必凑之，内热生以迫津外泄，法当滋阴清热，故在治疗组方中选择调脏、补法中的补肾水、揉二人上马为主以补肾滋阴，另配合清天河水清虚热，揉肾顶增强止汗作用，佐以手分阴阳来平衡阴阳，诸法合用达到养阴清热、益气固表的作用。大便干结者，加推下七节骨、揉龟尾以泻热通便。

【按语】此类患儿由于汗出太多，应及时饮水，以防止脱水及电解质紊乱；出汗后应及时擦干，避风寒。平素加强锻炼，少食肥甘厚味，保证"三分饥与寒"。

附：小儿汗证医案

张某，男，1 岁 2 个月，2018 年 5 月 7 日初诊。

【主诉】入睡后汗出较多半年，加重 2 周。

【现病史】患儿半年前无诱因出现入睡后汗出较多，汗珠如豆大，湿透枕巾，醒后即止，无明显自汗，近 2 周夜间出汗症状加重，伴有精神不振，口干，手足心热，就诊于我院。现症：精神萎靡，形体消瘦，口干，大便 1 次 / 日，纳尚可，寐安。

【查体及专科检查】面色无华，手足心热，舌淡，苔少，指纹淡，脉细数。全身未触及肿大淋巴结。

【辅助检查】微量元素未见异常。血钙在正常范围内。

【辨证辨病】该患儿睡着后汗出较多，诊断为盗汗。精神不振，口干，手足心热，形体消瘦，舌淡，苔少，指纹淡，脉细数，证属阴虚内热。

【西医诊断】原发性局部多汗证。

【中医诊断】盗汗（阴虚内热）。

【治法】养阴清热。

【处方】补肾水 150 次、揉二人上马 150 次、揉肾顶 200 次、清天河水 100 次、手分阴阳 150 次、揉手背 100 次。每日治疗 1 次。

【复诊】2018 年 5 月 10 日诊：患儿夜间盗汗症状缓解，精神较前好转，口干及手足心热不明显，面色有光泽，处方改为手分阴阳 100 次，去清天河水，加揉板门 100 次、拿肩井 2 次。

2018 年 5 月 13 日诊：患儿诸症好转，停止治疗。

3 个月后随访，盗汗未再复发。

【按语】汗是人体五液之一，由阳气蒸化津液而来。"汗发于阴而出于阳，此其根本。"阴虚者，阳必凑之，内热生以迫津外泄，法当滋阴以清热。补肾水、揉二人上马为君以滋补肾阴，清天河水为臣，以清虚热，配合揉肾顶，可增强止汗之功。本案由于阴虚有热，阴阳失衡，故配合手分阴阳以平衡阴阳。《素问·宣明五气篇》曰："心主血，汗为血之液，夺血者无汗，夺汗者无血"，故配合揉手背以养血柔肝。本案患儿虽有热，但为虚热，由阴虚引起，揉手背配合补肾水、揉二人上马、清天河水可加强滋阴血、清虚热之功。患儿无虚热之症后，去清天河水，加揉板门。板门为脾胃之门，脾胃为气血生化之源，为后天之本，揉板门不仅能起到健脾和胃之功，还能以后天滋先天，使阴血充足，阴阳平衡则诸症自消。

# 急惊风

惊风是 1~5 岁小儿常见的一种以抽搐伴神昏为特征的证候，又称"惊厥""抽风"。惊风一般分为急惊风、慢惊风。凡起病急暴、属阳属实者，称为急惊风；凡病久中虚者，称为慢惊风。

急惊风，3 岁以下婴幼儿多见，5 岁以上逐渐减少，多由小儿感受风热、疫毒，从火化热，热极生风所致，或暴受惊恐，气机逆乱发为惊风。

## 诊断要点

● 患儿有接触疫毒之邪，或暴受惊恐，或高热惊厥病史。

● 来势凶猛，高热，抽风，昏迷，发作时间短。

● 血常规、脑脊液、脑电图、脑 CT 等检查以鉴别诊断。

## 治疗

### （一）治疗原则

急则治其标，急惊风发作时应该以清法、调脏等为主。

### （二）辨证施治

#### ❖ 热极生风

【症状】起病急骤，高热神昏，手足抽搐，口渴，面红目赤，皮肤灼热，舌红，苔黄，指纹绛，脉数有力。

【治法】祛风退热。

【操作】选择津沽小儿推拿调脏、清法的核心用穴为主并配以相应手法，其基础术式：泻心火 200 次、泻肝木 200 次、水底捞明月 100 次、掐精宁威灵 10 次、揉太阳 50 次、挤大椎 3 次。

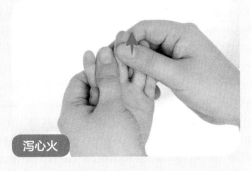

泻心火

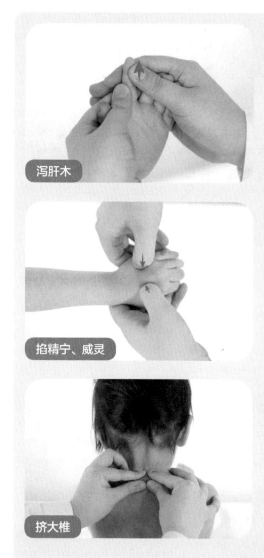

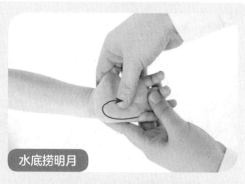

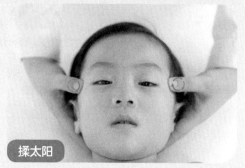

【解析】本病起病较急，针对热极生风一型，古人认为"热去则恶风，风散则不搐"，故选择清法的水底捞明月配合揉太阳、挤大椎以疏风清热。其中，水底捞明月可清热凉血以祛内风，揉太阳与挤大椎合用则以祛外风为主。同时，泻肝木、泻心火以凉肝息风、宁心安神，佐以掐精宁威灵以清热开窍，如《幼科铁镜》所述："精威拿紧，岂羡牛黄贝母。"

❖ 暴受惊恐

【症状】胆小易惊，夜啼，有惊吓史，发作时惊惕战栗，面色发青，偶有发热，舌苔多无异常变化，指纹色青，脉数。

【治法】镇惊安神。

【操作】选择津沽小儿推拿清法的核心用穴为主并配以相应手法，其基础术式：掐十宣 3~5 次、揉小天心 200 次、掐揉五指节 50 次、掐精宁威灵 10 次、拿肩井 1 次。

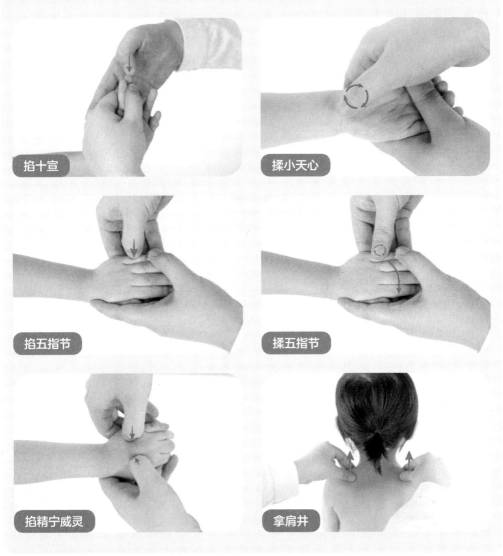

掐十宣

揉小天心

掐五指节

揉五指节

掐精宁威灵

拿肩井

【解析】本型当以镇惊安神为主，操作中揉小天心、掐揉五指节、掐十宣合用。揉小天心与掐揉五指节分别为清法与消法的代表手法。揉小天心既清心热又安心神，掐五指节可镇惊安神，揉五指节可祛风化痰，如《幼科铁镜》云："五指节上轮揉，乃祛风之苍术。"掐精宁威灵以加强镇惊醒神之功，佐以拿肩井宣通周身气血。

【**按语**】急惊风起病急，病势转化迅速。针对有高热惊厥史的小儿，在发热期应密切关注体温，及时给予退热药物，避免进一步发展为急惊风。如高热抽搐症状不得缓解应及时前往医院治疗。

# 慢惊风

慢惊风为小儿时期常见的一种重病，以来势缓慢，抽搐无力，时作时止，反复难愈，常伴昏迷、瘫痪等为特征。因脾虚生风在古代最为多见，然现代社会热病过后，耗伤阴液，因而阴虚风动较为多见。慢惊风又称"慢脾风"，与急惊风相区别，凡病久中虚，属阴、属虚者称为慢惊风，其特点为病程较长，神昏、抽搐症状相对较轻。急则治其标，故而急惊风当先息风；缓则治其本，因此慢惊风重在治本。

## 诊断要点

● 主症：面色苍白，体弱无神，抽搐无力，时作时止。
● 辅助检查：进行血生化、脑脊液、脑电图、脑 CT 等检查，以明确原发病。

## 治疗

### （一）治疗原则

在治则上应标本兼治，慢惊风与急惊风相对，其症状发作相对较轻，治疗时可根据病情以调脏、补法为主。

### （二）辨证施治

#### ❖ 土虚木乘

【症状】形神疲惫，面色萎黄，嗜睡露睛，阵阵抽搐，大便稀薄，时有肠鸣，舌淡苔白，指纹淡，脉细弱。

【治法】温中健脾，缓肝理脾。

【操作】选择津沽小儿推拿调脏、和法的核心用穴为主并配以相应手法，其基础术式：补脾土 300 次、补肾水 300 次、泻肝木 200 次、揉手背 200 次、揉足三里 300 次、捏脊 5 遍。

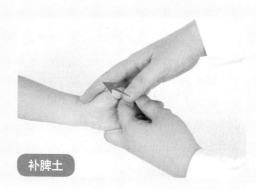

补脾土

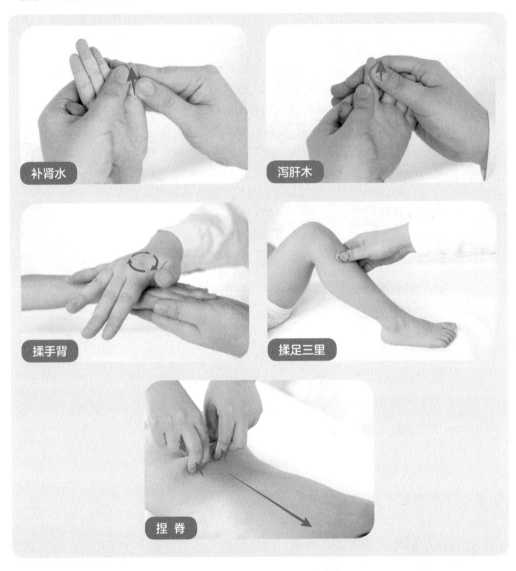

补肾水

泻肝木

揉手背

揉足三里

捏脊

临证术式加减：
四肢不温者，加推上三关 100 次。

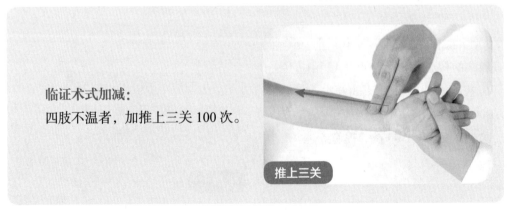

推上三关

【操作解析】脾虚肝旺，即土虚木乘，《医宗金鉴》曰："肝盛脾衰金气弱，金失承制木生风。"故治宜扶土抑木。其中补脾土、泻肝木为温中健脾、缓肝理脾，配合揉足三里以健脾益气，温运脾阳，同时增加揉手背，其效"同乎白芍川芎"，可养血柔肝，舒筋止痉，补肾水以滋水涵木。

❖ 脾肾阳衰

【症状】面色苍白，精神萎顿，口鼻气冷，额汗涔涔，四肢厥冷，手足蠕动震颤，大便清冷，舌质淡，苔白，指纹淡红，脉沉细无力。

【治法】温补脾肾，回阳救逆。

【操作】选择津沽小儿推拿调脏、温法的核心用穴为主并配以相应手法，其基础术式：补脾土 300 次、补肾水 300 次、泻肝木 300 次、推上三关 300 次、捏脊 10 次、揉肾俞 200 次、揉命门 200 次、揉脾俞 200 次。

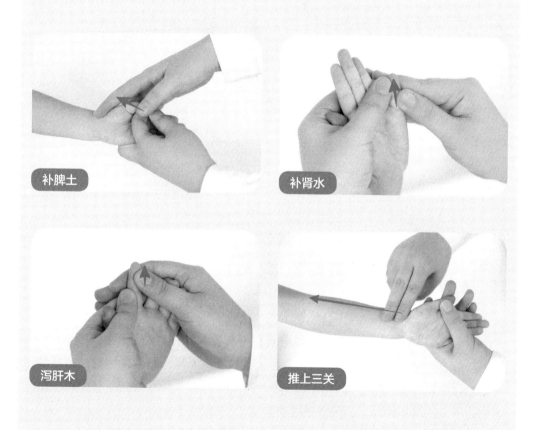

补脾土

补肾水

泻肝木

推上三关

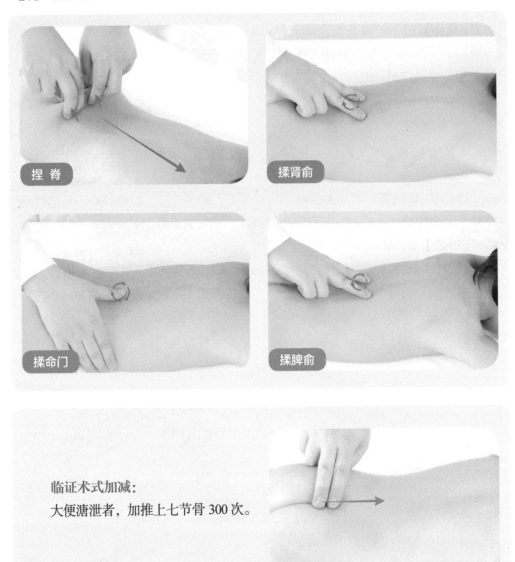

捏脊

揉肾俞

揉命门

揉脾俞

临证术式加减：
大便溏泄者，加推上七节骨 300 次。

推上七节骨

【操作解析】脾肾阳衰型慢惊风应当急补脾肾，选用调脏、温法中的推上三关、补脾土、补肾水为基本操作，三者合用以温补脾肾，配合揉脾俞、揉肾俞、揉命门以增强健脾补肾、温补元阳之功，佐以泻肝木平肝息风，捏脊调和气血。诸法合用共达温补脾肾、回阳救逆之功。

❖ 阴虚风动

【症状】虚烦疲惫，面色潮红，低热消瘦，肢体震颤或拘挛，手足心热，大便干结，舌光无苔，指纹红，脉细数。

【治法】育阴潜阳，滋水涵木。

【操作】选择津沽小儿推拿调脏、补法、清法的核心用穴为主并配以相应手法，其基础术式：补肾水 300 次、泻肝木 300 次、清天河水 300 次、揉涌泉 300 次、揉二人上马 200 次。

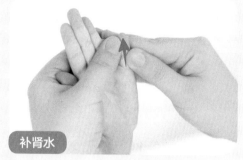
补肾水

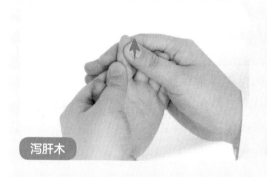
泻肝木

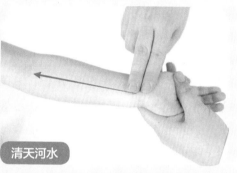
清天河水

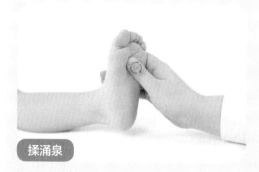
揉涌泉

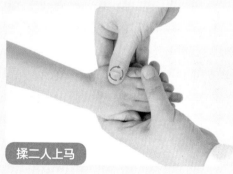
揉二人上马

临证术式加减:

盗汗者,加揉肾顶 300 次。

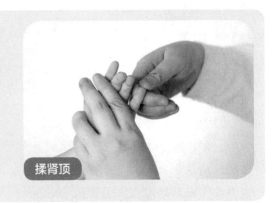

揉肾顶

【操作解析】《万氏秘传片玉心书》言:"潮热如不退,只防作慢惊。"针对阴虚风动型慢惊风,操作以手法配合调脏、补法穴位为主,选择揉二人上马、补肾水、揉涌泉为基础操作。其中,揉二人上马为补阴的代表手法,同时补肾水、揉涌泉以补肾滋阴,滋水涵木,配合泻肝木以平肝潜阳,清天河水以清虚热。

【按语】第一部小儿推拿专篇曰《秘传看惊掐筋口授手法论》,即讲授小儿推拿治小儿惊风,可知小儿推拿防治惊风历史悠久,经验丰富。在治疗慢惊风患儿时,应在急性发作治标基础上配合日常调理以治其本。

# 遗尿

遗尿是3周岁以上的小儿在睡眠中小便自遗，醒后方觉的一种病症。正常小儿1岁后白天已渐渐能控制小便，随着小儿经脉渐盛，气血渐充，脏腑渐实，3岁以后晚间基本可以憋尿而觉醒。《幼幼集成》中云："小便自出而不禁者，谓之遗尿；睡中自出者，谓之尿床。此皆肾与膀胱虚寒也。"临床以虚证、寒证多见。小儿遗尿大多数属于功能性，少数由器质性病变所致。

## 诊断要点

● 主症：不能从睡眠中醒来而反复发生无意识排尿行为，睡眠较深，不易唤醒。3~5岁，每周至少有5次遗尿，症状持续3个月；5周岁以上，每周至少有2次遗尿，症状持续3个月；或者自出生后持续尿床，没有连续6个月以上的不尿床期。

● 辅助检查：尿常规、泌尿系B超、腰骶部X线片。

## 治疗

### （一）治疗原则

以治病求本、调理脏腑为主要治疗原则。根据辨证辅以补法、调脏等。

### （二）辨证施治

❖ 肾阳不足

【症状】一夜数次尿床，小便清长，畏寒怕冷，面色苍白，舌质淡，苔白滑，指纹淡红，脉沉无力。

【治法】温补肾气。

【操作】选择津沽小儿推拿调脏、补法的核心用穴为主并配以相应手法，其基础式式：补肾水300次、推上三关300次、揉百会300次、层按（补法）关元穴、揉肾俞300次、揉命门200次。

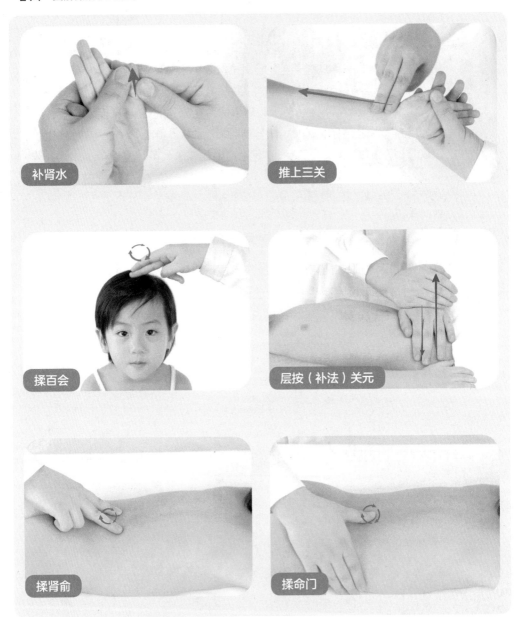

补肾水

推上三关

揉百会

层按（补法）关元

揉肾俞

揉命门

**临证术式加减：**
睡眠不安者，加揉百会 300 次、揉小天心 300 次。
大便稀溏者，加补脾土 300 次、推上七节骨 300 次。

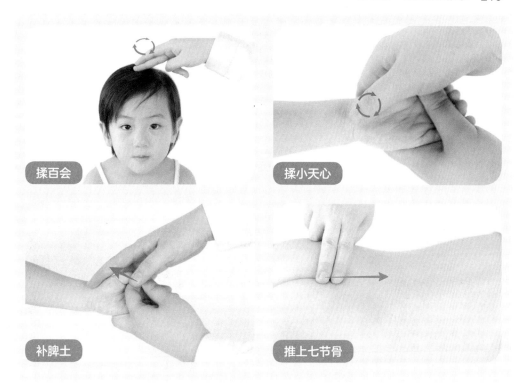

揉百会　　揉小天心

补脾土　　推上七节骨

【解析】《诸病源候论·小儿杂病候六·遗尿候》曰："遗尿者，此由膀胱有冷，不能约于水故也。"肾主闭藏，开窍于二阴，职司二便，故肾阳不足型遗尿，治以补肾水、揉命门温补肾气，配以揉肾俞可以滋补肾阴，"善补阳者，当于阴中求阳"，再以层按补法施于关元，加以揉百会、推上三关，可达到温阳化气的作用。

❖ 肺脾气虚

【症状】睡中尿床，易感冒，出汗，食欲不振，大便稀溏，乏力，面色萎黄，舌质淡红，指纹淡红，脉沉。

【治法】补肺益脾。

【操作】选择津沽小儿推拿调脏、和法的核心用穴为主并配以相应手法，其基础术式：补脾土 300 次、补肺金 300 次、层按（补法）中脘穴、揉脾俞 200 次、揉肺俞 200 次、捏脊 5 次。

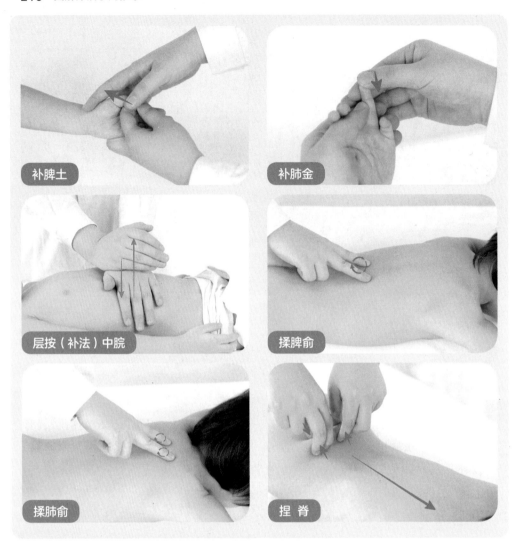

补脾土

补肺金

层按（补法）中脘

揉脾俞

揉肺俞

捏 脊

**临证术式加减：**

睡眠不安者，加揉百会 300 次、揉小天心 300 次。

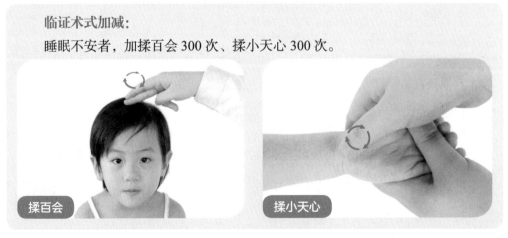

揉百会

揉小天心

【操作解析】脾肺气虚，气虚下陷，也可出现遗尿。尤在泾说："脾肺气虚，不能约束水道，而病为不禁者，《金匮》所谓上虚不能制下者也。"肺为水之上源，脾属中焦，为水液输布升降之枢纽，脾肺之气正常，水道则通畅，脾肺之气不足，则会导致遗尿。针对肺脾气虚型遗尿，当以调脏手法补脾土、补肺金补肺脾之气，配以层按（补法）中脘以补中益气，揉脾俞、肺俞调畅气机。

【按语】应注意控制小儿睡前饮水，同时不宜使其过度疲劳。入睡后家长应定时叫醒孩子排尿，建立膀胱充盈与觉醒之间的联系。家长发现孩子遗尿后，不要过度训斥，以免孩子过度紧张，加重病情。

## 附：小儿遗尿医案

某某，女，5岁，2018年4月10日初诊。

【主诉】白天尿频，晚间尿床。

【现病史】患儿自幼尿床，4周前因感冒出现白天小便次数逐渐增多，每晚尿床1~2次，呼之能醒，往往醒时已尿出。2周前经社区医院验血常规及尿常规未见明显异常，后未经进一步系统诊治，患儿症状无明显变化，遂来我科就诊。现症：夜间遗尿，日间尿频，大便1~2次/日，不成形，纳较前差，寐安。

【查体及专科检查】面色无华，经常感冒，食欲不佳，精神尚可，舌淡红，苔薄白，指纹淡红，脉沉无力。

【辅助检查】自带血常规及尿常规未见异常。进一步查腰骶部正位片未见异常。

【辨证辨病】该患儿夜间遗尿，白天尿频，诊断为遗尿，面色无华，四肢不温，大便稀溏，舌淡红，苔薄白，脉沉无力，证属肺脾气虚证。

【西医诊断】习惯性遗尿

【中医诊断】遗尿（肺脾气虚证）。

【治法】补肺益脾。

【处方】基础术式：补脾土300次、补肺金300次、层按（补法）中脘穴、揉脾俞200次、揉肺俞200次、捏脊5遍。

每日治疗1次（周六、日休息），共7次。

【复诊】2018年4月19日诊：患儿白天无尿频，面色红润，纳食渐香，大便成形。夜间遗尿，经家长配合睡前2小时不进水，夜间遗尿1次，后隔日1次，但夜寐不安，故加揉百会300次、揉小天心300次。其余手法继续按原方案进行。

2018 年 4 月 30 日诊：患儿诸症明显好转，近期已无明显遗尿，睡眠佳。故停用补肺金 300 次、揉肺俞 200 次、揉百会 300 次、揉小天心 300 次。其余治法同前，改每周治疗 2 次。

2018 年 5 月 21 日诊：患儿诸症好转，停止治疗。

3 个月后随访，遗尿未再复发。

【按语】"肺虚则不能为气化之主，故尿不禁也。"肺主敷布津液，脾主运化水湿，肺脾二脏共同维持正常水液代谢。若肺脾气虚则水道制约无权，所谓"上虚不能制下"，症见遗尿，神倦乏力，面色无华，食欲不振，大便稀薄，舌质淡红，苔薄腻，脉沉弱。治法为温补脾肺，固摄膀胱，常用补肺金、补脾土、揉脾俞、揉肺俞、捏脊以助阳，调和脏腑。

# 尿频

尿频是以小便次数增多、尿急为特征的一种疾病，属于中医"淋证"范畴。婴幼儿发病率较高，女孩多于男孩，最常见于西医泌尿系感染和白天尿频综合征。本病一年四季均可发病，但以寒冷季节多发。经过恰当治疗，多预后良好，但如迁延日久，则可影响婴幼儿的身心健康。《诸病源候论·小儿杂病诸侯》曰："小儿诸淋者，肾与膀胱热也。"本病多因素体虚弱、脾肾亏虚、感受湿热之邪，引起膀胱气化功能失常而致。《素问·脉要精微论篇》指出："水泉不止者，是膀胱不藏也。"本病病位在肾与膀胱，病邪主要为湿热。

## 诊断要点

- 多发生在婴幼儿时期，患儿可有外阴不洁或坐地嬉戏等病史。
- 泌尿系感染：起病急，小便频数，淋漓涩痛，或伴发热、腰痛，小婴儿可见排尿时哭闹，或无发热尿痛，面色苍白，发育迟缓。白天尿频综合征：醒时尿频，入睡消失，反复发作，无明显不适。
- 泌尿系感染时，尿常规可见白细胞增多或见脓细胞，或见白细胞管型，中段尿培养可见细菌阳性。

## 治疗

### （一）治疗原则

在治则上应以治病求本、调理脏腑为主，整体治疗方法以调脏为主，根据不同证型配以清法、下法、温法、补法等。

### （二）辨证施治

❖ 湿热下注

【症状】小便频数，短少色黄或浑浊，有灼热、疼痛感，小腹坠胀，哭闹不安，可伴发热，烦躁口渴，舌质红，苔薄腻微黄，指纹紫红，脉数有力。
【治法】清热利湿。

【操作】选择津沽小儿推拿调脏、清法、下法的核心用穴为主并配以相应手法，其基础术式：泻心火300次、泻小肠300次、手分阴阳300次、清天河水300次、推下七节骨300次。

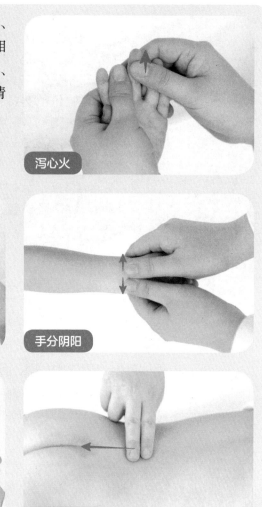

泻心火

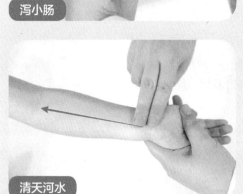

泻小肠

手分阴阳

清天河水

推下七节骨

临证术式加减：

大便燥结或黏腻不净者，加泻大肠300次。

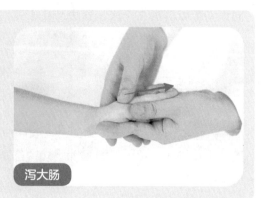

泻大肠

【解析】《诸病源候论·小儿杂病诸侯·小便数候》云："小便数者，膀胱与肾俱有客热乘之故也。肾与膀胱为表里，俱主水，肾气下通于阴，此二经俱受客热，则水行涩，故小便不快而起数也。"小儿尿频多为湿热蕴结下焦，可因肾与膀胱感受热邪，或脾胃虚弱，过食肥甘厚味，以致食积内热，热邪下导于小肠，同时小儿阳常有余，阴常不足，心火亢盛，心与小肠相表里，易使心火下移小肠，热逼膀胱，而导致尿频。因此，治宜清泻湿热，多选用泻心火、泻小肠，表里同治，清利湿热，使湿热、心火从小便排出。在调脏基础上，再配以清法、下法，选用清天河水增加清热之力，清心泻热利水；佐以推下七节骨以降为泻，泻热降浊，最后施以手分阴阳以调和阴阳寒热。诸法合用以清泻为主，清热利湿通淋而止尿频。

❖ 脾肾气虚

【症状】病程日久，点滴不尽，尿液清冷，手足不温，大便稀溏，面色萎黄，舌淡或有齿痕，苔薄，指纹淡红，脉细无力。

【治法】温补脾肾。

【操作】选择津沽小儿推拿调脏、温法的核心用穴为主并配以相应手法，其基础术式：补肾水 300 次、补脾土 300 次、手分阴阳 300 次、推上三关 300 次、

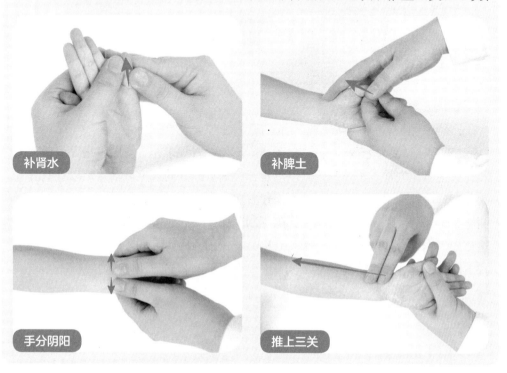

补肾水　　　　　　　　　　　　补脾土

手分阴阳　　　　　　　　　　　推上三关

层按（平补平泻法）下脘穴、摩关元300次。

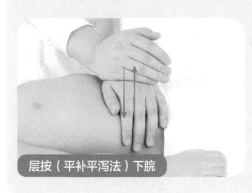

层按（平补平泻法）下脘

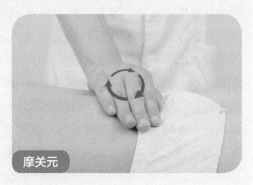

摩关元

临证术式加减：

食欲不振者，加揉板门300次、顺运内八卦300次。

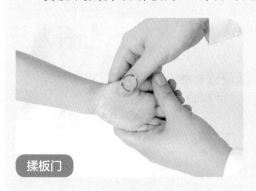

揉板门

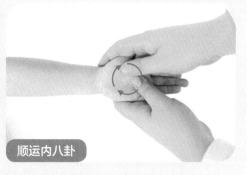

顺运内八卦

【解析】《素问·逆调论篇》称："肾者水脏，主津液。"《灵枢·口问》云："中气不足，溲便为之变。"患儿先天禀赋不足，肾气未充，封藏失司，或后天失养，脾主运化失常，水失制约，以致脾肾气虚型尿频的发生。治疗上以补益脾肾为要，选用补脾土、补肾水为基本操作方法，调补先后天之本，制水摄水。脾肾两脏亏虚，均责之于阳气的亏虚，阳不制阴而生尿频，故在调脏基础上，配以温法培元固本，常用推上三关、摩关元以温补命门，固本而升阳制水，同时佐以层按下脘穴以健脾和胃，温阳利水，再以手分阴阳调和阴阳，水道得固。

❖ 阴虚内热

【症状】病程日久，小便量少、色黄，低热，手足心热，颧红烦躁，咽干口渴，舌红，苔少，指纹色红，脉细数。

【治法】滋阴清热。

【操作】选择津沽小儿推拿调脏、清法、补法的核心用穴为主并配以相应手法，其基础术式：补肾水 300 次、泻心火 300 次、揉二人上马 200 次、清天河水 300 次、手分阴阳 300 次、揉涌泉 200 次。

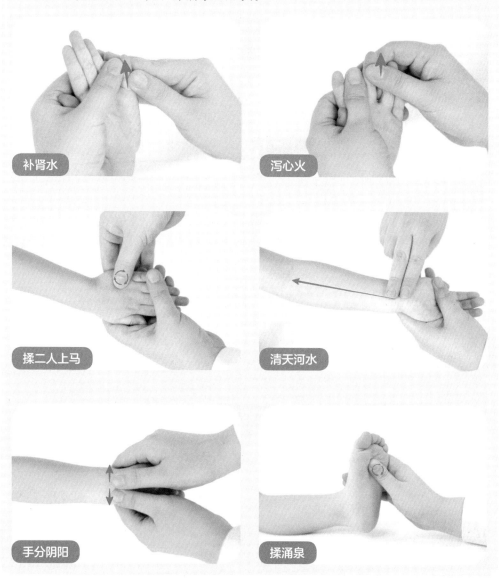

补肾水

泻心火

揉二人上马

清天河水

手分阴阳

揉涌泉

临证术式加减：
夜间盗汗者，加揉肾顶200次。

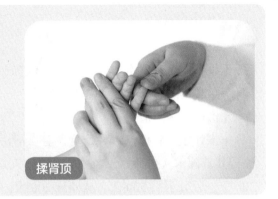

揉肾顶

【解析】小儿素体阴虚，或病久亏耗肾阴，虚热内生，热移下焦，则形成阴虚内热型尿频。针对此证型，津沽小儿推拿治以滋阴补肾，清热降火，选择调脏、清法、补法的补肾水、泻心火、揉二人上马、清天河水等术式为主。补肾水以滋补肾阴，配以揉二人上马、揉涌泉以滋肾阴，引火归元，三者合用以滋阴助水制火；选用泻心火、清天河水以清泻心火、清虚热，最后再以手分阴阳调和阴阳。

【按语】治疗时须注意鉴别泌尿系感染与神经性尿频，对于急性泌尿系感染所致尿频应适当配合药物治疗。注意小儿卫生，勤换尿布，勤换内裤，每日清洗外阴，尽量不穿开裆裤，不坐地玩耍。

# 五迟五软

五迟五软是小儿成长发育障碍性疾病。五迟指立、行、语、发、齿迟；五软为头项、口、手、足、肌肉软。五迟五软病症既可单独出现，也可同时存在，本病多为先天禀赋不足，后天调护失当所致。本病为古代医家对小儿局部和全身发育异常的临床观察与总结，包含西医学所指的脑发育不全、智力低下、脑瘫、严重营养不良等。

《婴童百问·五软》提出五软病名："五软者，头软、项软、手软、脚软、肌肉软是也。"《小儿药证直诀》说："长大不行，行则脚细，齿久不生，生则不固。"描述了行迟、齿迟的典型症状。《医宗金鉴·幼科心法》云："小儿五迟之证，多因父母气血虚弱，先天有亏，致儿生下筋骨软弱，行步艰难，齿不速长，坐不能稳，要皆肾气不足之故。"本病的病因病机主要为小儿先天不足或后天失养，致使精血不足，脑髓失充，五脏六腑、筋骨肌肉、四肢百骸失养，形成亏损之证。

## 诊断要点

● 患儿有孕期调护失宜、药物损害、产伤、窒息、早产，以及喂养不当病史，或有家族史，父母为近亲结婚者。

● 小儿 2~3 岁还不能站立、行走为立迟、行迟；初生无发或者少发，随年龄增长仍稀疏难长为发迟；12 个月时尚未出牙以及牙齿萌出过慢为齿迟；1~2 岁还不会说话为语迟；小儿半岁前后颈项软弱下垂为项软；咀嚼无力，时流清涎为口软；手臂不能握举为手软；2 岁以后尚不能站立、行走为足软；肌肉松软无力为肌肉软。五迟五软不一定悉具，但见一二症可分别做出诊断。临床还应根据小儿生长发育规律及早发现生长发育迟缓的变化。

● 血液生化或可见血钙正常或稍低，血磷降低，碱性磷酸酶升高；头部 CT 或可见脑部异常、畸形，或异常钙化影；骨骼 X 线或可见发育落后；甲状腺功能检查或可见甲低等。

## ❖ 治疗 ❖

### （一）治疗原则

五迟五软多属于虚证，在治则上应以补益为主，并根据肝肾亏虚、心脾两虚、痰瘀阻滞等不同证型，选用调脏、补法、和法、消法等治疗。

### （二）辨证施治

#### ❖ 肝肾亏虚

【症状】坐立、行走、生齿等明显迟于正常同龄小儿，头项萎软，手足无力，头型方大，目无神采，反应迟钝，囟门迟闭，胆怯易惊，夜卧不安，舌质淡，苔少，指纹淡，脉沉细。

【治法】滋补肝肾，填精补髓。

【操作】选择津沽小儿推拿调脏、补法、和法的核心用穴为主并配以相应手法，其基础术式：补肾水 200 次、补脾土 200 次、揉二人上马 200 次、推按肝经皮部 10 次、捏脊 5 遍、揉肾俞 200 次。

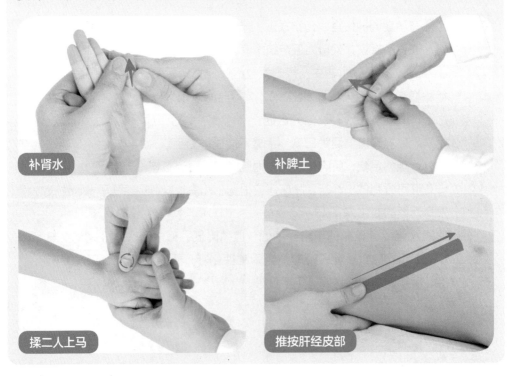

补肾水

补脾土

揉二人上马

推按肝经皮部

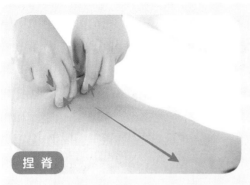

捏脊

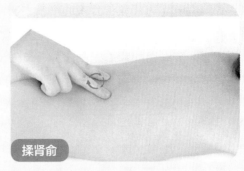

揉肾俞

临证术式加减：

　　手足震颤者，加泻肝木 200 次、清心火 150 次、掐揉五指节 20 次。

　　智力障碍者，加揉百会 200 次。

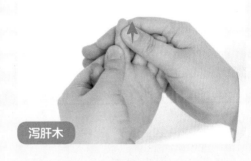

泻肝木

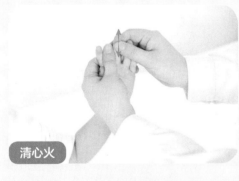

清心火

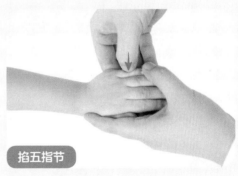

掐五指节

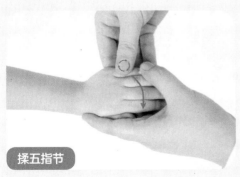

揉五指节

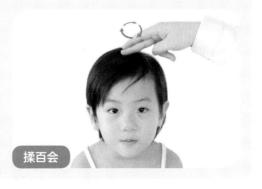

揉百会

【解析】《万氏秘传片玉心书》曰："行迟者，何也……此由肾与肝俱虚得之。盖肝主筋，筋弱而不能早行；肾主骨，骨弱而不坚。"因而肝肾亏虚型五迟五软治疗时，多以调脏术式配合补法、和法，治以滋补肝肾。其中补肾水、揉肾俞可培肾固本，同时又可滋水涵木，滋养肝木，再施以补脾土以后天补先天。揉二人上马为补法代表，填精益髓，与调脏式共凑滋补肝肾之效；同时在补益基础上，津沽小儿推拿施手法于足厥阴肝经皮部，使肝气疏通畅达，行气和血，具有滋水涵木、养肝柔筋的功效；捏脊则为和法代表，可疏通经脉，调理气血，培补元气。

❖ 心脾两虚

【症状】发育迟滞，肢体软弱，肌肉松弛，神情呆滞，智力低下，发稀萎黄，口角流涎，咀嚼无力，面色苍白，神疲乏力，食少不化，唇淡，舌淡胖，苔薄白，指纹淡，脉细无力。

【治法】健脾养心，补益气血。

【操作】选择津沽小儿推拿调脏、补法、和法的核心用穴为主并配以相应手法，其基础术式：补肾水 200 次、补脾土 200 次、揉足三里 200 次、层按（补法）中脘穴、捏脊 5 遍。

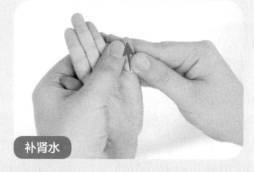

补肾水

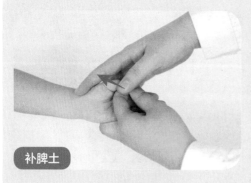

补脾土

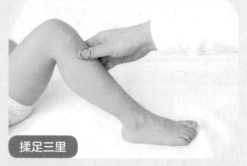

揉足三里

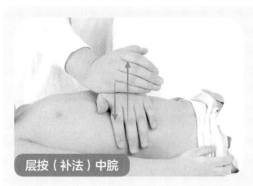

层按（补法）中脘

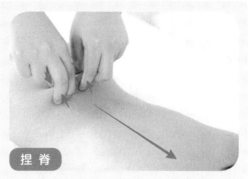

捏　脊

临证术式加减：

头发稀疏、萎黄者，加揉手背 200 次、揉肾俞 150 次。

食欲不振者，加揉板门 200 次、推四横纹 200 次、摇肘 30 次。

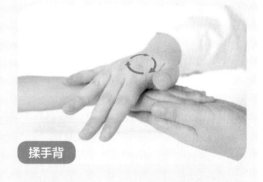

揉手背

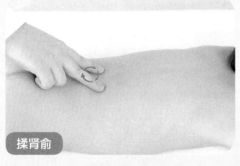

揉肾俞

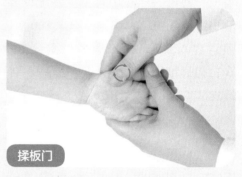

揉板门

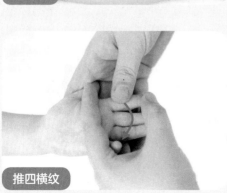

推四横纹

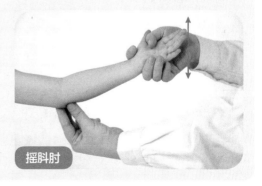

摇肘

【解析】《婴童百问》言："治小儿心气不足，五六岁不能言，心之声为言，儿稍长合语而迟。"心脾两虚小儿易发为语迟、肌肉软，津沽小儿推拿多以调脏、补法、和法为主要操作式，在治疗上健脾养心，补益气血。其中，选择补脾土、揉足三里合用，以健脾益气，助气血化生，补血养心；补肾水以固本培元，温五脏；根据津沽脏腑推拿的"三脘定三焦"理论，五脏分属三焦，而对应任脉上的上、中、下脘穴，层按（补法）中脘能够健运脾胃功能，促进水谷精微的消化吸收输布，又可调节十二经脉之海，畅达气血，使之运行于五脏六腑经脉骨骸，濡养之；最后以捏脊调和气血。

❖ 痰瘀阻滞

【症状】失聪失语，反应迟钝，动作不自主，口流痰涎，喉间痰鸣，舌体胖大，有瘀斑瘀点，指纹暗滞，脉沉涩或滑。

【治法】涤痰开窍，活血通络。

【操作】选择津沽小儿推拿调脏、消法、和法的核心用穴为主并配以相应手法，其基础式：补脾土 100 次、顺运内八卦 100 次、揉掌小横纹 200 次、掐后推四横纹 300 次、推按膀胱经皮部（后背部段）10 次、捏脊 5 遍。

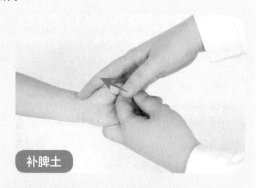

补脾土

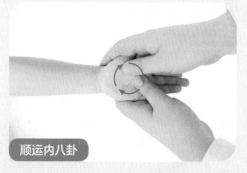

顺运内八卦

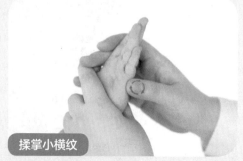

揉掌小横纹

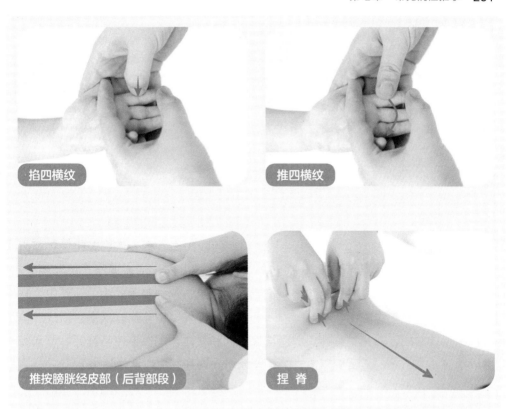

临证术式加减：

惊叫、抽搐者，加掐揉五指节 50 次。

大便干燥者，加泻大肠 200 次、揉膊阳池 150 次。

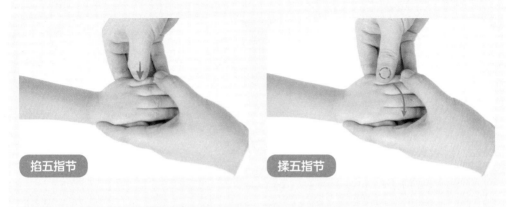

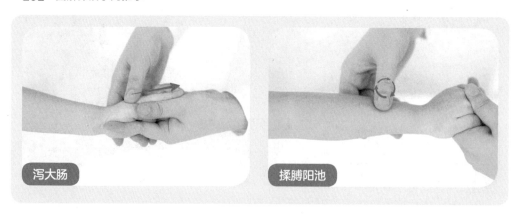

泻大肠

揉膊阳池

【解析】若脑病后遗症、先天性脑缺陷、颅脑产伤或有外伤史者兼见痰湿内盛、瘀血阻滞之象，则考虑为痰瘀阻滞，治以涤痰开窍，活血通络，选择调脏、消法、和法的补脾土、顺运内八卦、掐后推四横纹、捏脊等术式为主。其中，补脾土健运脾胃，化痰除湿，与顺运内八卦合用，理气宽中化痰；揉掌小横纹、掐后推四横纹共用，以化痰理气、散瘀祛痰、调和气血；配以推按膀胱经后背部经脉以活血通络祛瘀；最后佐以捏脊，疏通经络、调和气血以活血通络。

【按语】本病宜早发现、早诊断、早治疗，年龄越小，疗效越好。推拿治疗五迟五软有一定疗效，但本病是儿科难治证候之一，其病程长，须长期坚持。在治疗本病时还应辅以功能锻炼及语言交流，有益于疾病向愈。

# 胎黄

胎黄是以婴儿出生后全身皮肤、面目发黄为特征的一种疾病，因与胎禀因素有关，故称"胎黄"。凡婴儿出生后2~3天出现黄疸，出生后10~14天自行消退（早产儿时需时间稍长），且无其他临床症状者，为生理性胎黄，不需要治疗。若于生后24小时内即出现黄疸，且2~3周后仍不消退，甚至继续加深，或黄疸退而复现，或于出生后1周甚至数周后始出现黄疸，临床症状较重，精神萎靡，食欲不振者，称为病理性胎黄。

早在隋唐时期中医学就对胎黄的病因病机有了较深的认识，《小儿卫生总微论方·黄疸》指出："有自生下，面身深黄者，此胎疸也。因母脏气有热，熏蒸于胎故也。"病理性胎黄分为阳黄、阴黄。阳黄如《景岳全书》所言："阳黄证，因湿多成热，热则生黄，此即所谓湿热证也。"系湿热熏蒸所成，临床最为常见；阴黄如《临证指南医案》所说："阴黄之作，湿从寒水，脾阳不能化湿，胆液为湿所阻，渍于脾，浸淫肌肉，溢于皮肤，色如熏黄。"可见阴黄多为寒湿阻滞。此外，亦有因胎儿先天缺陷，胆道不通，胆液横溢肌肤而致发黄者，不属于小儿推拿适宜范畴，当采用手术治疗。

## 诊断要点

- 黄疸出现早（出生后24h内），发展快，黄色明显，也可消退后再次出现；或黄疸出现迟，持续不退，日渐加重。查体可见肝脾肿大，精神倦怠，不欲吮乳，大便或呈灰白色。
- 血清胆红素显著升高，尿胆红素阳性，尿胆原试验阳性或者阴性。
- 母子血型测定，可检测因ABO或Rh血型不合引起的溶血性黄疸。
- 肝炎综合征应做肝炎相关抗原抗体检查。

## 治疗

（一）治疗原则

在治则上应以治病求本为主，整体治疗以下法为主，根据寒热配合清法、温法。病理性胎黄要辨其阴阳，阳黄治以清热利湿退黄，阴黄治以温中化湿退黄。

## （二）辨证施治

### ❖ 湿热熏蒸

【症状】面目、皮肤发黄，颜色鲜明如橘皮，精神疲倦，不欲吮乳，或大便秘结，小便短赤，指纹紫红，舌红，苔黄。

【治法】清热利湿退黄。

【操作】选择津沽小儿推拿下法、清法的核心用穴为主并配以相应手法，其基础术式：泻大肠 300 次、推后溪 300 次、清天河水 500 次、退下六腑 300 次、推下七节骨 200 次、推按胆经皮部 10 次。

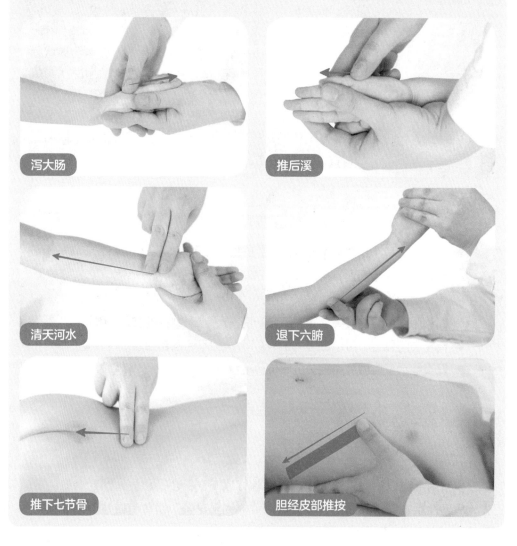

泻大肠

推后溪

清天河水

退下六腑

推下七节骨

胆经皮部推按

临证术式加减：

热重者，加水底捞明月 300 次。

湿重者，加泻小肠 200 次。

腹胀者，加分腹阴阳 200 次、顺运内八卦 200 次。

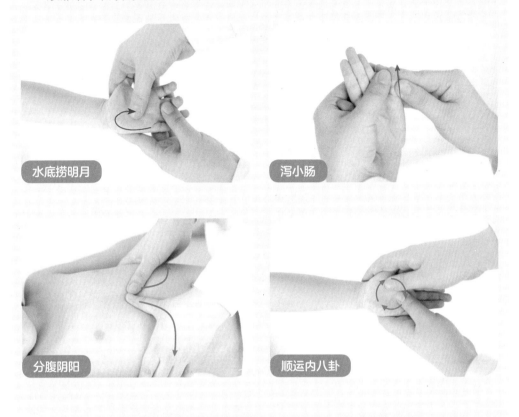

水底捞明月

泻小肠

分腹阴阳

顺运内八卦

【解析】《厘正按摩要术》云："黄疸，由脾胃湿热郁蒸，渐自身目如金，汗尿皆黄，经谓湿热相交，民病瘅也。"胎黄因湿热之邪而发病者选用泻大肠、推后溪、推下七节骨，可以使水湿之邪从大小便而解，再以推按足少阳胆经皮部，调整肝胆疏泄功能，配以清天河水、退下六腑以清脏腑之热。诸法合用，清热利湿退黄。

❖ 寒湿阻滞

【症状】面目、皮肤发黄，颜色淡而晦暗，或黄疸日久不退，神疲身倦，四肢欠温，纳少易吐，大便溏薄、灰白，小便短少，甚或腹胀，气短，指纹淡红，舌淡，苔白腻。

【治法】温中化湿退黄。

【操作】选择津沽小儿推拿下法、温法的核心用穴为主并配以相应手法，其基础式式：泻大肠 300 次、推后溪 300 次、推上三关 500 次、推下七节骨 300 次、推按胆经皮部 10 次、摩关元 300 次、揉足三里 200 次。

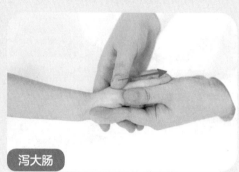

泻大肠

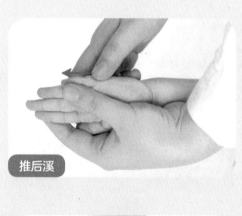

推后溪

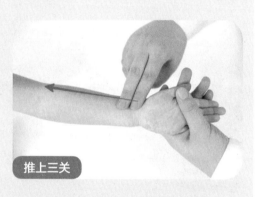

推上三关

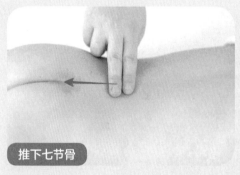

推下七节骨

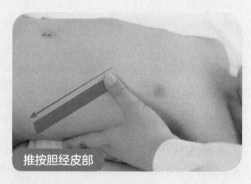

推按胆经皮部

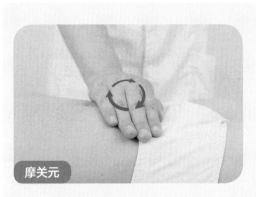

摩关元

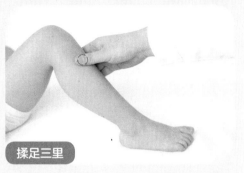

揉足三里

临证术式加减：

寒重者，加揉外劳宫 300 次、擦肾俞 200 次。

食少纳呆者，加揉板门 300 次、补脾土 300 次。

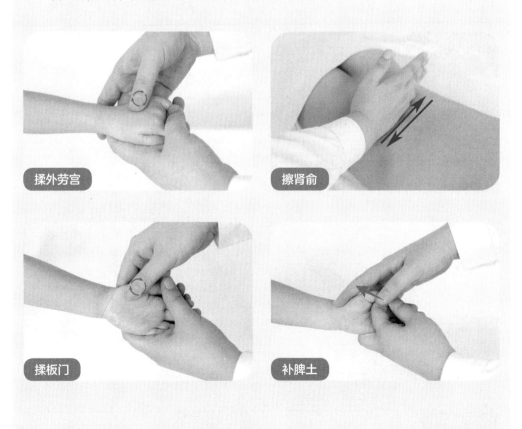

揉外劳宫

擦肾俞

揉板门

补脾土

【解析】针对寒湿阻滞之阴黄，常以津沽小儿推拿的下法与温法穴位为主，除以泻大肠、推后溪、推下七节骨清利湿邪外，还需以摩关元、推上三关以温养脾肾之阳，配以揉足三里健运脾胃，利湿退黄，再佐以推按足少阳胆经调整肝胆疏泄功能。

❖ 瘀积发黄

【症状】面目、皮肤发黄，颜色晦滞，日益加重，部分患儿 28 天后黄疸仍绵延不退，深黄晦暗如烟熏，腹部胀满，青筋暴露，右胁下痞块质硬，大便秘结或灰白，唇色暗红，或衄血，舌红，可见瘀点或瘀斑，指纹紫滞，苔黄腻。

【治法】行气化瘀消积。

【操作】选择津沽小儿推拿下法的核心用穴为主并配以相应手法，其基础术式：泻大肠 300 次、推后溪 300 次、揉二人上马 300 次、推下七节骨 200 次、揉足三里 300 次、揉手背 300 次、运腹（神阙——肓俞——天枢——大横——带脉）20 次、拿肚角 5 次。

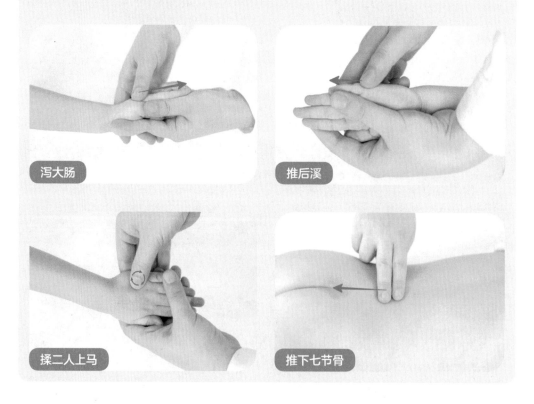

泻大肠

推后溪

揉二人上马

推下七节骨

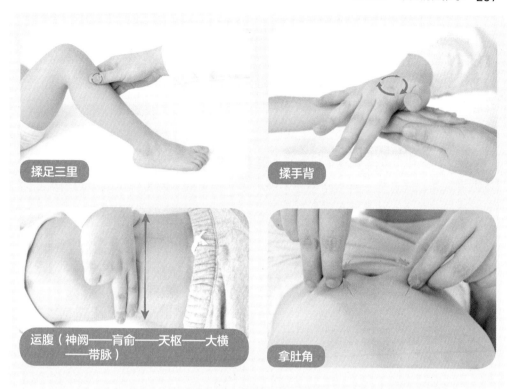

揉足三里

揉手背

运腹（神阙——肓俞——天枢——大横——带脉）

拿肚角

临证术式加减：

大便干结者，加揉膊阳池 300 次。

腹胀者，加揉板门 300 次、分腹阴阳 300 次。

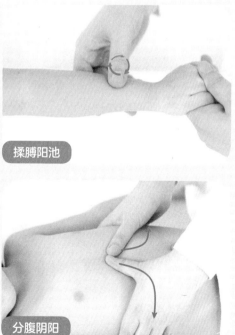

揉膊阳池

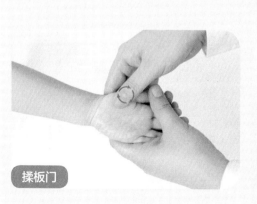

揉板门

分腹阴阳

【解析】瘀积发黄多由小儿禀赋不足，脉络阻滞，或湿热蕴结肝经日久，气血郁阻所致，主要以行气化瘀消积为主，方用泻大肠、推后溪、推下七节骨清利湿邪，《代药赋》云"重揉手背，同乎白芍川芎"，揉手背行气活血，揉足三里、拿肚角健脾行气利湿，配以揉二人上马以滋阴养血。

【按语】婴儿出生后应密切观察其皮肤、虹膜黄染情况，注意过早出现或过迟消退情况。若出现黄疸逐渐加深或退后复现等情况，且精神倦怠，吮乳差，甚至伴随四肢强直或抽搐，应立即就诊治疗。

鼻炎是指因鼻腔黏膜和黏膜下组织炎症而致出现鼻塞、流涕、打喷嚏等鼻部症状的一种疾患。其病理过程符合炎症的一般规律，即局部黏膜充血、水肿，或肥厚、萎缩。小儿鼻腔结构功能发育不完善，易受风邪、粉尘、花粉、雾霾、毛发等外邪侵袭，引发鼻炎。本病属于中医学中的"伤风鼻塞"及"鼻窒"等范畴。

## 鼻炎

隋朝巢元方《诸病源候论》云："夫津液涕唾，得热即干燥，得冷则流溢，不能自收，肺气通于鼻，其脏有冷，冷随气入乘于鼻，故使津液不能自收。"金元四大家之一的刘完素解释说："鼻窒，窒，塞也。"鼻为肺窍，为呼吸之门户，最先感知外界气候变化。肺为娇脏，不耐寒热，当患儿肺虚卫弱时，风邪异气从口鼻、皮毛乘虚侵袭形气未充、发育还不完善的鼻腔，使肺气闭郁而发病，出现鼻塞、流涕等症状。本病病位虽在肺，但"脾为生痰之源，肺为贮痰之器"，小儿脾常不足，脾脏运化失职，聚湿成痰，痰湿上扰，也会阻塞鼻窍，若鼻塞病程日久，母病及子，由肺及肾，终致肺肾气阴两虚，卫外不固，导致鼻塞反复发作。

—✂ 诊断要点 ✂—

- 可有伤风鼻塞反复发作史，或过敏性疾病病史，或鼻炎家族史。
- 以鼻部症状为主，主要为鼻塞、流涕、打喷嚏等鼻咽部不适，可伴有嗅觉减退、头昏、头胀、耳内胀闷等。
- 下鼻甲暗红色，鼻甲肿胀，表面光滑或粗糙不平。

—✂ 治疗 ✂—

（一）治疗原则

治则上应以标本兼治为主，整体治疗以汗法为主，根据不同证型可配以调脏、消法、补法等。

（二）辨证施治

❖ 风邪犯表

【症状】鼻塞病程短，恶风，鼻痒，流涕，喷嚏，晨起、进餐或温差大时发病或加重，舌淡红，苔薄白或微黄，指纹浮，脉浮。

【治法】祛风散邪，宣肺通窍。

【操作】选择津沽小儿推拿调脏、汗法的核心用穴为主并配以相应手法，其基础术式：清肺金（以泻为主）200次、黄蜂入洞50次、推按胃经皮部（面部段）直至面部潮红、揉迎香100次、揉风池100次。

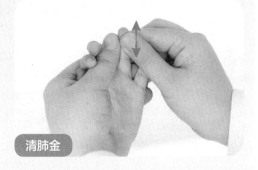

清肺金

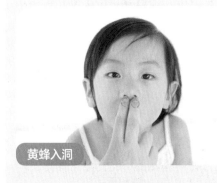

黄蜂入洞

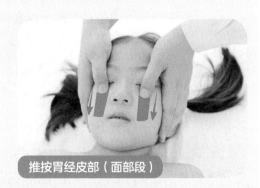

推按胃经皮部（面部段）

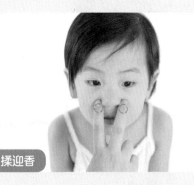

揉迎香

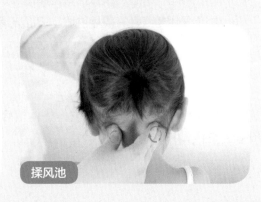

揉风池

临证术式加减：

风热者，加清天河水 200 次。

风寒者，加掐揉二扇门 200 次。

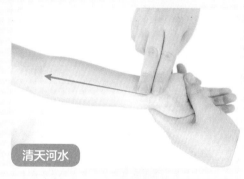

清天河水

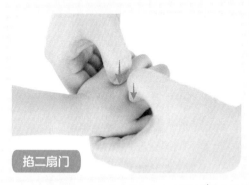

掐二扇门

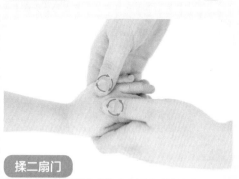

揉二扇门

【解析】风邪犯表，多见于过敏性鼻炎初期，治宜祛风散邪，通利鼻窍。本证治以黄蜂入洞、揉风池、清肺金为主，以疏风散寒，黄蜂入洞亦是通鼻窍的要穴，专治寒性鼻塞、鼻流清涕。《玉龙歌》记载："不闻香臭从何治，迎香二穴可堪攻。"揉迎香穴可宣通鼻窍，养肺固涕。推按足阳明胃经皮部（面部段）以助鼻窍通利。

❖ 痰湿阻窍

【症状】鼻塞重，鼻音重，鼻涕浓稠，或伴咳嗽、气喘、痰鸣，舌淡胖，苔腻，指纹滞，脉滑。

【治法】健脾化痰，通利鼻窍。

【操作】选择津沽小儿推拿调脏、汗法的核心用穴为主并配以相应手法，其基础术式：清肺金（以泻为主）200 次、补脾土 200 次、揉板门 150 次、顺运内八卦 150 次、黄蜂入洞 100 次、揉迎香 100 次、推按胃经皮部（面部段）直至面部潮红、摩建里 100 次。

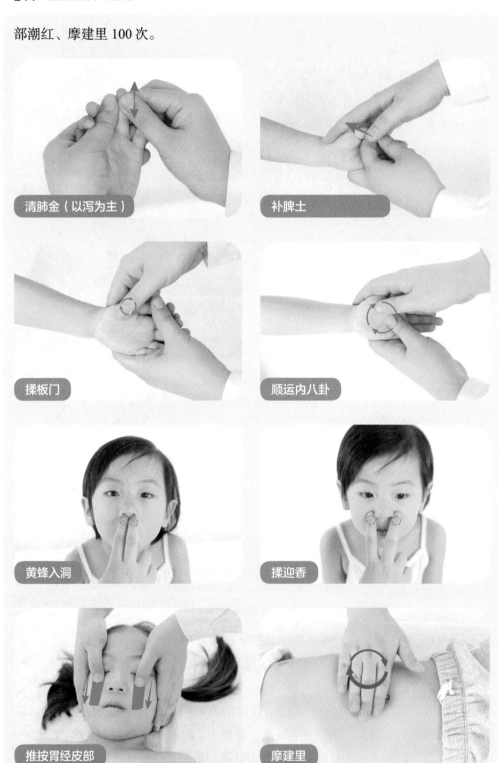

清肺金（以泻为主）

补脾土

揉板门

顺运内八卦

黄蜂入洞

揉迎香

推按胃经皮部

摩建里

临证术式加减：

鼻涕浓稠者，加清天河水 150 次。

咳嗽、痰多者，加揉小横纹 150 次、揉肺俞 200 次。

纳呆食少者，加旋揉腹部 200 次。

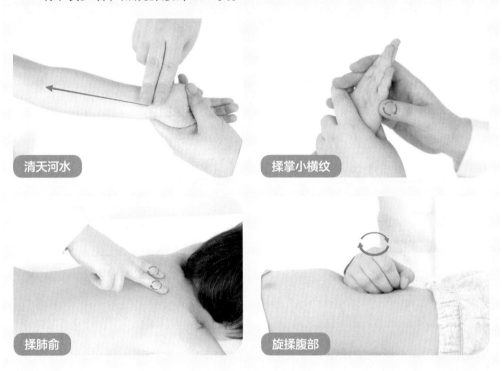

清天河水

揉掌小横纹

揉肺俞

旋揉腹部

【解析】痰湿阻窍鼻塞治宜化痰通窍。《保命歌括》云："治痰之法，理气为先。"故操作处方中选择补脾土、摩建里以健脾祛湿，配以顺运内八卦理气化湿。同时，汗法穴位多有开窍作用，故以黄蜂入洞、推按胃经皮部（面部段）、揉迎香宣通鼻窍，佐以清肺金以宣肺通窍，揉板门可通达上下气机。

❖ 气阴两虚

【症状】鼻塞病程长，或反复发作，神疲，易感冒，少气懒言，胆怯，口干，咽喉不爽，夜啼心烦，舌淡，花剥苔，指纹淡，脉细无力。

【治法】益气养阴，滋阴通窍。

【操作】选择津沽小儿推拿调脏、补法的核心用穴为主并配以相应手法，其基础术式：清肺金（以补为主）200次、揉二人上马200次、黄蜂入洞30次、揉迎香100次、推按胃经皮部（面部段）直至面部潮红、摩关元100次。

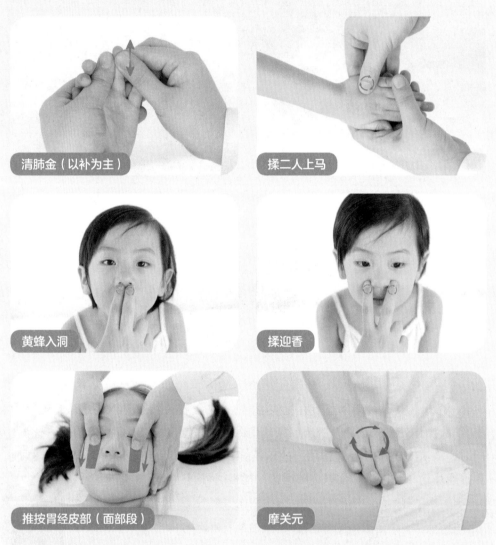

清肺金（以补为主）

揉二人上马

黄蜂入洞

揉迎香

推按胃经皮部（面部段）

摩关元

临证术式加减：

口干、咽喉部不适者，加补肾水200次、清天河水200次。

夜啼、心烦者，加泻心火200次、揉小天心200次。

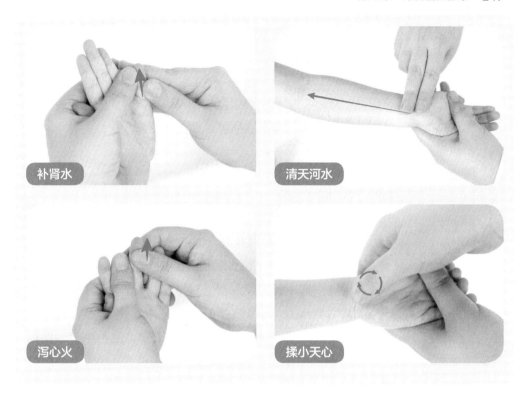

补肾水　　清天河水

泻心火　　揉小天心

【解析】气阴两虚即禀赋不足导致的卫外不固，治宜益气养阴通窍。以揉二人上马、清肺金（以补为主）为核心，揉二人上马补肾滋阴，与清肺金相配合，金水相生，配合摩关元，培补元气，通过调和腹部气血，使小儿经气得疏，正气得复，佐以面部鼻周穴位黄蜂入洞、推按胃经皮部（面部段）、揉迎香以通利鼻窍。

【按语】鼻炎反复发作，严重危害小儿的生活质量，容易引起腺样体肥大，危害儿童的智力及生长发育。小儿推拿能较好地改善鼻通气状态，同时能够调节患儿体质，延缓疾病的发展及复发。值得注意的是，根治本病有一定的难度，患儿必须长期坚持治疗，还可配合穴位敷贴疗法，以增强疗效，预防复发。

附：鼻炎医案

刘某，男，5岁，2016年11月2日初诊。

【主诉】反复鼻塞1年余，加重1周。

【现病史】患儿过敏性鼻炎病史1年，时感邪发病，1周前无明显诱因出现鼻塞加重，夜间呼吸不畅，时有憋醒，嚏少，偶咳，夜间盗汗，纳差，寐欠安，大便头干后稀，舌红苔薄，脉细。

【既往史】幼时湿疹，现已好转。

【辨证辨病】该患儿过敏体质，肺气本虚，腠理疏松，外邪易侵，而致鼻塞、流涕，诊断为鼻炎，盗汗，大便头干后稀，舌红苔薄，指纹淡红，脉细，证属气阴两虚。

【西医诊断】过敏性鼻炎。

【中医诊断】鼻窒（气阴两虚证）。

【治法】益气养阴通窍。

【处方】清肺金（以补为主）300 次、补肾水 300 次、补脾土 300 次、揉二人上马 200 次、揉膊阳池 200 次、开天门 50 次、揉太阳 50 次、黄蜂入洞 100 次、揉迎香 100 次、推按胃经皮部（面部段）直至面部潮红、摩关元 100 次、捏脊 5 遍并按揉肺俞、肾俞分别 100 次。每日治疗 1 次。

【复诊】2016 年 11 月 9 日诊：患儿鼻塞好转，夜寐渐安。效不更方，治疗频次减至隔日 1 次。

2016 年 12 月 20 日诊：患儿诸症好转，1 周治疗 1 次以巩固治疗并预防保健。

【按语】"邪之所凑，其气必虚"，该患儿即为禀赋不足导致的卫外不固，治宜益气养阴通窍。以清肺金（以补为主）300 次、补肾水 300 次、补脾土 300 次、揉二人上马 200 次补肾健脾，金水相生，培土生金，配合摩关元、捏脊培补元气，调和脏腑，通过调和腹部气血，使小儿经气得疏，正气得复，再施以开天门、揉太阳、黄蜂入洞、推按胃经皮部（面部段）、揉迎香等来通利鼻窍，佐以揉膊阳池改善大便。

# 近视

近视是指眼睛在不适用调节时，平行光线通过眼睛屈光系统折射后，焦点落在视网膜之前的一种屈光状态。主要表现在近视力正常，而远视力模糊。一般儿童近视多属"假性近视"，是由于用眼过度，调节紧张导致的一种功能性近视，可用小儿推拿的方法及时矫治，否则，日久则形成真性近视。虽然近视病变部位在眼，但辨证思路不能仅局限于眼，还要从脏腑、经络辨证入手。

《灵枢·大惑论》曰："五脏六腑之精气，皆上注于目而为之精。"说明了眼睛与脏腑的密切关系。《灵枢·邪气脏腑病形》曰："十二经脉，三百六十五络，其血气皆上于面而走空窍，其精阳气上走于目而为之睛。"提示眼睛与全身经络的关系。《证治准绳》则是这样描述近视病因病机的："此证非禀受生成近视，乃平昔无病，素能远视，而急然不能者也，盖阳不足阴有余，病无火者，故光华不能发越于外，而收敛近视。"说明近视不仅与平时不良用眼习惯有关，更责之于脏腑、经络功能失调。综上，小儿近视发生的原因主要体现在先天禀赋不足和后天劳伤两大方面，其病机主要为肝肾亏虚、脾虚气弱和心阳不足，导致目失所养。

## 诊断要点

- 近视为正常，远视力低于 1.0（缪氏法为 5.0），能用凹面透镜矫正。小于 -3.00D 为轻度，-3.00D~-6.00D 为中度，-6.00D 以上为高度。
- 远视力在短期内下降，休息后视力能够回复，使用阿托品等药物麻痹睫状肌后，静止检影近视度数消失或小于 0.5D，为假性近视。
- 眼底检查，中度以上轴性近视，可见视乳头颞侧出现弧形斑，高度近视眼底可见退行性变性、萎缩斑、黄斑出血等。
- 本病大多渐进起病，有用眼不卫生史，或者家族遗传史。

## 治疗

### （一）治疗原则

在治则上应以调理脏腑为主，整体治疗以补法为主。

（二）辨证施治

❖ 肝肾亏虚

【症状】视力下降，自觉昏暗，伴有腰膝酸软，头晕耳鸣，舌质红，指纹淡红，脉沉细。

【治法】补益肝肾。

【操作】选择津沽小儿推拿调脏、补法的核心用穴为主并配以相应手法，其基础术式：补肾水 200 次、揉二人上马 200 次、揉手背 150 次、揉小天心 100 次、揉太阳 50 次、推坎宫 50 次、揉四白 50 次、层按（补法）下脘穴。

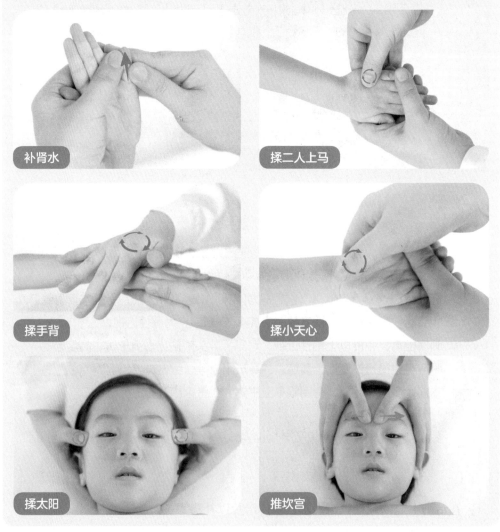

补肾水

揉二人上马

揉手背

揉小天心

揉太阳

推坎宫

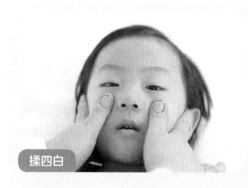

揉四白

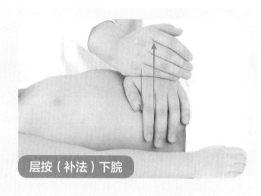

层按（补法）下脘

临证术式加减：

腰膝酸软、头晕耳鸣重者，加揉肝俞 200 次、揉涌泉 100 次。

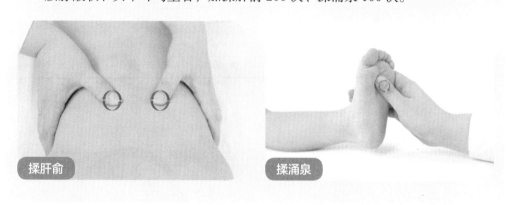

揉肝俞

揉涌泉

【解析】《医林改错》指出："精汁之清者，化而为髓，由脊骨上行入脑，名曰脑髓……两目系如线长于脑，所见之物归脑。"明确阐述了肾－脑－眼之间存在着密切的内在联系。若肾精不足，藏精不固，髓海空虚，目失濡养，则视物不清。《诸病源候论·目病诸候》中提及："夫目不能远视者，由于目为肝之外候，脏腑之精华，若劳伤脏腑，肝气不足，故不能远视。"肝开窍于目，肝精受损，必累及目。肝肾同源，肾为肝之母，肝肾之气充足，则目明。无论何种证型均可采用眼睛局部手法，如揉太阳、推坎宫、揉四白，以促进眼睛局部血运，滋阴明目。针对肝肾亏虚型近视，应以补肾水、揉二人上马为君，以补肾阴，达到滋水涵木的目的，配以揉手背与揉小天心，以和气血，明精目，佐以层按补法施于下脘，以补益先天之不足。

❖ 脾虚气弱

【症状】视力下降，神疲乏力，纳呆，大便溏，舌质淡，指纹淡红，脉细弱。

【治法】补脾益气。

【操作】选择津沽小儿推拿调脏、补法的核心用穴为主并配以相应手法，其基础术式：补脾土 200 次、补肾水 200 次、揉手背 200 次、揉太阳 100 次、推坎宫 50 次、揉四白 200 次、层按（补法）中脘穴、揉足三里 100 次。

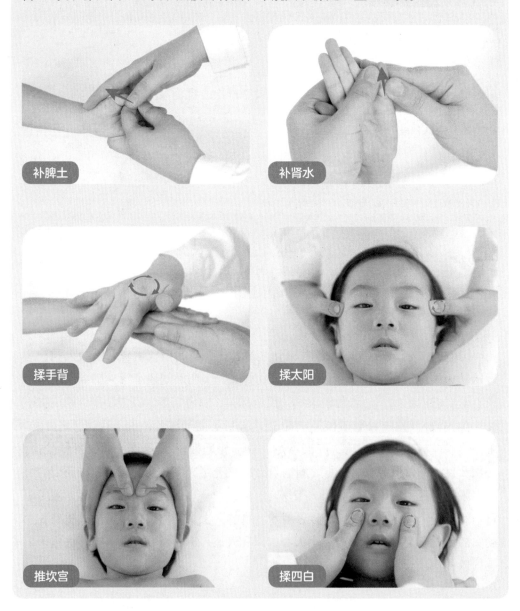

补脾土

补肾水

揉手背

揉太阳

推坎宫

揉四白

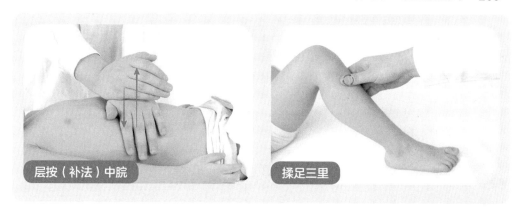

层按（补法）中脘　　　揉足三里

临证术式加减：

食欲不振、大便溏泄者，加揉板门 200 次、顺运八卦 200 次、揉脾俞 200 次。

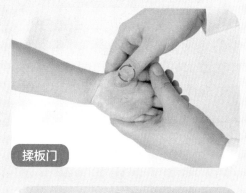

揉板门

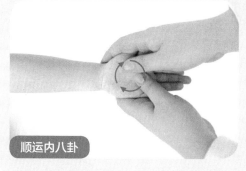

顺运内八卦

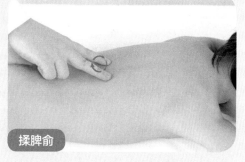

揉脾俞

【解析】《兰室秘藏》曰："夫五脏六腑之精气，皆禀受于脾，上贯于目。脾者诸阴之首也，目者血脉之宗也，故脾虚则五脏之精气皆失所司，不能归明于目矣。"《医宗金鉴》云："近视清明远视昏，阳光不足被阴侵。"脾虚气弱，脾阳不足，精气不能上注于目，故以补脾土、揉足三里为君，以健脾胃，补气血；再配以小儿腹部推拿之层按补法作用于中脘，该穴乃胃之募穴，施补法于中脘穴具有补益中气的作用，中气足，则脾胃健，脾胃健则水谷精微充足。脾乃后天之本，肾乃先天之本，脾运化的水谷精微有赖于肾气及肾阴肾阳的资助和促进，《推拿代药赋》曾云："重揉手背，同乎白芍川芎"，故以补肾水配合重揉手背以益精、养血、明目，以揉太阳、推坎宫、揉四白促进眼睛局部血运，滋阴明目。

❖ 心阳不足

【症状】视力下降，形寒肢冷，气短乏力，舌质淡红，苔白，指纹淡红，脉弱。

【治法】温补心阳。

【操作】选择津沽小儿推拿调脏、补法的核心用穴为主并配以相应手法，其基础术式：补脾土200次、推上三关200次、补肾水200次、揉手背200次、揉小天心150次、揉太阳100次、推坎宫50次、揉四白50次、推按心经皮部10次、捏脊5遍。

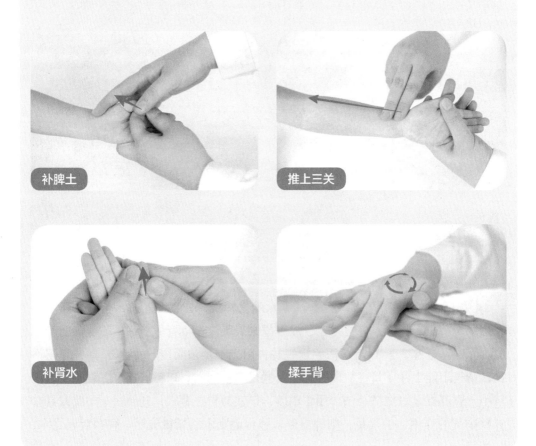

补脾土

推上三关

补肾水

揉手背

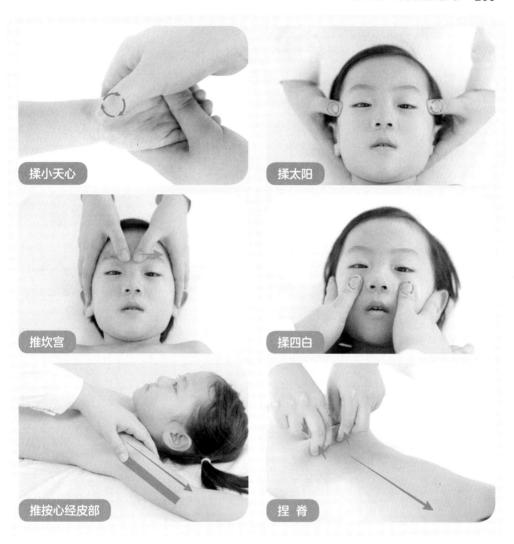

揉小天心　揉太阳

推坎宫　揉四白

推按心经皮部　捏脊

**临证术式加减:**

气短乏力，活动后加重者，加摩气海 200 次、揉脾俞 200 次。

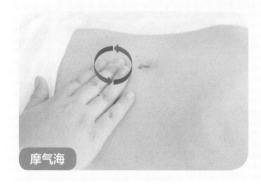

摩气海

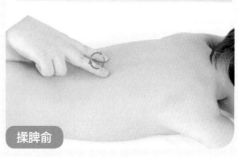

揉脾俞

【解析】《审视瑶函》言："目患能近视而不能远视者，阳不足，阴有余，病于少火者也，无火，是以光华不能发生越于远而拘敛近视耳。"心为火脏，烛照万物，若心阳不足，导致神光不得发越于远处，故心阳不足型近视须补养心阳，而心经不宜补，恐动心火，故以补脾土代之，配推上三关以温阳。手少阴心经皮部主治有关心方面所发生的病症，故推按手少阴心经皮部以达到清心火、调理心经的功效；揉小天心以明目，配合捏脊以调和阴阳，培补元气；补肾水配合揉手背以补益肝肾、益精明目；揉太阳、推坎宫、揉四白以促进眼睛局部血运，滋阴明目。

【按语】近视分成真性近视和假性近视，推拿对假性近视有明显的治疗效果；对于真性近视，推拿在改善症状的同时，还能延缓近视的进一步发展。值得一提的是，上述的治疗方案仅适用于 6 岁以下的儿童，若为学龄期或青少年期患者，则建议参考成人推拿思路。

# 湿疹

湿疹是一种由多种内外因素所引起的具有渗出倾向的皮肤炎症性疾病。本病发生于身体的任何部位，一年四季均可发病。主要以多形性皮损、对称分布、有渗出倾向、自觉瘙痒、反复发作、易成慢性为临床特征。湿疹皮损好发于颜面，多自两颊开始，渐侵至额部、眉间、头皮，反复发作，严重者可延及颈部、肩胛部，甚至遍及全身，主要是由于先天禀赋不足、饮食不节或湿热侵袭等导致。

婴幼儿之湿疹，属中医"胎癣""浸淫疮""奶癣"范畴，出自《外科证治全书》，又名"胎敛疮""乳癣"。《金匮要略广注》记载："浸淫者，湿渍之状，脓水流处，即溃烂成疮，故名浸淫疮，是湿热蕴蓄而发者。"说明本病多与湿热关系密切。湿邪可由外而入，见于小儿受凉受湿；也可因内而生，见于小儿脾胃失调，湿浊内蕴。《幼科概论》记载："四肢身体面部等处，生有癣及湿疮，是脾湿外出，湿气散化象。"说明脾阳不振，水湿不运，脾湿浸淫而生湿疮。若湿热蕴久，则耗伤阴血，日久益甚，虚热内生而致阴虚血燥，肌肤甲错。

## ❈ 诊断要点 ❈

- 皮肤表面出现密集的粟粒大小的丘疹、丘疱疹或水疱，基底潮红。
- 搔抓后丘疹、丘疱疹或水疱顶端破溃后呈明显点状渗出及小糜烂面，有浆液渗出，病变由中心向周围蔓延，外围散在丘疹、丘疱疹，境界不清。
- 患儿常有家族过敏史，或有哮喘、过敏性鼻炎等病史。
- 辅助检查：血常规检查可见嗜酸性粒细胞增多，部分患儿可有血清 IgE 升高。

## ❈ 治疗 ❈

（一）治疗原则

以标本兼顾、内外并治、整体与局部相结合为基本原则。根据不同证型可配合调脏、清法、补法。

（二）辨证施治

❖ 风湿热淫

【症状】皮损色红，水湿或脓液渗出，瘙痒难忍，皮肤灼热，口渴，大便干，小便黄赤，舌红苔黄，指纹紫，脉滑。

【治法】清热利湿，疏风止痒。

【操作】选择津沽小儿推拿调脏、清法、下法的核心用穴为主并配以相应手法，其基础术式：泻肺金 200 次、补脾土 200 次、泻心火 200 次、泻大肠 150 次、推后溪 150 次、清天河水 150 次、揉风池 50 次。

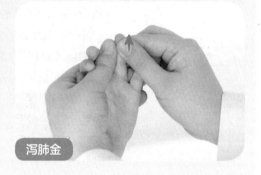

泻肺金

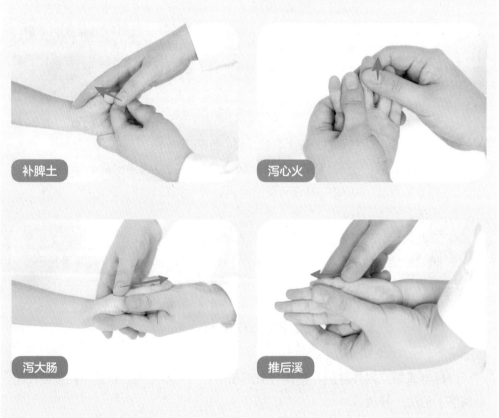

补脾土

泻心火

泻大肠

推后溪

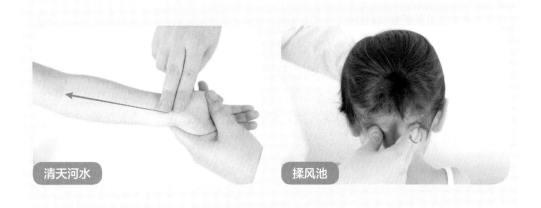

临证术式加减：

皮损鲜红、灼热者，加退下六腑 200 次、水底捞明月 150 次。

瘙痒甚者，加补肾水 200 次、揉二人上马 200 次。

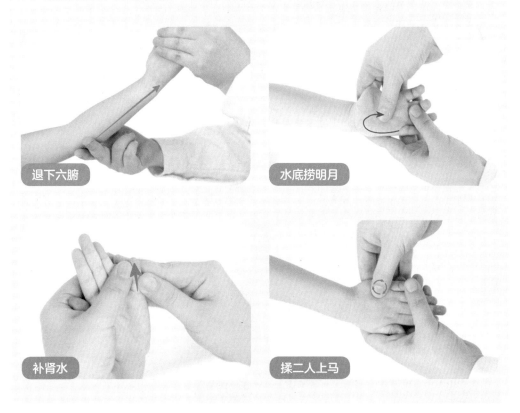

【解析】《圣济总录》曰："小儿体有风热，脾肺不利，或湿邪搏于皮肤，壅滞血气，皮肤顽厚，则变诸癣。或斜或圆，渐渐长大，得寒则稍减，暖则痒闷，搔之即黄汁出，又或在面上，皮如甲错干燥，谓之奶癣。"湿热之邪，内侵于肺，发于表，故以清天河水清泻内热透疹，泻肺金、泻大肠、推后溪以清肺肠湿热，以补脾土健脾化湿，佐以揉风池，清热解毒，疏风止痒，以泻心火除烦。

❖ 脾虚湿盛

【症状】皮损暗红，渗液多，伴腹胀，大便清稀，纳差，舌淡苔腻，指纹红，脉濡。

【治法】健脾益气，利湿止痒。

【操作】选择津沽小儿推拿调脏、和法的核心用穴为主并配以相应手法，其基础术式：补脾土 200 次、泻心火 200 次、清肺金 200 次、泻大肠 200 次、推后溪 150 次、揉外劳宫 150 次、捏脊 5 遍、层按（补法）下脘穴。

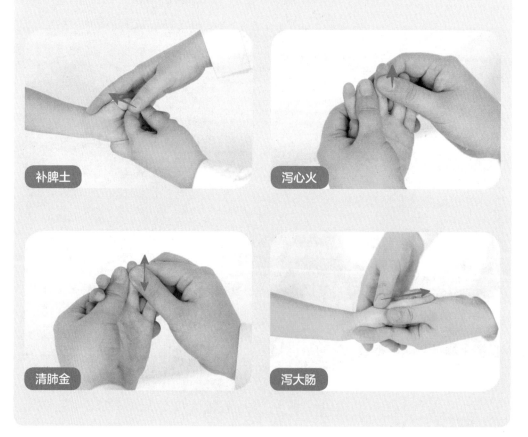

补脾土

泻心火

清肺金

泻大肠

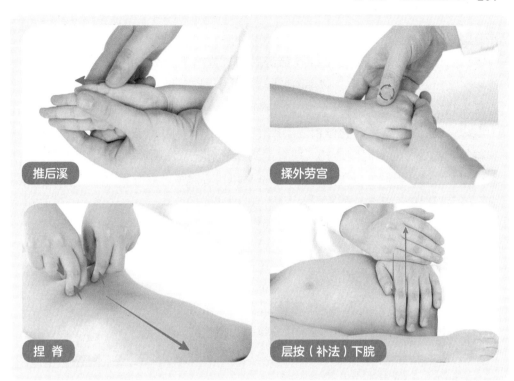

推后溪

揉外劳宫

捏脊

层按（补法）下脘

**临证术式加减：**

水疱破后黄水多者，加泻小肠
200次。

纳呆食少或吐乳者，加揉板门200
次、顺运内八卦150次。

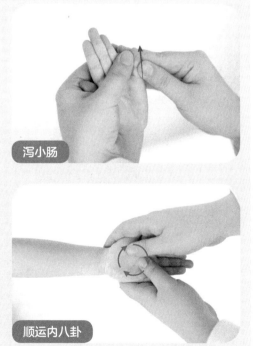

泻小肠

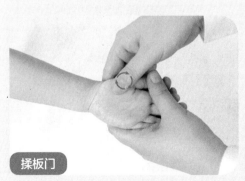

揉板门

顺运内八卦

**【解析】**

《素问·至真要大论篇》曰："诸湿肿满，皆属于脾"。《小儿药证直诀·疮疹候》又曰："疹为脾所生，脾虚而肝旺乘之，木来胜土，热气相击，动于心神，心喜为热，神气不安。"脾虚湿盛者因脾胃运化失调，湿浊内生，犯溢肌表，发为湿疹，故以补脾土健脾化湿治之。揉外劳宫、捏脊、补脾土为主，补脾土可健脾益气，揉外劳宫能温阳透托，捏脊以调和气血、平衡阴阳，助揉外劳温阳固表；配泻大肠、推后溪以祛湿；佐以泻心火以清心除烦，以清肺金疏风止痒、固表实卫，以层按（补法）下脘行气调中，以助利湿。

❖ 阴虚血燥

**【症状】**皮损干燥脱屑、粗糙肥厚，呈苔藓样变，有抓痕，瘙痒严重，可伴口干，便干，或手足心热，舌红，苔少或剥，指纹红，脉细。

**【治法】**滋阴养血，润燥止痒。

**【操作】**选择津沽小儿推拿调脏、补法的核心用穴为主并配以相应手法，其基础术式：补脾土200次、泻心火200次、清肺金200次、揉手背200次、揉二人上马150次、补肾水150次、掐四横纹5遍。

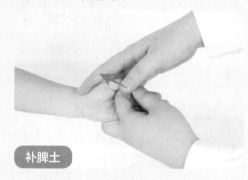

补脾土

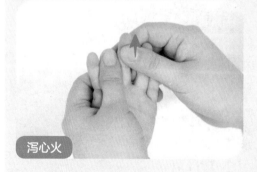

泻心火

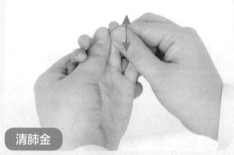

清肺金

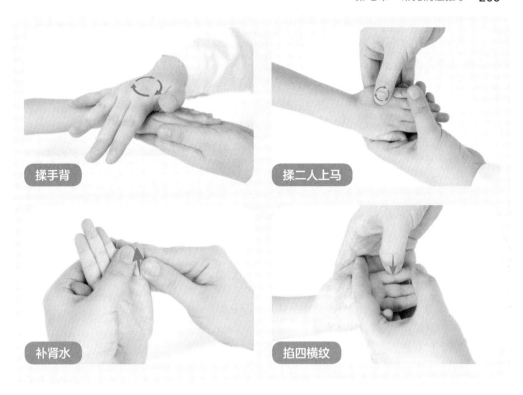

揉手背　　揉二人上马

补肾水　　掐四横纹

**临证术式加减：**

皮肤粗糙严重者，加揉脾俞150 次。

口渴、便干者，加泻大肠 200 次、清天河水 200 次。

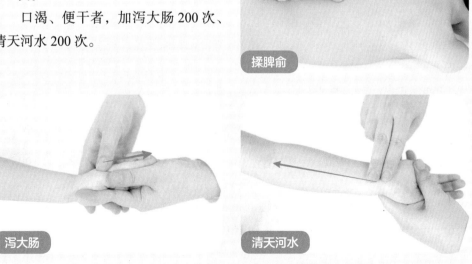

揉脾俞

泻大肠　　清天河水

【解析】"湿疹之疾，无湿不成。"湿邪留恋，湿聚生热，浸于肌肤，湿热交争，蕴久则耗伤阴血，致脾虚血燥，肌肤失养，故以补肾水、揉二人上马以滋补肾阴，配合重揉手背、掐四横纹以调和气血、润燥止痒，补脾土以健脾益气；佐以清肺金、泻心火以清热解毒、疏风止痒。

【按语】中医认为本病多因怀孕时多食辛辣刺激、鱼腥海产品等腥发之物，或因情志内伤，肝火内动，遗热于胎儿所致；或者生后喂乳失当，饮食不节，脾胃薄弱，过食肥甘，脾失健运，湿热内生而发生。早期当以祛实邪为主，后期则要以调理气血为主。根据疾病不同分期及证型制定相应治疗方案，同时要结合皮损局部辨证，兼顾近期疗效和远期疗效。

附：小儿湿疹医案

王某，男，5月余，2018年4月2日初诊。

【主诉】家长诉患儿面颊部皮疹伴抓挠5日余。

【现病史】患儿5日前无明显诱因面颊部出现密集性、颗粒性红色丘疹，2日前皮损部出现渗液，并伴有糜烂，随后出现少许黄痂，因瘙痒时有抓挠，烦躁不安。未予任何治疗，遂来我科就诊。来时症见：纳差，烦躁，易哭闹，睡眠差，大便稀，夹奶瓣，日4~5次，味较酸臭，小便短赤。

【查体及专科检查】面颊部红色丘疹，边界不清，高出皮肤，部分皮损处有渗液，溃烂，舌尖红，苔白腻，指纹偏红，脉滑数。

【辅助检查】血常规示嗜酸性粒细胞轻度升高。

【辨证辨病】该患儿出现红色丘疹且糜烂、渗液、瘙痒，诊断为湿疹，纳差，大便稀，夹奶瓣，舌尖红，小便赤，证属脾虚湿盛，兼有心火旺盛，风邪侵淫。

【西医诊断】特应性皮炎。

【中医诊断】湿疮（脾虚湿盛证）。

【治法】健脾除湿，清心泻火，疏风止痒。

【处方】补脾土100次、揉板门100次、揉外劳宫150次、泻心火100次、清肺金100次、推后溪100次、泻小肠150次。每日治疗1次。

因该患儿以母乳喂养为主，嘱其乳母饮食要清淡，忌食辛辣、鱼腥海味、鸡蛋、牛奶等发物，同时嘱咐家长注意日常护理，给婴儿穿宽松、纯棉、透气衣物。

【复诊】2018 年 4 月 9 日诊：患儿皮损大部分消退，面颊部皮肤呈苔藓样改变，吮乳转佳，大便奶瓣减少，酸臭味较前减轻。小儿推拿处方减泻心火，同时配合捏脊。

**常用保健推拿**

　　小儿推拿除了广泛应用于临床治疗外，还有非常好的保健效果。通过小儿推拿，可以使小儿气血调和，经络通畅，阴阳平衡，正气充足。中医认为正气存内，则邪不可干，也就是抵抗力增强，得病的机会相应减少。大量的临床实践证明，小儿推拿确有增强儿童免疫功能的作用。同时，小儿推拿还可以使小儿气血充盈，饮食不偏，食欲旺盛，发育正常等。下面重点介绍津沽小儿推拿常用保健手法。

## 第一节　健脾推拿法

　　【基本操作】补脾土 300 次、摩腹 300 次、旋揉中脘 100 次、脾经皮部推按（腹部段）20 次、捏脊 5 次。

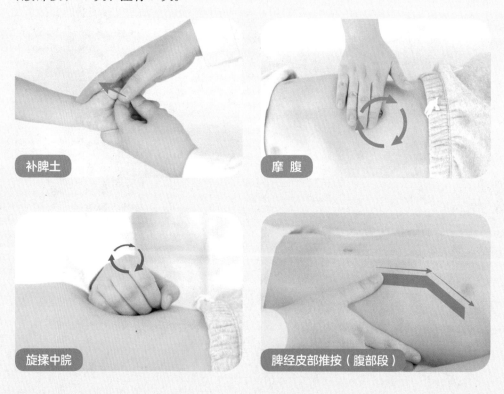

补脾土

摩　腹

旋揉中脘

脾经皮部推按（腹部段）

【操作频次】1周2次。

【功效主治】健脾和胃。适用于身体健康，偶有食欲不振、腹胀、便秘或泄泻者。

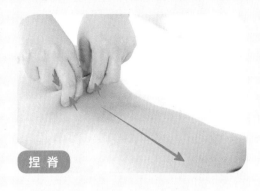

捏脊

【操作解析】脾为后天之本，气血生化之源，小儿的生长发育所需的精微全赖脾之运化。小儿脾常不足，脾运化功能尚未健全，容易出现乳食所伤，导致呕吐、积滞、厌食、腹泻等疾患，而反复的脾胃疾患导致脾失健运，从而出现在身体基本健康的情况下仍有纳食不香、腹胀、便秘或泄泻等问题。《幼科发挥》曰："胃主受纳，脾主运化，脾胃壮实，四肢安宁，脾胃虚弱，百病蜂起，故调脾胃者，医中之王道也。"

补脾土可以健脾胃，消食积，《小儿按摩经》曰："掐脾土，屈指左转为补，直推之为泻。饮食不进，人瘦弱，肚起青筋，面黄，四肢无力用之。"《小儿推拿秘诀》曰："补脾土，饮食不消，食后作饱胀满用之。"

《圆运动的古中医学》中强调："脾胃中焦如轴，四维如轮，轴运轮行，轮运轴灵。"摩腹法可以调理脾胃气机，使脾胃升降恢复正常，《理瀹骈文》曰："后天之本在脾，调中者摩腹……内伤调补之法，淡食并摩腹。"

中脘为健脾和胃、消食和中要穴，《幼科推拿秘书》曰："中脘……揉者，放小儿卧倒仰睡，以我手掌按而揉之，左右揉，则积滞食闷，即消化矣。"

脾经皮部推按（腹部段）可以通调脾经气血运行，促进经气流转运动。

捏脊调理脏腑，培补元气，与补脾土、摩腹、揉中脘配合应用，治疗后天脾胃不足有良好的效果。

【按语】注意饮食调摄，小儿不宜过食生冷、黏腻、油炸食物。

## 第二节　益肺推拿法

【基本操作】补肺金300次、补脾土300次、补肾水300次，运八卦300次，推揉肺俞200次、肺经皮部推按5次。

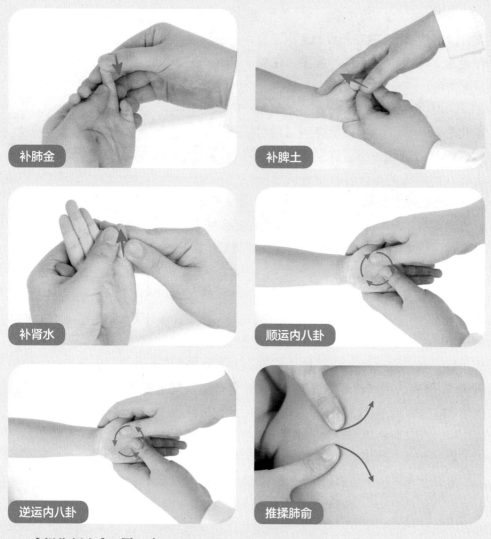

补肺金

补脾土

补肾水

顺运内八卦

逆运内八卦

推揉肺俞

【操作频次】1周2次。

【功效主治】补气益肺。适用于反复呼吸道感染、容易感冒、咳嗽、喘息者。

【操作解析】小儿行气未充，脏腑娇嫩，抵抗外邪力差。肺为娇脏，小儿肺常不足，易为外邪侵袭，因此难调而易伤。《素问·阴阳应象大论篇》曰："脾生肉，肉生肺。"脾为肺之母，母病及子，若小儿久病伤及脾胃，脾

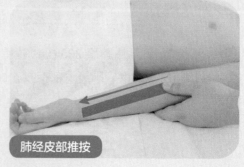

肺经皮部推按

气虚，则容易引起肺气不足。《幼科推拿秘书·推五脏虚实病源治法歌》曰："虚则气短喘必多，哽气长出气来速，补脾运卦分阴阳，离轻乾重三百足……面皮㿠白宜推肺，肾脾兼补要均匀。"指出肺虚则气短，易喘息，面色㿠白，而其病机为肺、脾、肾三脏均虚，因此处方为补肺金、补脾土、补肾水、运八卦。

补肺金可以补益肺气；补脾土健脾益气，利湿消食，培土生金，脾气足则痰湿不生，痰湿不阻肺络则肺能主气之运行；补肾水培补元气，补肾纳气，肾之纳气功能正常，则肺肃降正常。三穴合用，肺气、脾气、肾气、元气皆补，共调一身之气，肺之宣发肃降功能恢复正常。

运八卦性平和，《幼科推拿秘书·手法治病歌》曰："五经运通脏腑塞，八卦开通化痰逆，胸膈痞满最为先。"运八卦善开胸膈，具有宽胸理气之功。

揉肺俞能调肺气，补虚损，止咳嗽，《小儿推拿秘诀》曰："肺俞穴，一切风寒用大指面蘸姜汤旋推之。"

最后，以肺经皮部推按结尾，可以畅通肺经气血，使气血流转，增加防病保健功能。

【按语】注意调整患儿衣着服饰，随温度变化随时加减衣服。调节患儿饮食，不宜过食生冷、黏滑、油腻食品。

# 第三节　补肾推拿法

【基本操作】补肾水 300 次、揉二人上马 300 次、推上三关 150 次，摩关元 200 次、捏脊 5 次。

【操作频次】1 周 2 次。

【功效主治】补肾培元。适用于生长发育缓慢、囟门闭合迟、久病后体虚者。

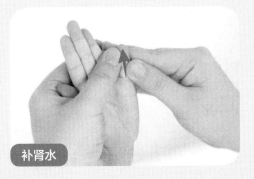

补肾水

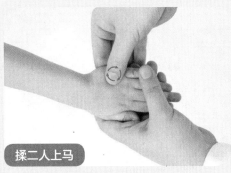

揉二人上马

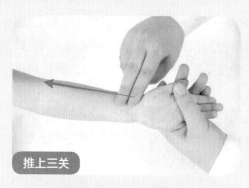

推上三关

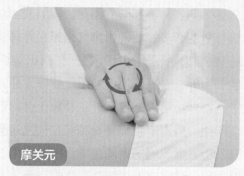

摩关元

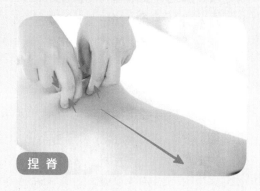

捏脊

【操作解析】小儿肾常不足，肾精亏虚，若反复生病可导致肾气虚、肾阴虚、肾阳虚。补肾水可以滋肾壮阳，强筋健骨，温养下元，《推拿仙术》曰："眼不开，气血虚，推肾水为主。"《小儿推拿广意》曰："肾水，推之退脏腑之热，清小便之赤，如小便短，又宜补之。"二人上马补肾滋阴，为滋肾阴要穴，《小儿推拿秘诀》曰："揉掐二人上马，清补肾水用之。"推上三关温阳益气，补养气血，温补下元，《幼科铁镜》曰："男左手直骨背面为三关，属气分，推上气行阳动故为热为补。"摩关元培补元气，温肾壮阳。四穴合用，补肾气、滋肾阴、壮肾阳，从而达到补肾精之效。捏脊调和阴阳、调理气血、调和脏腑、通经络、培补元气，具有强身健体的功能，是小儿保健常用的手法，在治疗先天不足与后天不足的一些慢性病症均有疗效。

【按语】注意预防与养护，使小儿避免感冒、饮食不当等致病因素。

## 第四节　增智推拿法

【基本操作】补肾水 300 次、补脾土 300 次、揉五指节 50 次、捏脊 5 次。

【操作频次】1 周 2 次。

【功效主治】增智促发育。适用于身体健康者，或有五迟五软等发育迟缓者。

【操作解析】正常小儿的健康成长是肾的元阴元阳相互协助、相互支持、相互影响的结果。《素问·灵兰秘典论篇》曰："肾者，作强之官，技巧出焉。""作强"是指工作能力强，"技巧"是指思维活动灵巧，肾之所以主"作强"，出"技巧"，是因为肾主藏精，精生髓，髓上通于脑。脑为髓之海，精足则令人智慧聪明，故益智保健法能促进小儿智力开发，使其身心健康，精神愉快，并对小儿的五迟（立迟、行迟、发迟、齿迟、语迟）、五软（头项软、口软、手软、足软、肌肉软）、解颅等发育障碍有一定的治疗作用。

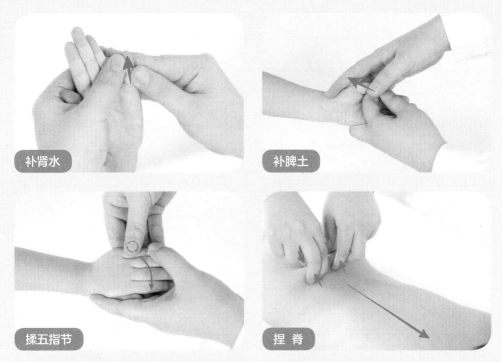

补肾水　　　补脾土

揉五指节　　　捏　脊

肾为先天之本，补肾水可以滋肾壮阳，强筋健骨，温养下元，《小儿推拿秘诀》曰："眼不开，气血虚，推肾水为主。"《小儿推拿广意》曰："肾水，推之退脏腑之热，清小便之赤，如小便短，又宜补之。"

脾为后天之本，气血生化之源，小儿的生长发育所需的精微全赖脾之运化。小儿脾常不足，脾运化功能尚未健全，补脾土可以健脾补气，《小儿按摩经》曰："掐脾土，屈指左转为补，直推之为泻，饮食不进，人瘦弱，肚起青筋，面黄，四肢无力用之。"

揉五指节可以通窍安神，为益智要穴，《小儿推拿广意》曰："五指节，掐之祛风化痰，苏醒人事，通关膈闭塞。"

捏脊调和阴阳、调理气血、调和脏腑、通经络、培补元气，具有强身健体的功能，是小儿保健常用的手法，在治疗先天不足与后天不足的一些慢性病症中均有疗效，与补肾水、补脾土、揉五指节合用，可以起到增长智力、促进发育的作用。

【按语】如果针对五迟五软的小儿，须长期坚持。

# 第五节　安神推拿法

【基本操作】手分阴阳 50 次、揉五指节 50 次、捣小天心 30 次、摩囟门 300 次。

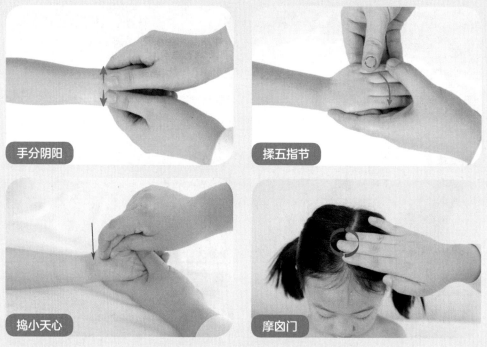

手分阴阳　　揉五指节

捣小天心　　摩囟门

【操作频次】1 天 1 次。

【功效主治】安神定志。适用于夜间哭闹、睡眠较浅、容易惊醒者。

【操作解析】小儿神经系统发育仍不健全，若未能养成良好的睡眠习惯，就会容易出现夜间哭闹、入睡困难、睡眠浅、容易惊醒。小儿心肝常有余，因此易受惊吓。

手分阴阳可以平衡阴阳，调和气血，分阴阳为津沽特色小儿推拿里面的和法代表，重点在调和全身气血，《幼科推拿秘书》曰："分阴阳……推此不特能和气血，凡一切臓胀泄泻，如五脏六腑有虚，或大小便不通，或惊风痰喘等疾，皆可治之。"揉五指节可以安神镇静，《小儿推拿广意》曰："五指节，掐之祛风化痰，苏醒人事，通关膈闭塞。"捣小天心可以镇惊，为安神要穴，揉五指节与捣小天心合用可以起到镇静安神的作用。摩囟门能安神通窍，《备急千金要方》曰："小儿虽无病，早起常膏摩囟上及手足心，甚辟风寒。"

【按语】培养良好的入睡习惯，入睡前不要逗小儿大笑、不要打闹。

## 第六节　明目推拿法

【基本操作】揉睛明、攒竹、鱼腰、丝竹空、太阳、四白、承泣各50次，面部胃经推按5次，揉风池100次，擦热双鱼际后热敷眼部5次。

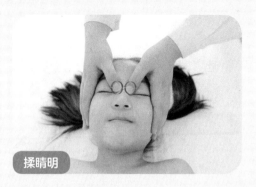
揉睛明

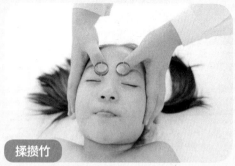
揉攒竹

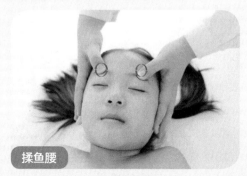
揉鱼腰

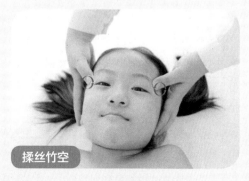
揉丝竹空

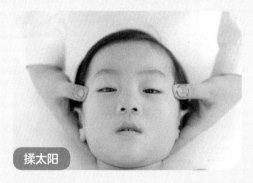
揉太阳

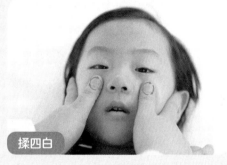
揉四白

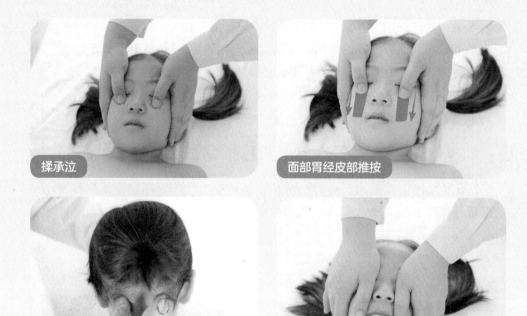

揉承泣　　　　　　　　面部胃经皮部推按

揉风池　　　　　　　　擦热双鱼际后热敷眼部

【操作频次】1天1~2次。

【功效主治】明目，缓解眼疲劳，预防近视。适用于容易眼部疲劳、视物不清、眼睛干涩者。

【操作解析】随着科技发展，电子产品越来越多，幼儿近视发病率剧增，发病年龄越来越小，小儿不知控制自己，用眼习惯不良，经常过近、过久观看屏幕，容易出现近视、散光、弱视、斜视等眼部疾患，因此应教育小儿从小养成爱护眼睛的好习惯。

揉睛明、攒竹、鱼腰、丝竹空、太阳、四白、承泣可以疏通眼部经络，改善眼睛周围血液循环，解除眼肌疲劳。面部胃经推按为津沽小儿推拿特色手法，通过调节足阳明胃经的面部段，改善整个头面部的气血供应。揉风池可以明目通窍。搓热双鱼际后热敷眼部，通过透热的方法使眼内睫状肌、眼外肌放松，改善其痉挛状态，可以缓解眼部疲劳，减轻眼睛干涩症状。

【按语】小儿应多参加户外活动，减少电子屏幕的观看时间，2岁以前不建议观看屏幕，2岁以上每天控制在2小时之内。

# 附 录

## 视频目录

### 第五章 流派手法

### 第六章 流派用穴

# 第七章　常见病症推拿